Eugene C. Toy，Michael D . Faulx

心血管病例精粹解析

CASE FILES® CARDIOLOGY

〔美〕 尤金·C. 拖伊
迈克尔·D. 弗莱克斯 主 编

田新利 牛丽丽 李俊峡 主 译

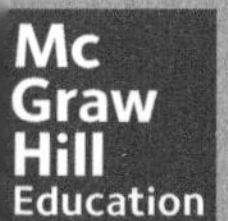

LANGE®

天津出版传媒集团

天津科技翻译出版有限公司

著作权合同登记号：图字：02-2015-158

图书在版编目(CIP)数据

心血管病例精粹解析 / (美) 尤金•C. 拖伊 (Eugene C. Toy), (美) 迈克尔•D. 弗莱克斯 (Michael D. Faulx) 主编；田新利，牛丽丽，李俊峡主译. — 天津：天津科技翻译出版有限公司，2018.8
书名原文：Case Files Cardiology
ISBN 978-7-5433-3809-8

Ⅰ. ①心… Ⅱ. ①尤… ②迈… ③田… ④牛… ⑤李… Ⅲ. ①心脏血管疾病－病案－分析 Ⅳ. ① R54

中国版本图书馆 CIP 数据核字 (2018) 第 041624 号

Eugene C. Toy，Michael D. Faulx
Case Files® Cardiology
ISBN: 978-0-07-179919-5

授权单位：McGraw-Hill Education（Asia）Co.
出　　版：天津科技翻译出版有限公司
出 版 人：刘 庆
地　　址：天津市南开区白堤路 244 号
邮政编码：300192
电　　话：022-87894896
传　　真：022-87895650
网　　址：www. tsttpc. com
印　　刷：北京诚信伟业印刷有限公司
发　　行：全国新华书店
版本记录：700×960　16 开本　25 印张　300 千字
2018 年 8 月第 1 版　2018 年 8 月第 1 次印刷
定价：58.00 元

（如发现印装问题，可与出版社调换）

译者名单

主　译　田新利　牛丽丽　李俊峡

副主译　田新瑞　韩运峰　刘建国

译　者（按姓氏汉语拼音排序）

崔振双　中国人民解放军陆军总医院心内科
董红玲　中国人民解放军陆军总医院心内科
贡玉苗　中国人民解放军陆军总医院心内科
韩运峰　中国人民解放军陆军总医院心内科
郝从军　中国人民解放军陆军总医院干部病房
金婧茹　中国人民解放军陆军总医院心内科
李俊峡　中国人民解放军陆军总医院心内科
李晓冉　北京友谊医院心内科
李彦华　中国人民解放军总医院心内科
刘春萍　中国人民解放军陆军总医院心内科
刘建国　中国人民解放军陆军总医院心内科
刘晶晶　中国人民解放军陆军总医院心内科
牛丽丽　中国人民解放军陆军总医院心内科
施　冰　中国人民解放军陆军总医院干部病房
石苗茜　中国人民解放军陆军总医院心内科
石宇杰　中国人民解放军陆军总医院心内科
宋　玮　中国人民解放军陆军总医院心内科
孙　琪　中国人民解放军陆军总医院心内科
谭　琛　中国人民解放军陆军总医院心内科
田国祥　中国人民解放军陆军总医院干部病房
田新利　中国人民解放军陆军总医院心内科
田新瑞　山西医科大学第二附属医院呼吸科
王冠男　中国人民解放军陆军总医院心内科
王玉红　中国人民解放军陆军总医院急诊科
王中鲁　中国人民解放军陆军总医院心内科
汪小芬　中国人民解放军陆军总医院心内科
许爱斌　中国人民解放军陆军总医院心内科

姚雪莉　中国人民解放军陆军总医院心内科
叶　舟　中国人民解放军陆军总医院心内科
衣桂燕　中国人民解放军陆军总医院心内科
张　亮　中国人民解放军陆军总医院心内科

编者名单

Mosi Bennett, MD, PhD
Advanced Heart Failure and Transplant Cardiologist
Minneapolis Heart Institute at Abbott Northwestern Hospital
Minneapolis, Minnesota
Acute decompensated heart failure

Edmond Cronin, MD, MRCPI
Staff Physician, Cardiology and Cardiac Electrophysiology
Hartford Hospital
Hartford, Connecticut
Atrial fibrillation
Sudden cardiac death

Mohamed Elshazly, MD
Fellow, Cardiovascular Medicine
Miller Family Heart and Vascular Institute
Cleveland Clinic
Cleveland, Ohio
Acute type A aortic dissection

Michael D. Faulx, MD
Assistant Professor of Medicine
Case Western Reserve University
Lerner College of Medicine
Cleveland, Ohio
Associate Program Director
Internal Medicine Residency
Cleveland Clinic
Cleveland, Ohio
Staff Cardiologist, Section of Clinical
Cardiology
Miller Family Heart and Vascular Institute
Cleveland Clinic
Cleveland, Ohio
Adult congenital heart disease
How to approach the cardiology patient
Cardiogenic shock
Approach to the patient with chronic dyspnea
Cardiac risk assessment prior to noncardiac surgery

Adam Goldberg, MD
Fellow, Cardiac Electrophysiology and Pacing
Miller Family Heart and Vascular Institute
Cleveland Clinic
Cleveland, Ohio
Bradycardia
AV nodal reentrant tachycardia

Justin Grodin, MD
Fellow, Cardiovascular Medicine
Miller Family Heart and Vascular Institute
Cleveland Clinic
Cleveland, Ohio
Cardiomyopathies
Hypertension

Serge C. Harb, MD
Fellow, Cardiovascular Medicine
Miller Family Heart and Vascular Institute
Cleveland Clinic
Cleveland, Ohio
Acute pericarditis

Nael Hawwa, MD
Fellow, Cardiovascular Medicine
Miller Family Heart and Vascular Institute
Cleveland Clinic
Cleveland, Ohio
Pulmonary hypertension

Michael Hoosien, MD
Fellow, Cardiovascular Medicine
Miller Family Heart and Vascular Institute
Cleveland Clinic
Cleveland, Ohio
Chronic stable coronary artery disease
Preventive cardiology

Michael Johnson, MD
Fellow, Cardiovascular Medicine
Miller Family Heart and Vascular Institute
Cleveland Clinic
Cleveland, Ohio
Infective endocarditis

Jason Lappe, MD
Fellow, Cardiovascular Medicine
Miller Family Heart and Vascular Institute
Cleveland Clinic
Cleveland, Ohio
Wide complex tachycardia

Siddharth Mahure, MD
Research Fellow
NYU Hospital for Joint Diseases
Department of Orthopaedic Surgery
Shoulder & Elbow Division
New York, New York
Peripheral arterial disease

Christopher May, MD
Advanced Cardiovascular Imaging Fellow
Miller Family Heart and Vascular Institute
Cleveland Clinic
Cleveland, Ohio
Anterior STEMI
NSTEMI

Kenneth A. Mayuga, MD, FACC, FACP
Clinical Instructor of Medicine
Cleveland Clinic
Cleveland, Ohio
Associate Staff, Section of Cardiac Electrophysiology and Pacing
Miller Family Heart and Vascular Institute
Cleveland Clinic
Cleveland, Ohio
Syncope

Shruti Patel, MD
Resident, Nassau University Medical Center
Department of Internal Medicine
East Meadow, New York
Hypertrophic cardiomyopathy

Liane Porepa, MD, FRCPC, FACC
Advanced Heart Failure Cardiologist
Director, Heart Failure Program
Southlake Regional Health Centre
Newmarket, Ontario, Canada
Advanced heart failure and transplantation

Grant Reed, MD
Fellow, Cardiovascular Medicine
Miller Family Heart and Vascular Institute
Cleveland Clinic
Cleveland, Ohio
Severe aortic stenosis
Chest pain, undifferentiated

Brett Sperry, MD
Fellow, Cardiovascular Medicine
Miller Family Heart and Vascular Institute
Cleveland Clinic
Cleveland, Ohio
Acute RV failure complicating MI
Chronic heart failure

Newton Wiggins, MD
Chief Fellow, Cardiovascular Medicine
Miller Family Heart and Vascular Institute
Cleveland Clinic
Cleveland, Ohio
Acute aortic valve regurgitation
Chronic aortic valve regurgitation

Allison L. Toy
Senior Nursing Student
Scott & White Nursing School
University of Mary Hardin-Baylor
Belton, Texas
Primary Manuscript Reviewer

Eugene C. Toy, Md
Vice Chair of Academic Affairs and
Clerkship Director
Director of Division of General
Obstetrics-Gynecology
Department of Obstetrics and Gynecology
The Methodist Hospital
Houston, Texas
Clinical Professor and Clerkship Director
Department of Obstetrics and Gynecology
University of Texas Medical School at
Houston
Houston, Texas
Associate Clinical Professor
Weill Cornell College of Medicine
New York, New York

献　辞

献给2014年柬埔寨医疗队的队员们，他们在柬埔寨Kratie省奉献了才能和同情心，帮助了数以百计的村民。

献给我女儿Allison，我们团队的队长，她如此年轻就展现出智慧，她是我的英雄。

献给我的妻子Terri，她是我们队的管理者，同时也是我们队的“队妈”，是我们的管理天才。

献给我们的优秀护士们，Erin、Natalie和Elizabeth，感谢她们日复一日在医疗和精神上精心护理患者。

献给Amy，管理和更新药房，保证上百种药物的供给。

献给Khai和Meredith，赋有卓越才能的顾问，每天与我们分享快乐与爱。

最后，献给Archie以及他的家人，他的领导才能、翻译工作和教会工作，感谢他们开辟道路、照顾我们，并且继续在所热爱的柬埔寨延续关爱。

尤金·C. 拖伊

献给我的爱妻Ashley，儿子Jackson和Gregory，因为他们的存在，使我如此容易地找到了生命的平衡与快乐，你们就是我每天晚上迫不及待想要回家的原因。

献给医疗系的学生、住院医生，Case Western Reserve大学Lerner药学院以及克利夫兰诊所的同事，感谢他们让我感受到职业生涯中的平和与快乐，你们的存在就是我每天早上迫不及待去工作的动力。

迈克尔·D. 弗莱克斯

致谢

之所以要写这本书，灵感来源于 Philbert Yau 和 Chuck Rosipal 两个学生，他们毕业于医学院，富有才气并且率真。Michael Faulx 博士，他是我的合著者，和他一起工作充满快乐，Michael Faulx 博士展示了一个完美医生的优良素质——关心他人、热情，他是一个可以将复杂问题变得易于理解的杰出教育家，他能力独特，可以将内科学和心脏病学桥接起来，这一点绝非易事！

Michael Faulx 博士在此非常感谢 Eugene Toy 博士，他有想法并致力于完成本书；感谢 Catherine Johnson 和 Cindy Yoo，对本书提出的建设性修改意见；感谢 Anupriya Tyagi，对本书不辞辛劳、细致审阅；感谢克利夫兰诊所医学艺术与摄影部门，特别是 Joe Pangrace、Jeff Loerch 和 Ken Celebucki，他们提供了杰出的医学图解。

非常感谢编辑 Catherine Johnson，他经验丰富并且有远见，帮助我们完成了这本书。非常欣赏 McGraw-Hill 出版公司对我们通过临床病例来教学这一理念的信任；感谢具有丰富专业知识的 Catherine Saggese 以及将本书完美编辑成书的 Cindy Yoo；感谢从开始组织手稿到打印成册的 Anupriya Tyagi；很荣幸和我女儿 Allison 一起工作，她是护理学专业高年级学生，也是主要审稿人；很欣赏 Linda Bergstrom 有益的建议和工作激情；感谢教会 Judy Paukert、Marc Boom 和 Alan Kaplan 博士给予的支持；感谢 Konrad Harms、Priti Schachel、Gizelle Brooks Carter 和 Russell Edwards 博士，没有这些亲爱的同事，不可能完成这本书。最重要的是，感谢我一直深爱的妻子 Terri 以及我的 4 个非常棒的孩子，Andy 和他的妻子 Anna、Michael、Allison 和 Christina，感激他们给予的耐心和理解。

尤金·C. 拖伊

迈克尔·D. 弗莱克斯

中文版前言

无论对于专科医生还是全科医生，掌握心脏病学领域的知识、制订一个合理的治疗计划都是一项艰巨的任务。

医生的职业生涯首先要通过书本系统地学习专业知识，更重要的是通过临床病例不断地积累诊疗经验。通过自己的临床治疗不断积累经验是一个缓慢的过程，并且大部分医生很少有机会亲临现场领略大师的诊疗智慧，因此通过一些经典案例来说明心血管疾病的诊疗和管理要点显得特别重要。

翻阅了本书的原著后，感觉它正是百花丛中的一枝独秀，让人耳目一新。该书以精彩、典型的临床病例为主线，由知名心脏病专家对病例进行分析和讲解，从患者主诉到最终诊断，给出思考方向、临床处理路径及治疗指南，书中还包括有大量的文献和临床经验。每个案例独立成章，医生可以在日常一章一章翻阅品味，也可以进行系统阅读，通过对临床病例的学习锻炼临床思维和决策能力，掌握病例解析的重点，了解疾病的机制和治疗原则，从而快速提高临床诊治水平。

基于以上特点，特向广大医生推荐《心血管病例精粹解析》一书，期望对大家有所帮助。

李俊峡
2018 年仲夏

前言

掌握心脏病学领域的知识是一项艰巨的任务。根据获得的临床和实验室数据，进行分析、鉴别诊断，到最后制订一个合理的治疗计划，这是一个更加艰难的过程。为了获得这些技巧，学生学习的最好方法是在病床边，由经验丰富的教师指导，启发学生自觉与勤奋地学习。很显然，床旁教学无可替代。不幸的是，临床情况不能涵盖所有疾病类型，也许最好的替代方法就是精心准备一些病例，锻炼临床思维和决策过程。为了实现这一目标，我们已经构建了临床插图进行诊断或心脏病学相关治疗方法的教学。

在技术和高清影像时代，我们再次强调病史及体格检查的重要性，希望学生认真阅读本书的第 1 章，锻炼临床技能。希望我们的同行花些时间来向学生和学员们展示如何正确进行体格检查，希望我们的病例会激发大家对临床治疗的热情。

最重要的是，病例解析的重点是机制和基本原则，不是仅仅死记硬背问题和答案。这本书的编排具有多功能性：学生可以在“匆忙”中快速阅读病例、核对答案，也可以深入思考获得答案。答案由简单到复杂：答案、病例分析、相关主题学习，最后是理解测试、临床重点拾粹以及为进一步阅读提供的文献列表。有目的随机放置的插图是为了给实践者模拟真实环境。

目 录

第1章

如何认识心脏病患者

一、心血管疾病的病史采集和体格检查

心血管疾病的病史采集和体格检查包括4个主要部分：

A. 详细询问心血管疾病病史

B. 心血管系统体格检查

C. 心音的听诊

D. 评估心脏杂音

尽管医疗技术在近几十年内有了突飞猛进的发展，但是仍然没有一种影像学检查或实验室检查的价值能够超越详尽的心血管病史和体格检查（H&P）。详尽的H&P可以帮助医生正确地诊断大部分心血管疾病，也为医护人员提供了一个与治疗相关的关爱患者的机会。H&P虽然要花费医生精力，但可以获得诊断和治疗上的收获。总之，在当代，没有比H&P性价比更高的方法了。

临床精粹

▶ 对心血管疾病患者最重要的评估手段就是详尽的病史采集和体格检查。

（一）详细询问心血管疾病病史

在讨论心血管病史前，我们需要回顾一些常规的病史采集原则。首先，我们需要与患者建立有意义的交流。作为提问者，你应当适应这种关系，并且在与不同患者的交流中改变沟通的方法，因为每个人对语言的理解、文化水平和教育水平上会存在差异。交流过程中应尽量避免医学术语或技术专用术语的应用。同样，应仔细确认常见医学术语的口语化表达，因为在不同患者心中它们的意义并不相同。举例来说，一名患者告诉你，在过去的2年内她总共犯了5次心脏病，但是从她的就诊记录中并没有发现心肌梗死的记录，而是因未按医嘱服药，高血压伴胸痛发作前来急诊就诊。

另一个重要的技巧就是按照患者的叙事特点来调整自己的采集风格。建议在采集病史时以开放式的问题开始（例如，"史密斯先生，您今天是因为什么来急诊室的呢？"），允许患者引导你完成病史采集。然而，实际生活中部分患者对这样开放式问答并不能给出有意义的答案（例如，"我爱人叫我来的"），这种情况下，最初的问题应更有针对性（如，"史密斯先生，您之前有过胸痛发作吗？"）。很重要的一个技巧是向患者复述你采集的病史，确保患

表 1-1　心脏病史的一般采集要点	
内容	**采集要点**
症状	主观特点（尖锐的、钝的、烧灼感或其他） 部位（局部、弥漫、左侧、右侧或其他）
伴随症状	是否有放射痛 是否有伴随症状
程度	疼痛等级（1~10 级） 发作程度（CCS 或 NYHA 分级 1~4 级）
时间	
发作	症状何时开始发作
持续	持续多长时间
频率	发作频率
趋势	症状是加重还是减轻的趋势
影响	
诱因	运动、饮食、体位变化或其他
缓解方式	休息、用药、物理治疗或其他
影响	对工作的限制、日常活动能力、社交生活能力的影响等

注意：对每个患者的症状都应从上述几方面归纳出症状的特点。CCS，Canadian Cardiovascular Society；NYHA，NewYork Heart Association。

者表达的意思和你理解的意思相同，这样做可以增加患者在采集过程中的参与感，也使得你可以在体格检查前再次梳理病史。

最后，在你采集心血管病史的过程中，保持每个元素意义的一致性非常重要（表 1-1）。每个症状的评估都应该包括主观性状的描述和程度的评估。每个症状的时间描述应包括出现的时间、持续时间、发作的频率和演变的规律，如果可以，应该进一步量化症状的严重程度（例如，“如果将疼痛分为 1~10 级，你认为你的疼痛是几级？”或者“你走多远会诱发你小腿的疼痛？”）。明确症状缓解或消失的影响因素同样很重要，明确症状对患者生活质量的影响也是非常有益的（例如，“琼斯先生，在我们谈到的众多症状中，哪个最使您感到困扰？”）。你会偶然发现患者的主诉并不是他的主要困扰。例如，琼斯先生今天来就诊是因为他妻子担心他新近出现了脚踝水肿，而史密斯先生最为关心的是他恶化的勃起功能障碍和因此引发的婚姻关系紧张。

临床精粹

▶ 保持获得病史信息的一致性,尽可能多地获取信息。

胸痛

胸痛是患者最常向心血管医生诉说的不适。胸痛病因有许多,包括心脏因素和非心脏因素。关于胸痛相关知识的全面复习超出了这一章的内容,典型胸痛将在本书后面的章节中描述。在主诉胸痛的患者中,首先要确定患者是否经历心绞痛或正在经历心肌梗死后继发的疼痛。胸痛的分型包括心绞痛、非典型心绞痛和非心脏源性胸痛,描述时应包括胸痛的性质、触发机制和对治疗措施的反应(表1-2)。

典型的心绞痛容易识别,不幸的是,许多心肌缺血的患者缺乏典型的心绞痛症状,尤其是女性和糖尿病患者。典型的心绞痛常被描述为弥漫的或局灶于胸骨后的压迫感,心绞痛也常被描述为钝痛或烧灼感,部分不能明确表述的胸部不适也可能是心绞痛。描述胸痛症状时握拳并将拳头对准胸部的动作,叫作Levine征,是相当特异的心绞痛特征。疼痛向颈部、下巴和上臂放射也提示心绞痛发作。典型的心绞痛持续时间为5~30分钟,胸痛症状在未处理的情况下持续几秒或几小时或几天可以排除心绞痛。心绞痛常在体力活动或情绪激动时发作,休息或含服硝酸甘油后可缓解。饭后20~30分钟出现胸痛症状是餐后心绞痛的特征,但常常被误认为是反流性食管炎或消化不良。胸痛症状在按压时激发或加重可以除外心绞痛。

心绞痛的分级常用加拿大心血管协会分级(CCS)(表1-3)。3级或4

表1-2 心绞痛、非典型性心绞痛及非心绞痛的胸痛鉴别要点

症状特点	症状加重的特点	症状缓解的特点
弥漫的胸骨后不适 钝痛或压迫感 向颈部或下颌放射 持续5~30分钟	运动 情绪激动 饱餐后*	休息或平复情绪 硝酸甘油
典型心绞痛	符合上述所有3个特点	
非典型性心绞痛	符合上述任意2个特点	
非心绞痛的胸痛	仅符合1个特点或不具备上述任何特点	

*餐后心绞痛是指餐后30分钟左右出现的胸痛。

表 1-3　心绞痛和呼吸困难分级

等级	CCS 分级	NYHA 分级
1	日常活动不会诱发心绞痛；心绞痛只在高强度、剧烈的、长时间运动过程中或恢复过程中出现	活动不受限；活动不会诱发呼吸困难、疲乏或心悸症状
2	体力活动轻度受限；正常步行 >2 个街区或爬楼梯 >1 层诱发（快速行走、爬陡坡、餐后、情绪兴奋、晨起时）	活动轻度受限；休息时无症状，但超过日常量的活动会诱发呼吸困难、疲乏和心悸症状
3	体力活动明显受限；步行 1~2 个街区或爬楼 <1 层即可诱发	3A：活动受限；休息状态下无症状，但日常活动量即可诱发呼吸困难、疲乏和心悸症状 3B：重度受限；休息状态下无症状，但低于日常活动量即可诱发呼吸困难、疲乏和心悸症状
4	任何活动都可以诱发心绞痛，休息时也可发作	任何活动均可诱发呼吸困难、疲乏和心悸症状，休息时也可发作

缩写：CCS，Canadian Cardiovascular Society；NYHA，New York Heart Association。

级是严重心绞痛，新近（近 2 周内）出现的严重的心绞痛是不稳定型心绞痛，需要即刻就医和住院治疗。出现心绞痛症状超过 2 周，诱发心绞痛的体力活动可预测，这种心绞痛叫作稳定型心绞痛，常在门诊管理这些患者。

另一种常在心脏病患者中出现的胸痛是炎症性胸痛，这种胸痛常出现在心包炎、心肌炎或急性肺血栓栓塞时。和心绞痛不同，炎症性胸痛通常表现为局部的锐痛。这种疼痛通常是由胸膜炎引起，吸气和平躺时加重，呼气和前倾时缓解，胸膜炎性胸痛可由触诊引发，可能是合并了肋软骨炎。肺炎等肺部感染也可以引发胸膜炎性胸痛，常常合并发热、咳嗽等其他症状，不难鉴别。肺血栓栓塞性疾病也可以导致胸膜炎性疼痛，疼痛伴有静脉血栓风险因素的患者应在疾病早期考虑此诊断。严重的撕裂样或劈裂样胸部和（或）后背痛伴有血压迅速升高，高度提示急性主动脉综合征，如主动脉夹层。不同类型胸痛患者的评估和诊断会在后面的章节中详细介绍。

临床精粹

- 女性和糖尿病患者在心肌缺血发作时常表现为不典型心绞痛。

气促

气促(呼吸困难)是心血管疾病患者另一个常见症状,可以出现在心衰、瓣膜性心脏病、房颤甚至是心肌缺血的患者中。和心绞痛一样,我们应用纽约心功能分级(NYHA;表1-3)量化评价呼吸困难程度。气促伴平卧时吸气困难(端坐呼吸)或夜间阵发性呼吸困难(PND)强烈提示左心房压力升高,是心力衰竭或左侧心瓣膜性疾病的临床表现。运动耐力减低和疲劳也是心血管疾患气促的表现,心衰是中心容量超负荷的结果,常见的前驱症状包括腿部肿胀(水肿)、体重增加或者是衣服变紧,气促伴极度嗜睡、乏力和主观上尿量减少是心衰症状加重、心排血量减少的特征。值得注意的是,心衰症状可能出现在左心室收缩功能正常的患者中。呼吸困难的病因多种多样,主要包括心源性和非心源性病因。患者呼吸困难的评估和诊断在后面的章节会详细介绍。

头晕和晕厥

意识丧失(晕厥)和头晕也是心血管患者的常见症状之一。这种主诉在心律失常(快速性心律失常和缓慢性心律失常均可)或主动脉瓣或二尖瓣狭窄等影响左心室搏出量的结构性心脏病患者中常见。运动过程中或运动后出现晕厥提示左心室搏出量减少;心悸伴有晕厥提示病因为快速性心律失常;晕厥伴有头晕、恶心、出汗提示心脏神经源性晕厥,如血管迷走性晕厥;恶性晕厥的特征包括症状无预警、突然出现晕厥、长时间意识丧失、晕厥后意外受伤,这些特征的晕厥最可能是恶性心律失常等高危因素。

临床精粹

- 年龄是鉴别晕厥原因的重要指标,年龄< 40岁的患者晕厥的原因常为良性,年龄> 60岁的患者晕厥的原因常是恶性心脏源性疾病。

其他病史

一份完整的心血管病史应包括非心血管系统的其他系统的回顾。这一点非常重要,因为心血管疾病可以有心外表现,非心血管疾病也会存在心血管系统的影响。举例来说,勃起功能障碍可能是隐匿性心血管疾病的表现,相反,皮疹和关节疼痛的病史提示患者存在类风湿性关节炎,这个诊断提示患者心血管疾病风险增加,易患冠状动脉疾病、心包炎和肺动脉高压。阻塞性睡眠呼吸暂停综合征（OSA）等非心源性症状在心脏病患者中十分常见、严重的 OSA 如果不予治疗，会对患者的健康和生活质量产生严重影响，因此在 H&P 过程中应详细检查有没有 OSA 的症状或体征，如日间嗜睡、打鼾、可见的呼吸暂停和相关的认知损伤。

另一个在 H&P 过程中经常被忽视的部分是患者的用药情况，应查明所用药物之间、药物和食物之间是否存在相互作用及药物的不良反应（ADR）。在部分病例中，患者的主要不适是与之前用药的药物不良反应相关。因此，尽管目前心血管药物有关于可能的副作用和与其他药物相互作用的详细描述（表 1-4），但是医生在诊断过程中仍需注意患者症状是否是 ADR。应用以下药物时，如果患者出现了难以解释的症状，应想到药物的副作用。此时应当详细询问患者有无换药、调整剂量等。

表 1-4　常用处方药物和潜在不良反应

药物种类	举例	常见副作用
ACE 抑制剂	赖诺普利、雷米普利	干咳
醛固酮受体拮抗剂	安体舒通	乳房发育
抗凝剂	华法林、达比加群、利伐沙班、阿哌沙班	出血、发冷（华法林）
抗血小板药物	阿司匹林、氯吡格雷、普拉格雷、替格瑞洛	出血、呼吸困难（替格瑞洛）
β 受体阻滞剂	卡维地洛、美托洛尔、阿替洛尔、心得安	疲乏、勃起障碍、气短 *
钙通道阻滞剂	氨氯地平、地尔硫䓬、维拉帕米	腿部水肿、便秘
HMG-COA 抑制剂	瑞舒伐他汀、阿托伐他汀、氟伐他汀、辛伐他汀	肌痛
肼苯哒嗪	肼苯哒嗪	腹痛、狼疮样症状（极少见）
烟酸	烟酸、缓释烟酸	脸部潮红
硝酸甘油	舌下含服或静脉注射硝酸酯类药物	头痛

缩写：ACE，血管紧张素转换酶；HMG-COA，3- 羟基 3- 甲基戊二酰辅酶 A。
* 呼吸困难易发生在既往有反应性气道疾病或支气管痉挛、服用了非选择性 β 受体阻滞剂（卡维地洛、普萘洛尔）。

(二)心血管系统的体格检查

对心脏病患者的体格检查,尤其是心脏听诊,自 Dr. René Laennec 在 1816 年发明听诊器时,就一直是医学生和住院医师的学习难点。体格检查和心音听诊的过程充满挑战,但是如果你能对心血管的生理机制有深刻的理解、拥有一个不错的听诊器、一个安静的检查环境、良好的耐心和好奇心,那么检查的时候就不会紧张。和生活中其他的事情一样,熟练的检查技能需要大量的练习,同时,你也要欣然接受体格检查的缺陷,因为即便是最富经验的心血管专家也会错过肥胖患者在心动过速时柔和的舒张期杂音,尤其是监护病房内由于呼吸机在工作,并不能提供一个安静的检查环境。如果可能,将体格检查的结果与其他检查方法,如心脏超声和心脏磁共振成像(MRI)的结果相比较,会发现许多有用的信息。当没有发现严重杂音,之后的超声心动图发现有明显二尖瓣反流时,要怎么办呢?当然是根据影像学的结果再次听诊这名患者,当再次遇到严重二尖瓣反流的患者时,你可能会发现并识别这种杂音。

一般性检查

心血管系统的体格检查应从一般检查和胸部体格检查开始。应当注意任何明显的异常,因为这些异常可能会提供诊断的线索。患者身上是否存在既往心脏手术造成的瘢痕?他是否存在心脏植入装置?是否存在先天疾病导致的胸壁异常,如马方综合征(漏斗胸或鸡胸)或者是 Turner 综合征(盾状胸)?

测量血压应测量双侧并进行比较,收缩压和舒张压的差异大于 10 或 5 mmHg(1 mmHg=0.133 kPa)通常提示着某种异常,如主动脉夹层或锁骨下动脉狭窄,需要进一步检查。如果怀疑患者存在主动脉缩窄,也应该测量双下肢血压。

颈静脉 右颈静脉的体格检查可以确定患者的中心静脉的充盈程度,为右心系统、心包疾病的诊断提供线索。检查右颈静脉时患者最好呈 45° 半仰卧位。值得注意的是,当患者存在明显的中心静脉容量超负荷时,血流的静脉突出点(半月面)只有在患者呈 90° 坐位时才能看到。同样,当患者充盈压低的时候,可能只有在患者接近平躺时(180°)时才能看到半月面。

评估右心房压力的方法是测量胸骨角(Louis 角)到颈静脉波驼峰的距离(图 1-1)。颈静脉和颈动脉波动的鉴别方法是将手指轻压在颈部皮肤上,轻按情况下颈静脉的搏动消失,颈动脉的波动仍然存在。右心房的中心大约

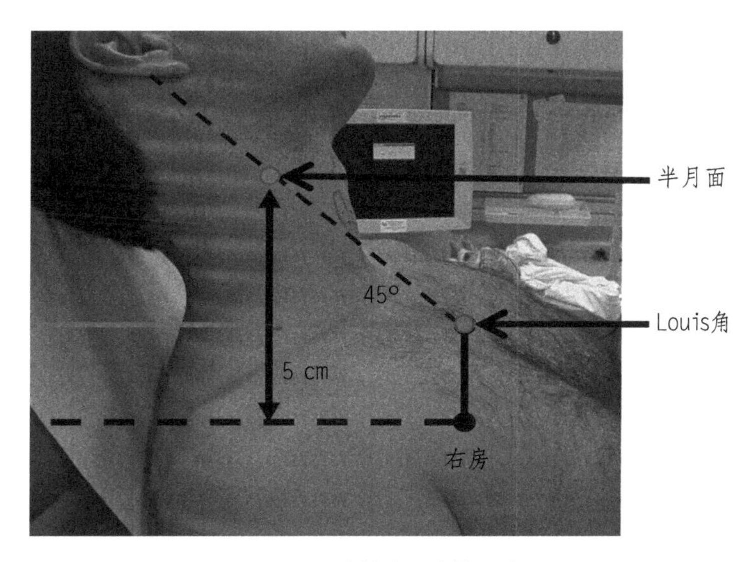

图 1-1　颈内静脉压力的评估。

是在 Louis 角下 5 cm 处，所以 Louis 角和静脉驼峰间距离测量的结果（单位：厘米）加上 5 cm 大致就是右心房的压力。通常颈静脉的压力小于等于 8 cm H_2O（1 cm H_2O 的压力相当于 0.735 mmHg）。

颈静脉压力升高表明右心房压力升高，提示可能有以下一些心脏病，包括左 / 右心室心力衰竭、三尖瓣疾病和心包疾病。吸气时由于胸腔负压增大，静脉回流增加，右心房压力增加，导致颈静脉的搏动（JVP）减弱。吸气时颈静脉搏动反常性增加叫作 Kussmaul 征，这一征象提示右心室充盈异常。Kussmaul 征在心包疾病（受压和填塞时）、限制性心肌病和右心室收缩性心力衰竭时出现。延长腹部触诊颈静脉波动的反应，称为肝颈静脉回流征或腹颈静脉试验，也是一项有效的检查指标。持续触诊右上腹或上腹中部大于 10 s，如果看到 JVP，就称为肝颈静脉回流征。这项操作会增加静脉的回心血量。正常状态下，心脏可以迅速地适应超负荷，JVP 在恢复正常之前会暂时增加。相反，当患者 JVP 持续 >4 cm 或者在腹部压力解除后突然降低 >4 cm，通常认为这是异常的表现。异常的颈腹试验与肺部毛细血管楔压升高相关，通常见于右心衰竭的患者中。

正常的颈静脉搏动有两个明显的波形，A 波和 V 波（图 1-2）。另一个波形，c 波可以通过无创检查手段发现，但在体格检查中并不能发现。c 波实际上是右心室收缩早期三尖瓣向上运动产生的波纹。紧随在 A 波和 V 波后的是负向的压力波形，分别叫作 x 降支和 y 降支。A 波在第 1 心音（S_1）前出

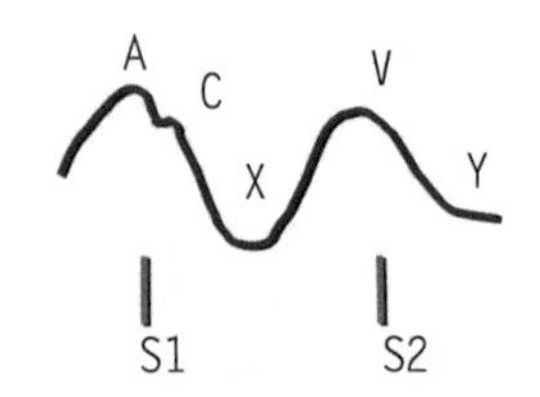

图 1-2　正常中心静脉波形。

现，是心房收缩的产物。患者存在第四心音时，A波与第四心音同时出现。x降支出现在三尖瓣关闭后心房舒张的时期。V波是心室收缩时心房充盈的产物，通常情况下波形较A波波峰低、宽大。V波后是y降支，是由于舒张早期三尖瓣开放后心房排空所致。

右颈内静脉波形异常与右心系统的病变直接相关。持续宽大的A波出现在右心房充盈超负荷的情况下，如三尖瓣狭窄或肺动脉高压。间断的巨大A波，又名“大炮音”，出现于存在心律失常但三尖瓣关闭时右心房尚能有效收缩的情况下。A波消失则出现在心房失去收缩的情况下，如房颤时。巨大的V波表明心室收缩时期心房的容量超负荷；通常出现在三尖瓣反流的情况下，也可见于房间隔缺损。x和y降支常被心包疾病所影响。心包压塞时，x波非常明显，这是因为在收缩期，心包间隙内进一步充盈，右心室收缩的程度下降，右心房周围心包的压力减低，右心房的充盈程度更甚。在舒张期，心包的压力由于心室的舒张而急剧升高，右心房和右心室间的血液流动也几乎静止，导致y波消失或坡度平缓。心包缩窄时，血流动力学的改变主要是心包顺应性减低，限制心腔的运动。陡峭的x降支是由于右心房在右心室收缩时被拉向心室，心房容积增大。y下降波显著，是因为舒张早期右心室的压力通常远低于右心房的压力，从而产生舒张早期的快速充盈期。缩窄性心包炎时y波会在舒张中期突然结束，这是由于增厚的心包限制右心室的舒张，右心房和右心室的压力达到了平衡（“平台征”）。

临床精粹

▸ 用笔型电筒倾斜照明检查颈内静脉，可常常使颈静脉波动易于看到。

动脉搏动　正常动脉搏动上升支比较陡峭，后紧跟收缩的峰值，相当于心室射血早期（图1-3）。随后，由于大动脉弹性管壁扩张对收缩波的缓冲作用，会出现一个收缩压波形的下降。主动脉瓣关闭会在波形上形成一个切迹，这个小的波形出现在中心动脉压力波形的收缩压的末端，但晚于外周动

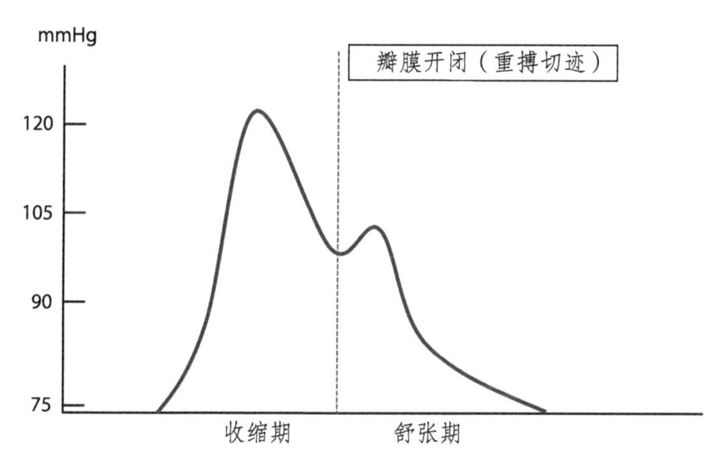

图 1-3　正常中心动脉波形。

脉压力波形，这是由于压力沿动脉树传导所致。收缩期射血后，舒张早期心房的压力由于动脉射血而减少，后由于动脉弹性反冲的作用，心房的压力有所回升，在舒张晚期形成曲线的平台期。

动脉搏动的评估包括波形的性状、强度和到达收缩射血高峰的时间。动脉搏动的波形有两个收缩期峰值（双峰），这是由于左心室流出道存在血流动力学的梗阻或主动脉瓣狭窄合并重度反流；后者通常合并有较宽动脉压力波形。与之相反，低心输出量时，动脉搏动在收缩期和舒张早期存在明显峰值的情况叫作重脉。弱脉冲（小）和延迟峰（迟发）是主动脉严重狭窄的特征性标志。外周动脉搏动时出现明显的低频波形（震颤）提示外周动脉狭窄。

外周动脉的波形也会受到呼吸周期的影响。吸气时收缩压力出现小的下降（< 10 mmHg）通常认为正常，但当下降的幅度大于这一范围，就是通常所说的奇脉，提示心包压塞、严重的收缩性心力衰竭或重度的阻塞性肺疾病。左心室严重收缩性心力衰竭或频繁变化的室性心律（室早二联律）可出现脉搏的强度发生变化（交替脉）。

心前区触诊　胸部触诊可以为诊断提供有效信息。患者呈仰卧位或左侧卧位，以手掌覆盖左、右胸骨旁区域，触诊应包括左心室心尖部、胸骨的上下部。检查者只能感觉到左心室心尖搏动，即在第 5 肋间与锁骨中线的交点处感觉到对指尖的轻叩，心尖搏动感直径 2 cm 左右并且短暂，这是触诊的正常表现。异常的心尖冲动在表 1-5 中已列出。请注意，心尖搏动和最大脉冲点范围（PMI）并不是同义词，虽然在正常人群中二者是一致的。

在邻近胸骨处触及到搏动是异常的，应该重视。胸骨下段边缘触及到搏

表1-5　心尖搏动异常的原因

心尖搏动异常的形式	原因
增宽（＞3 cm）或弥漫	左心室扩大
出现延迟	左心室扩大
位置模糊不清	心包积液或心包压塞；肥胖；COPD
随血流动力学改变、短促	急性二尖瓣反流
随血流动力学改变、持续时间长	左心室肥厚
位置模糊、持续时间长	严重主动脉瓣狭窄、左心室收缩功能障碍
双峰	肥厚型心肌病（伴有左心室流出道梗阻）
收缩前期出现（A波模糊）*	主动脉狭窄；肥厚型心肌病；主动脉瓣反流

*Presystolic apical impulses are best appreciated by observing for movement of a stethoscope that is lightly applied to the chest wall during auscultation.

动通常是由右心室前壁运动所致。在肺动脉狭窄或肺动脉高压等右心室超负荷的疾病时，在收缩期可以看到低位的持续性心尖搏动。极少情况下，严重二尖瓣反流可在胸骨下缘产生剧烈的收缩期搏动，这是由于左心房的后移被脊柱阻挡，所以左心房扩大导致右心室移位。一种动态的、时隐时现的舒张期低位心尖搏动会在房间隔缺损或严重的肺动脉瓣反流时出现。胸骨上触及的搏动通常是动脉扩张的结果。肺动脉扩张或肺动脉血流增加可以导致胸骨左侧上缘的搏动，而胸骨右侧上缘的搏动通常是主动脉扩张的结果。

临床精粹

- 高血压或心动过速的患者心尖搏动不明显时应注意是否存在心包压塞。

心脏听诊

为了弄清你听到的心音的意义，理解瓣膜和心腔在心动周期中的作用是非常重要的，这也可以帮助你更方便地识别收缩期和舒张期（图1-4）。收缩期时第1心音和第2心音出现的时期通常较为固定。收缩期包括两个心室的等容收缩期、心瓣膜（主动脉瓣和肺动脉瓣）开放和心室射血的时期。收缩期时心房充盈。

舒张期出现在第2心音到下一次第1心音之间，间期随心率变化而变化，正常心率时［每分钟小于 100 次（＜ 100 bpm）］，舒张期通常较收缩期时间长，但是在心动过速的患者中，舒张期和收缩期的时长可能相同，导致心动周期的分化，这时，听诊同时触摸颈动脉的搏动可以帮助你识别收缩期。舒张期包括等容舒张期、房室瓣（二尖瓣和三尖瓣）开放和心室充盈。舒张期晚期心房收缩，心房内血流排空。

（三）心音听诊

正常心音是左右心活动产生的复合音。第 1 心音（S1）是由于二尖瓣和

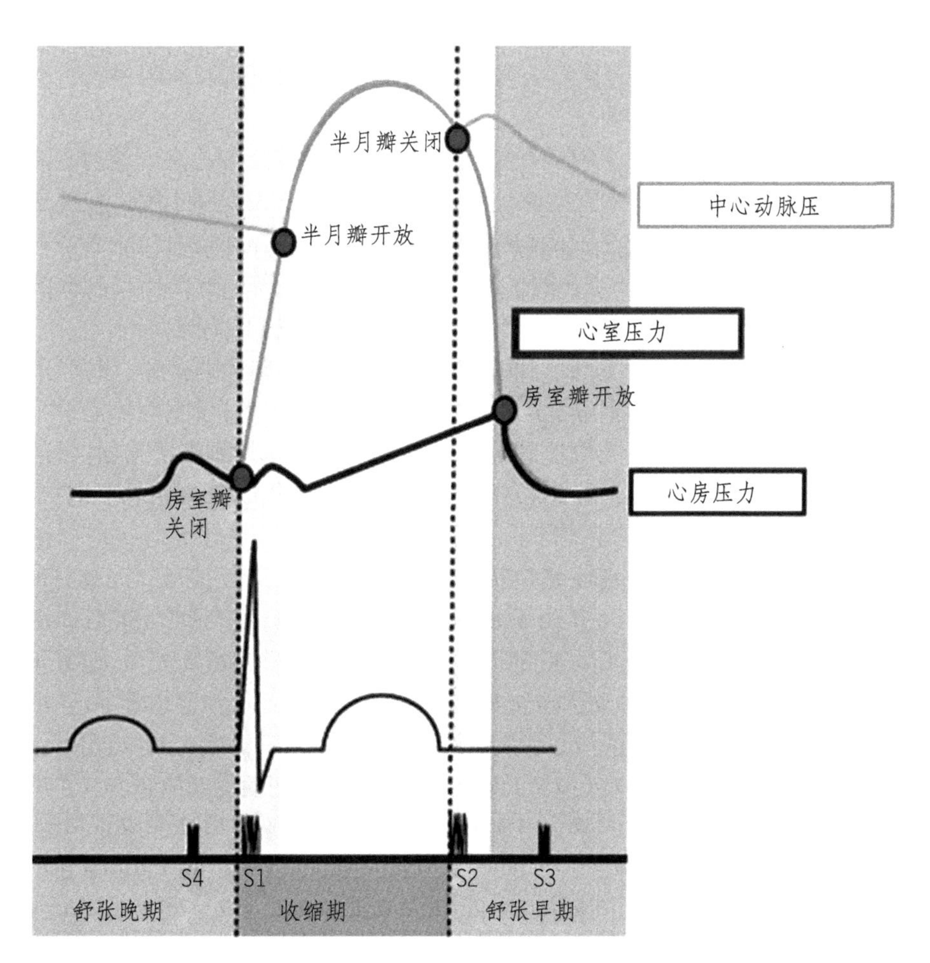

图 1-4　正常心动周期。中心动脉、中心静脉和心房压力的变化对应着心电图及声学图像。（房室瓣包括三尖瓣和二尖瓣；半月瓣包括肺动脉瓣和主动脉瓣。）（*Reprinted with permission, Cleveland Clinic Center for Medical Art & Photography* © 2013. *All rights reserved.*）

三尖瓣关闭产生的，第2心音（S_2）则是主动脉瓣和肺动脉瓣关闭产生的。S_1 中二尖瓣关闭和三尖瓣关闭产生的心音是很难通过听诊器区分的。病理性的 S_1 分裂出现在右束支传导阻滞和三尖瓣下移畸形（Ebstein 畸形）的患者中。左心室在心脏中是高压力的一侧，所以二尖瓣或主动脉瓣等左心室产生的声音在 S_1 和 S_2 中就分别占据主导地位。低压力的右心系统产生 S_1 和 S_2 中较为柔和的部分，正常人群中三尖瓣和肺动脉瓣关闭产生的声音是很难从左心系统对应时段的声音中区分的。然而，薄心室壁的右心易受到胸腔内压波动的影响，在心音听诊时可见其影响。吸气时，S_2 通常分裂为主动脉瓣（A_2）和肺动脉瓣（P_2）部分，在呼气时二者融合。S_2 的最佳听诊部位在胸骨左缘的三肋间（Erb 点；图 1-5）。许多的病理情况会影响 S_2 的强度和时长（见表 1-6）。这一章节的重点是理解心音涉及的生理机制和病理生理状态会对心音产生怎样的影响。

S_1 和 S_2 的相对强度具有诊断意义。S_1 强度减低见于左心室收缩功能减低、左束支传导阻滞、严重主动脉反流导致二尖瓣提前关闭和Ⅰ度房室传导阻滞时。S_2 强度增强见于二尖瓣狭窄瓣膜尚柔软、左心室收缩功能增强和 PR 间期缩短的患者中。柔和的 S_2 常见于主动脉瓣或肺动脉瓣活动减低的患者中，而响亮的 S_2 主要是因为严重肺动脉高压患者的 P_2 音亢进。

第3心音（S_3）是在 S_2 后（120~200 ms）短暂出现的低调心音。S_3 产生的原因是由于心房压力升高（房室瓣存在反流、心室衰竭）或室间隔缺损等造成舒张早期心室内出现快速的湍流。听诊 S_3 时应选用钟形听诊器，最佳听诊部位是呼气时在心尖听诊（左心系统 S_3）或者吸气时在胸骨下缘（右心系统 S_3）。

第四心音（S_4）出现在收缩期晚期 S_1 之前。它的音调也较低，宜选用钟形听诊器听诊。S_4 的产生是由于心室舒张晚期心房收缩产生的湍流；心房纤颤的患者中不能闻及 S_4。S_4 的出现与左心室僵硬程度增高相关，通常见于系统性高血压、重度主动脉瓣狭窄、肥厚型心肌病和心肌缺血患者中。

一些异常的心音是某些心脏疾病特异性诊断指征。开瓣音（OS）出现在二尖瓣狭窄或三尖瓣狭窄（少见）患者舒张早期是短暂的高调的杂音。左心房黏液瘤的患者在舒张中期会出现肿瘤“扑落”音，这和开瓣音很容易区别，因为它的音调很低，用钟形听诊器听诊效果更佳。二尖瓣狭窄导致的开瓣音最佳听诊位置是在胸骨下缘，声音向心底部传导。开瓣音意味着二尖瓣瓣叶尚柔软，在重度钙化的二尖瓣狭窄患者中，开瓣音通常已经消失。S_2 和 OS 间的时段，实际上是等容舒张期，尽管任何原因导致的左心房压力升高都会影响 S_2-OS 的间期。但这一时段的长短与二尖瓣狭窄的严重程度呈反比的。

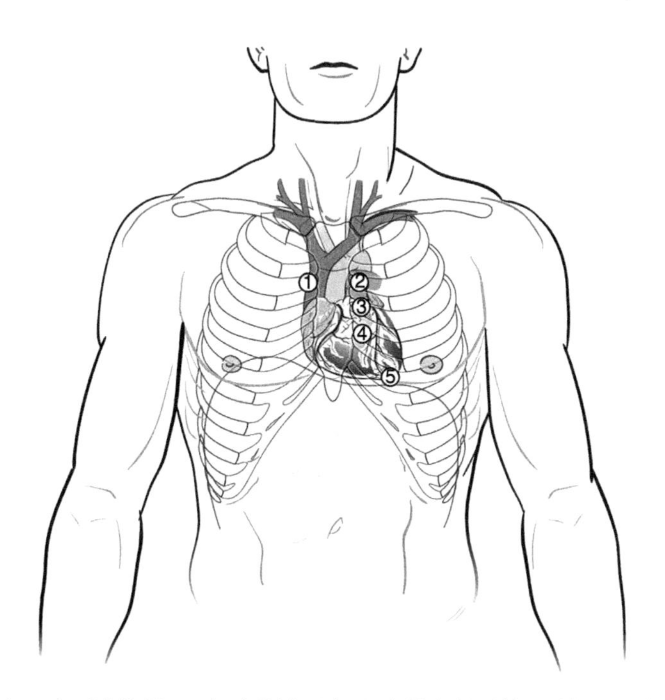

图 1-5　胸部心音听诊位置：1. 主动脉瓣听诊区，胸骨右侧平第二肋间；2. 肺动脉瓣听诊区，胸骨左缘平第二肋间；3.Erb 点，胸骨左缘平第三肋间；4. 三尖瓣听诊区，胸骨左缘平第四肋间；5. 二尖瓣听诊区；左肋中线平第五肋间（心尖）（*Reprinted with permission*，*Cleveland Clinic Center for Medical Art & Photography* © 2013. *All rights reserved.*）

表 1–6　第 2 心音的分类及形成原因

	正常	增强	固定的		矛盾的
			变化	增宽	
呼气相	A_2 P_2	A_2 P_2	P_2	A_2 P_2	
吸气相			P_2		
生理学机制	胸膜内压为负	右心室容量超负荷	肺动脉瓣僵直 右心室活动延迟	右心室血流增加	主动脉瓣延迟关闭
原因	正常呼吸	肺动脉瓣反流，右心室衰竭	肺动脉高压*，右束支传导阻滞，肺动脉狭窄	房间隔缺陷损	严重主动脉狭窄；左束支传导阻滞

*P_2 强度也会增加。

OS 和 S_2 的鉴别需要在患者站立位进行听诊，S_2-OS 的间期会由于回心血量的减少而增长，但是 S_2 分裂的间期通常是固定的。心脏听诊中也可以听到喀喇音。收缩早期喷射音即喀喇音出现在 S_1 之后，表明存在异常的半月瓣开启或是收缩早期血流快速通过半月瓣。喀喇音的病因主要包括二叶主动脉瓣、先天性肺动脉瓣疾病或主动脉根部或肺动脉扩张。收缩中期喀喇音常见病因是二尖瓣脱垂。二尖瓣喀喇音会受到左心室容量的影响；站立位或 Valsalva 动作时回心血量减少，喀喇音会提前出现；而蹲位或腿部抬高时会导致喀喇音的后移。

心包摩擦音见于心包炎的患者。经典的心包摩擦音有舒张晚期、收缩期和舒张早期 3 个部分。摩擦音的特征是在吸气前倾位时听到的"咯吱咯吱"的声音。极少量心包积液时会出现心包摩擦音。

临床精粹

- 如果你想知道心包摩擦音是什么样子的，可以去心胸外科病区，选取 48 小时内接受过心胸手术的患者，在取得同意后进行听诊；由于这些患者几乎都存在术后心包炎，他们的摩擦音是十分响亮的。额外提示：记得看看他们的心电图。

（四）评估心脏杂音

心内的血流通常呈层流状态，是没有杂音的。杂音是由于血液在心腔间或心瓣膜间发生湍流而产生的，在大多数情况下，提示着某种病理状态。如瓣膜狭窄、瓣膜反流或某种形式导致的心腔内阻塞（肥厚型心肌病）或分流[房间隔缺损（ASD）、室间隔缺损（VSD）、动脉导管未闭（PDA）]。

杂音的分类主要是依据它出现的时期，包括（收缩期、舒张期或连续的）并且可以进一步细分（收缩晚期、全舒张期或收缩中期）。杂音的强度和形态常用杂音强度的变化分型（递增型杂音、递减型杂音、递增递减型杂音、菱形杂音或一贯型杂音）。对杂音的主观描述也对诊断有帮助（低调的隆隆样杂音或高调的尖锐杂音）。杂音位于胸壁的位置也对确定杂音的起源有帮助（表 1-5）。在某些情况下，听诊时要求患者变换体位以改变心脏负荷情况对诊断是有帮助的。举例来说，右侧的杂音相较于左侧的杂音更易受到呼吸周期或 Valsalva 动作的影响。尽管主动脉狭窄或肥厚型心肌病（HCM）都会在胸骨右侧上缘产生粗糙的收缩期杂音，但是肥厚型心肌病的杂音是动态变化的，在握拳时会减弱，Valsalva 动作时会增强。

收缩期杂音的强度分为 6 个等级(表 1-7)。1 级杂音仅能在听诊器听诊时勉强被发现,通常是由于跨瓣血流增加导致的而不是瓣膜存在病理性改变。相反的, 6 级杂音声音响亮,在听诊器靠近胸壁即能发现,更有甚者,即使没有听诊器也能发现。4 级及以上的会伴有明显的震颤,舒张期杂音通常被分为 4 级(表 1-7)。舒张期杂音通常是病理性的,需要密切观察。

表 1-7　心脏杂音

收缩期杂音		舒张期杂音	
分级	**描述**	**分级**	**描述**
1	仅在安静环境中可听到	1	几乎不可闻及
2	轻柔,但是在一般环境中可听到	2	轻柔但可以听到
3	清晰,没有震颤	3	清晰
4	响亮,伴有震颤	4	响亮,可有震颤
5	非常响亮,有震颤		
6	非常响亮,伴有震颤甚至不用听诊器也可听到		

收缩期杂音

大部分收缩期杂音是由于半月瓣(主动脉瓣和肺动脉瓣)的狭窄或房室瓣(二尖瓣和三尖瓣)的反流(图 1-6)。收缩期杂音也见于室间隔缺损的患者和肥厚型心肌病导致左心室流出道梗阻的患者。杂音的持续时间是收缩期杂音鉴别的关键。

全收缩期杂音是在收缩期早期出现,持续整个收缩期的心脏杂音。房室瓣的回流或者室间隔的缺损是全收缩期杂音中的常见病因。房室瓣反流的杂音是高音调逐渐减弱的,而室间隔缺损的杂音则是粗钝的。通过音高可以区别室间隔缺损的面积及心室两侧的压力梯度。

收缩中期杂音常见的病因是半月瓣的狭窄和左心室流出道(LVOT)梗阻。这种杂音常是菱形杂音,音调较全收缩期杂音低。温和的收缩中期杂音称为无害性杂音,是由于通过正常肺动脉瓣的血流增加引起的。主动脉瓣狭窄的杂音是粗糙的,在严重狭窄时,杂音可以掩盖第 2 心音并向颈动脉传导。左心室流出道梗阻型肥厚型心肌病患者的杂音和主动脉狭窄产生的杂音相似,但仍可以通过体格检查加以区分。肥厚型心肌病导致动力学梗阻,所以

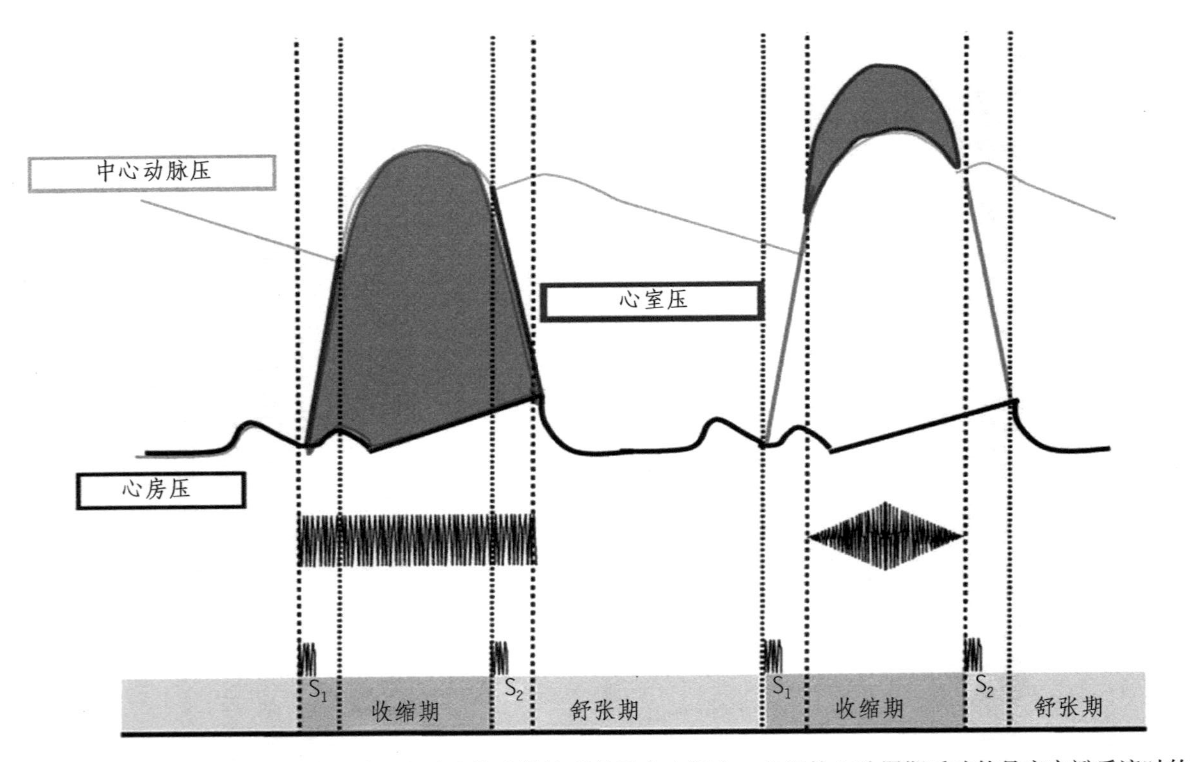

图 1-6 收缩期杂音的常见原因。血流动力学波形和对应的声学波形显示在上图中。左侧的心动周期反映的是房室瓣反流时的情况；右侧的心动周期是半月瓣狭窄时的情况。（*Reprinted with permission*，*Cleveland Clinic Center for Medical Art & Photography* © 2013. *All rights reserved.*）

减少左心室的前负荷和（或）后负荷（Valsalva 动作或硝酸酯类药物）会使杂音的强度增加，增加左心室前负荷和（或）后负荷（握拳或蹲位）会使杂音强度减弱。主动脉狭窄存在固定的阻塞，所以在上述情况下杂音的强度不会改变。肥厚型心肌病患者的杂音通常起源于胸骨左缘下部，极少向颈动脉传导，而主动脉狭窄患者的杂音在心基部最强，并向颈动脉传导。

收缩晚期杂音（杂音在收缩中期后出现）并不十分常见，最佳听诊部位是左心室的顶点。二尖瓣脱垂并反流的患者会出现这种杂音，这种情况时收缩晚期杂音常出现在收缩中期喀喇音后。收缩晚期杂音也见于严重心肌缺血患者中，这可能是乳头肌缺血导致的二尖瓣功能不全。

全收缩期杂音常见于室间隔缺损（VSD）。VSD 杂音常是一贯性杂音，伴有震颤，但杂音响度取决于心室间的压力差和室间隔缺损的面积。

临床精粹

- 握拳可以有效地区别肥厚型心肌病和主动脉狭窄的杂音。因为握拳会使心脏后负荷增加，减少左心室流出道动力学梗阻的压力差，使肥厚型心肌病的杂音减轻。主动脉狭窄时存在固定的狭窄，不会使杂音变化。

舒张期杂音

舒张期杂音通常是由于房室瓣的狭窄或半月瓣的反流（图 1-7）。

舒张早期杂音出现在 S_2 后是由于半月瓣处的反流。杂音通常是高调递减型杂音；隔膜听诊器听诊效果较好。主动脉反流的杂音是模糊的，不易察觉。握拳等增加后负荷会增加主动脉反流的严重程度，使杂音更加响亮。

舒张中期杂音常由房室瓣的狭窄引起。这种舒张期充盈而产生的杂音是低调的或“隆隆”样的，通常音量较大。杂音呈减弱渐强型，钟型听诊器听诊效果更佳。严重的房室瓣狭窄对杂音时长的影响远大于强度的影响，主要与跨瓣血流量相关，典型的舒张中期杂音见于二尖瓣狭窄。这种杂音以开瓣音为起始，最佳听诊部位是左心室心尖部。随着二尖瓣狭窄严重程度的增加，开瓣音在舒张期出现得越来越早，杂音的时限越来越长。同时，随着心搏出量的减少，杂音的强度逐渐减低。

严重的急性主动脉反流也会导致舒张期二尖瓣反流，产生舒张中期杂音，舒张期二尖瓣反流出现在左心室舒张压超过左心房压产生由心室到心房的逆向反流时。在慢性的中度主动脉瓣反流患者中，同样的现象会出现在收

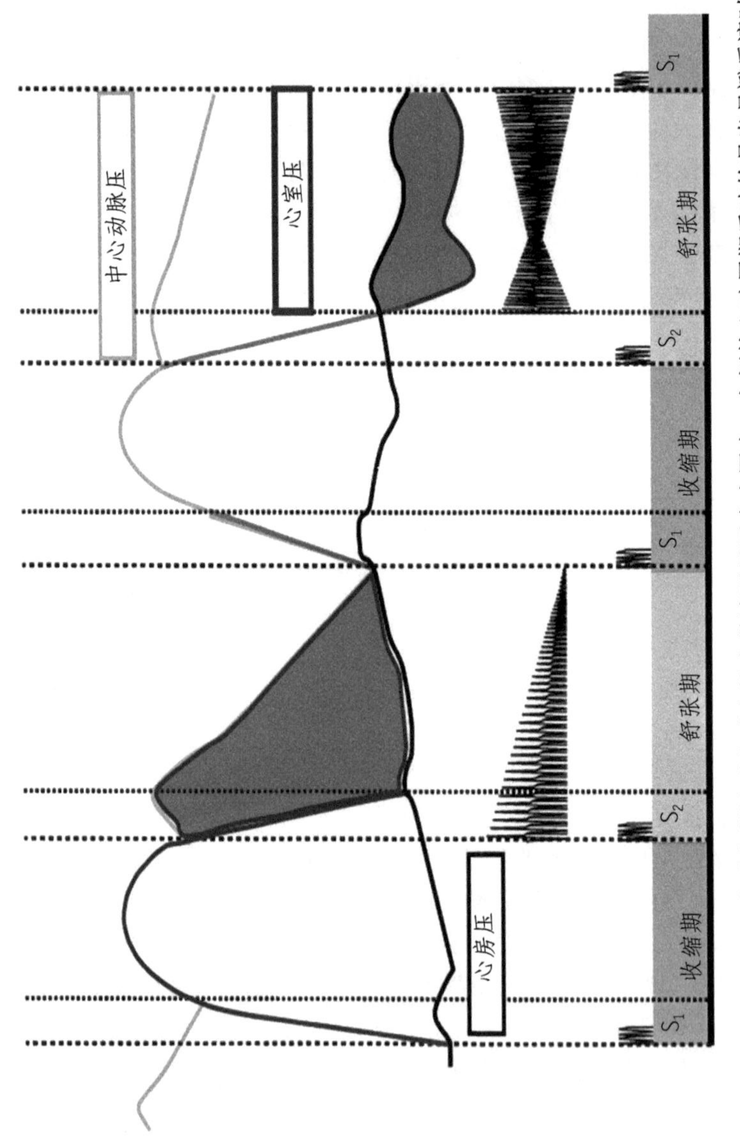

图 1-7　舒张期杂音的常见原因。血流动力学波形和对应的声学波形显示在上图中。左侧的心动周期反映的是半月瓣反流时的情况；右侧的心动周期是房室瓣狭窄时的情况。（*Reprinted with permission*，*Cleveland Clinic Center for Medical Art & Photography* © 2013. *All rights reserved.*）

缩晚期，此时由于长期的血流超负荷使左心室体积扩大，Austin-Flint 杂音是由于慢性重度主动脉瓣反流引发舒张期二尖瓣反流而在收缩晚期出现的杂音。

收缩晚期杂音或全收缩期杂音出现在心房收缩后，病因是房室瓣狭窄。这种杂音是低调隆隆样的，呈渐强型，在 S_1 前达到顶点。房颤患者中这种杂音消失。

连续性杂音

连续性杂音是由于整个心脏循环存在异常血流所导致的，通常出现在动静脉异常吻合时如动脉导管未闭、获得性 / 先天性动静脉漏或冠状动脉异常。这种杂音的响度在收缩期较强，在第 2 心音时强度达到顶点，舒张期依然能够听到。

临床精粹

- 同时存在开瓣音、响亮的 S1 和长时的舒张期杂音时，无论杂音是否轻柔都强烈的提示严重的二尖瓣狭窄。

二、认识心电图（ECG）

下面介绍心电图的 3 个主要方面：

1. 心电图基本知识；
2. 解读心电图的方法；
3. 心血管疾病心电图表现。

（一）心电图基本知识

多年前，12 导联心电图已经成为心脏病专家的主要诊断工具。尽管心电图有自己的局限性，但是花费小、风险低的优势使其在诊断心脏疾病时得到了广泛的应用。心脏导管室的急诊或使用有效溶栓治疗心脏病的治疗决策都是以心电图为依据的，正是因为这个原因，对于所有了解患有或有心血管疾病高危因素患者的内科医生来说，能够基本理解心电图并且能读懂至关重要。

心电图构成

心电图是通过体表记录的由深部心脏组织产生的细胞外电活动。标准心电图的 12 个导联代表着心脏同一时刻心电的捕获，但是由于电“视角”的不同,即电极的部位及它的极性不同各导联心电图形也不同。心电图Y轴代表着电压，X轴代表着时间。心电图纸的图形是标准的,并且包含大的5 mm×5 mm方形格,每个大格包含25个1 mm×1 mm的小格,如图1-8所示。标准的走纸速度为(25 mm/s),标准的电压为(10 mm/mV),X轴上每个大格代表200 ms，Y轴上每个大格代表0.5 mV,而X轴上小格代表着40 ms,Y轴上小格代表0.1 mV。

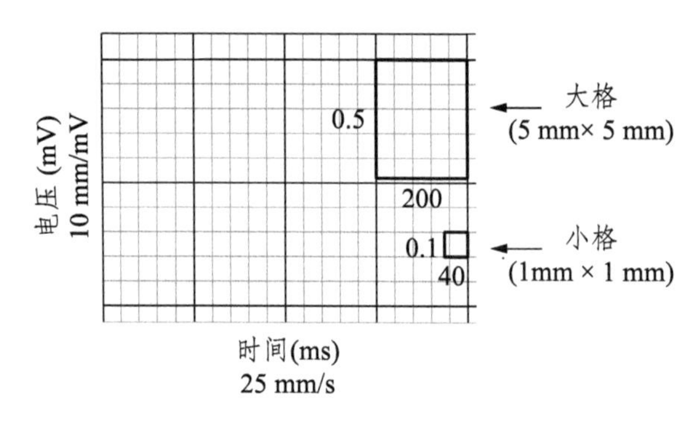

图1-8 心电图纸的标准图形及标度。

静息心电图是在患者仰卧位时获得的。导电棒或者夹子分别放在左手、右手、左腿以及右腿处,并且它们分别与金属电极LA、RA、LL、RL相对应。右腿电极是惰性的,可以被认为是零电位。其他的一系列电极置于胸前,它们是从胸骨右侧开始放置的,分别与金属电极V_1~V_6相对应。当电极一一对应后,在患者处于静止平卧状态时便可以记录到心电图。获取数据大概需要12s,并且机器能立刻打印出12导联的数据。大多数心电图上都印有6个双极(肢体)导联于左侧和6个单极(胸)导联于右侧;各导联波形反映同样为3s间隔的心电图(图1-9)。所有心电图底部均有3个“节律条图”,这记录的是12s全长度的标准导联图。常见的是记录V_1、II和V_5导联,但是操作者可以设定机器以各种方式去显示心电图数据。操作者可以根据需要去调整电压标度以及走纸速度;这些信息可以在心电图下方以及每一排的左侧显示(标准设置是一个方格,10 mm高、5 mm宽)。

心电图导联

心电图共有12个导联，6个肢体导联和6个胸导联。肢体导联这样命名是因为手臂或者左腿电极均有正极。胸导联因为在胸壁前面,因此这样命名。

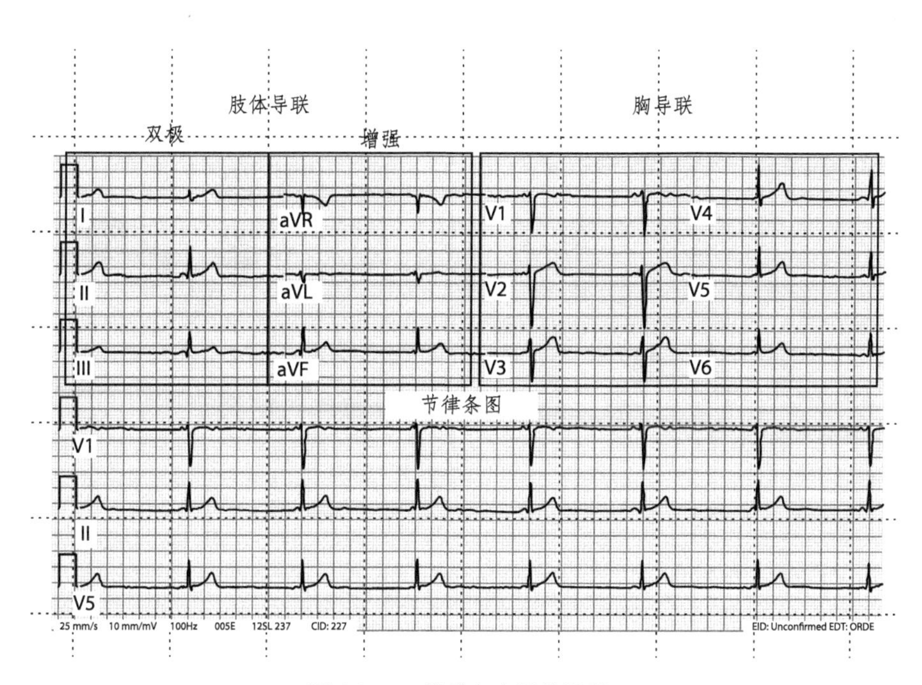

图 1-9 12 导联心电图的图形。

电极的极性问题很重要是因为它与心电图的最重要原则有关;电活动波朝向阳极方向移动时便在心电图上产生直立的波。同样的,电活动波背着阳极方向移动时便产生倒立的波。正常心脏除极波起源于窦房结并且通过心房传向房室结,然后通过希氏束传向束支以及心室。正常的传导路线是从右向左最后传导至心尖部。阳性电极位于心尖部的导联(Ⅱ导联),心房和心室波是直立的,因为除极方向是向着阳极的。导联阳极位于右手时(aVR 导联)的波是倒立的,因为除极方向是背着阳极的。

肢体导联的方向和极性展示在图 1-10A 中。肢体导联在额平面上像车轮的辐条。有 3 个双极肢体导联,分别是Ⅰ、Ⅱ和Ⅲ导联。Ⅰ导联的电位位于左手(正极)和右手(负极)之间,并且阳极位于 0°。Ⅱ导联的电位位于左腿(正极)和右手(负极)之间,并且阳极位于 60°。Ⅲ导联的电位位于左腿(正极)和左手(负极)之间,并且阳极位于 120°。另外还有 3 个加压肢体导联。加压肢体导联的电极分别代表右手(aVR)、左手(aVL)、左腿(aVF)和一个共同的电极(威尔逊中点)。一系列单向电阻器将肢体导联连接起来便形成了威尔逊中点。这就形成了 0 电位电极作为负极;以肢体导联命名正极。0 电位的存在导致了这些肢体导联产生的小电位与它们的双极

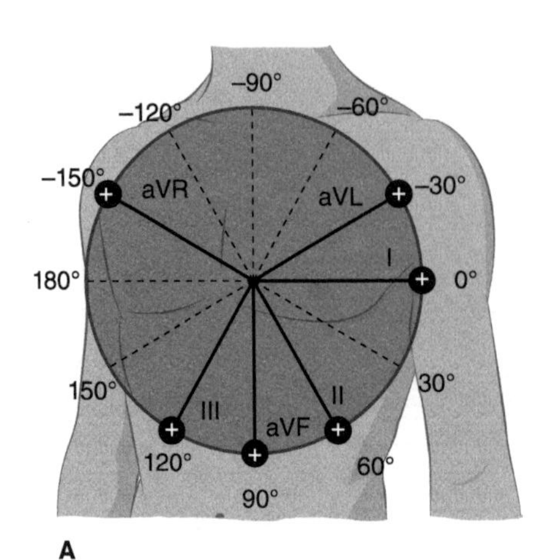

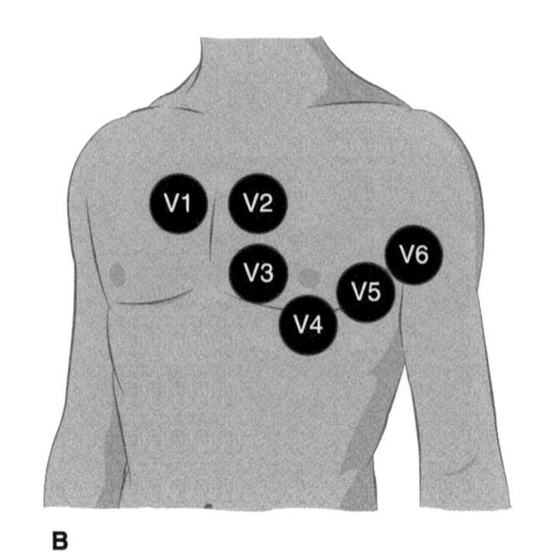

图 1-10　肢体导联的位置（A）和胸部导联的位置（B）。肢体导联在额面上形成 360° 轴向排列，用来计算 QRS 波电轴向量。

产生的电位不同，因此单极产生的电压比双极大。

胸导联在水平面上由右向左排列，如图 1-10B 所示，并且表现的电位与前胸壁和威尔逊中点不同。对于这些导联来说都是阳极，因为它们接近心脏因此不用加压。

正常心电图

在典型的心脏循环期间便会产生心电图，如图 1-11 所示。心电图中另外一个重要的概念是对于 QRS 波电压的理解，其大小与面积有关。在心电图中，QRS 波是最大的复合波，因为它代表着心脏面积最大（左心室）的除极。右心室除极即会产生 QRS 波，但是右心室的面积仅是左心室的 1/3，因此左心室产生的 QRS 波的大小以及轮廓占主要部分。其他的一些结构例如希氏束因为太小而不能产生电位（尽管在有创检查可以看到希氏束电位）。

P 波代表着心房电活动，它随着窦房结的活动而产生。窦房结位于右心房近上腔静脉处。去极化波通过房间隔从右心房传导至左心房，房间隔内含有明确的传导组织能使双房几乎同步去极化。P 波正常时限为 80 ms，振幅小于 2.5 mm（0.25 mV）。心房复极化在体表心电图上是不能看到的，因为复极化发生在心室活动期间，使其被隐藏在 QRS 波中。

PR 间期代表着从 P 波开始到 QRS 波开始的时间。它包含房室结的传导。在体表心电图上，房室结太小而在心电图上不能显示出电位，但是可以

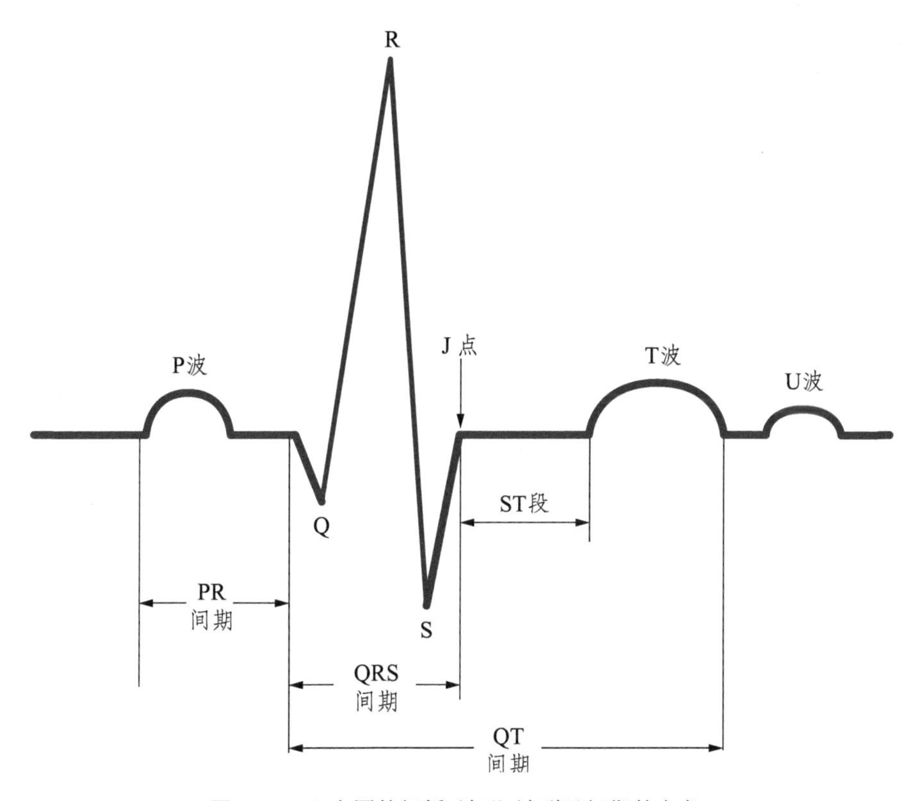

图 1-11　心电图的解析：波形、波群及间期的定义。

应用 PR 间期长短来评价房室结是否正常。正常 PR 间期为 120~200 ms。

QRS 波代表着心室去极化。正向变化的去极化波通过左右束支快速的传递到心室，并且通过特殊的心肌细胞从心内膜传递到心外膜。正常心脏的 QRS 时限相对较短(60~100ms)。图 1-12 示模拟的 QRS 波；各个导联的 QRS 波均不相同，并且 Q 波是多形性的。在大多数导联，除了 V_1~V_3 导联，小 Q 波的出现是正常的；正常 Q 波代表着室间隔中部从左向右的去极化。

ST 段开始于 QRS 波结束 J 点之后，并且随着 T 波的出现而结束。S-T 段代表着心室完全去极化的时间，并且在正常心脏，这部分是独立的，其与 PR 和 TP 处于同一水平。心肌缺血和代谢异常时会产生电流，在这个“静息时间”段内会导致 ST 段发生偏移。

T 波代表着心室的复极。正常的 T 波方向与同导联的 QRS 波方向相同，这是因为心室复极方向(负向传导从心外膜向心内膜)与除极化方向相反(正向的波从心内膜移向心外膜)。

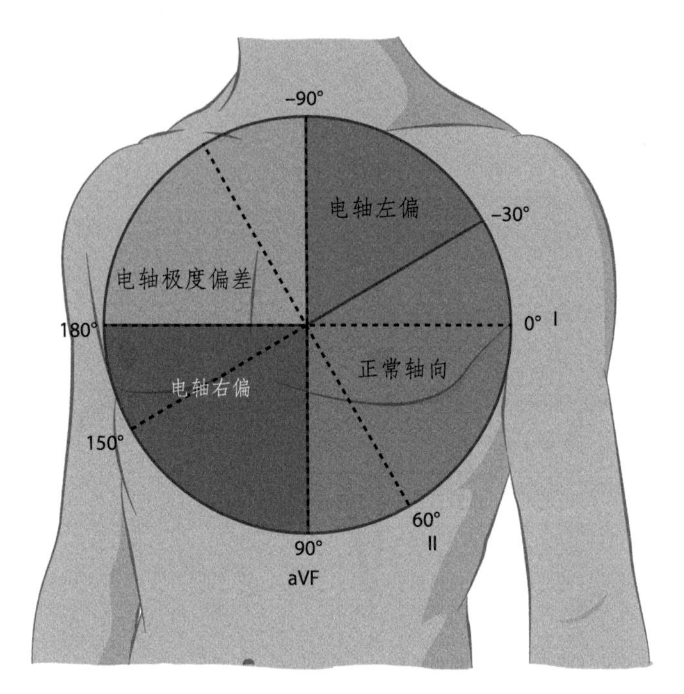

图 1-12 QRS 电轴向量的测定。图中示出Ⅰ、Ⅱ和 aVF 导联的正向电极的位置。

QT 间期是从 QRS 波的开始到 T 波结束的这段时间。QT 间期代表着心室去极化、复极化的全部时间。随着心率的增快，QT 间期时限缩短，可以用 QTc 对其进行校正，Bazett 公式：$QTc = QT/\sqrt{RR}$，RR 是两个 R 波之间的间期。正常的 QTc 时限为 350~440 ms。

在正常心电图上 U 波是 T 波后的偏移。U 波形态与 T 波相似，但是 U 波更小。U 波起源并不明确，但是它可能代表着二尖瓣乳头肌或者是浦肯野纤维的复极化。

（二）心电图解读

不存在正确或错误的心电图解释方法，解读方法并非一致。每一份心电图都需要用语言对其特点进行描述；对心电图进行评价的目的取决于读图者本人。临床信息对解读心电图有重要作用；在允许的情况下，读图者应先了解患者的年龄、性别、主诉。与先前心电图进行比较也具有重要价值，尤其是对于有胸痛和 ST 段不正常的患者。

节律

评价每份心电图应当看其节律是否正常。正常窦性节律的特点是有窦性 P 波（P 波在Ⅱ、Ⅲ和 aVF 导联上是直立的），P 波出现在每个 QRS 波前面。正常窦性心率是 60~100 次 / 分；心动过缓定义为心率小于 60 次 / 分；心动过速定义为心率大于 100 次 / 分。

心率

在心电图上，可以根据相邻 R 波（条件是节律是规整的）之间的间距来计算心率。如果走纸速度是标准的 25 mm/s ，那么一个大方格的间距是 200ms，一个小格的间距是 40 ms（图 1-8）。心率可以应用以下公式计算：心率 = [1 心跳 / R-R 间期（s）] ×（60 s / min）。如果 R-R 之间有 3 个大格和两个小格，那么 R-R 间期为 680ms 或者是 0.68s。心率为：1/0.68 × 60/1 = 60/0.68 = 88 次 / 分。“快速简洁”的计算心率的方法是数出连续 RR 之间的大格数。在标准的走纸速度情况下，R-R 之间的大格数为 1、2、3、4、5 时所对应的心率分别为 300、150、100、75、60 次 / 分。如果节律不规整或者极慢，读者可以参考心电图下部垂直的标志。这些标志之间的间距是 3s，因此数出 6s 内这些波的个数并且乘以 10 就可以计算出心率。如果没有这些标志，你自己可以画出；15 个大格 =3s。

节律

评估每一份心电图的节律是否规整，圆规是最好的工具。读者应当用心电图底部的节律带评估心房和心室波的规整度。P-P 和 P-R 间期是否规整？这些间期是否相同？正常情况下 P-P 和 P-R 间期是相匹配的，但是在房室阻滞或室性心动过速时它们是不同的。完全心脏阻滞时，心房波是规整的并且房率大于室率。完全心脏阻滞时心房波不能完全激动心室，导致 QRS 波来源于第二兴奋灶，例如房室结 - 希氏束连接处。当出现房室分离时，心室率是规整的并且大于心房率。房室分离是室性心动过速的标志性表现，此时的心室波起源于心室独立去极化的不正常的部位。

QRS 电轴

QRS 电轴是矢量，它代表着心室去极化的方向。QRS 电轴偏移发生在一系列心血管疾病中，电轴偏移对于诊断不同的疾病具有重要意义。电轴偏移也是诊断前和后束支阻滞的标准。

肢体导联在额平面形成一系列辐轴，这些辐轴用来判断 QRS 电轴的偏移。观察肢体导联有助于读者判断 QRS 波电轴。实际上 QRS 波向量是三维的，尽管通过空间向量心电图可以测量三维 QRS 波，但是应用心电图数据也可以测量三维 QRS 波，前者是笨拙的不实用的测量方法。

在额面图上，正常 QRS 向量在 -30°~90° 之间（图 1-12）。电轴左偏时，电轴处于 -30°~-90°，右偏为 90°~180°。左偏或右偏常见于器质性心脏病，例如左或右心室肥厚或扩张。极度偏离（180°~-90°）见于传导来源于心室，例如室性心动过速。

很多技术可以用来测定 QRS 电轴。最常用方法是看肢体导联上 I 和 aVF 的 QRS 波方向（图 1-12）。I 导联上 QRS 波是直立的，说明 QRS 向量位于 90°~-90°。aVF 导联上 QRS 波是直立的，说明 QRS 向量位于 0°~180。因此，如果 I 和 aVF 导联 QRS 波是直立的，那么其向量位于 0°~90°，电轴是正常的。如果 I 导联上 QRS 波直立，aVF 导联上 QRS 波倒立，那么，其向量位于（0°~-30°）或者左偏（-30°~-90°）。在这种情况下应当看 II 导联。II 导联直立那么 QRS 波位于 -30°~150°。因此 I 和 II 导联上 QRS 波直立说明其矢量位于 0°~-30°。如果 II 导联上 QRS 波是倒立的，说明其矢量左偏。

间期

应当用圆规测量每个心电图的 PR 和 QTc 间期。测量间期最好的导联应该是标志很明确的导联。心室提早兴奋时 PR 间期短（< 140 ms），出现房室结疾病时 PR 间期长（> 200 ms）。心肌缺血、低钾血症、先天性离子通道疾病、多种药物（表 1-8）会引起 QTc 延长。QTc 延长有风险，因为它与尖端扭转性室性心动过速有关。当 QT 间期延长时，将会出现一段长的相对不应期，在这期间发生期前收缩可能会引起未准备去极化的心肌过早除极。早期“后去极化”能够达到动作电位的阈值，并会引起尖端扭转性室性心动过速（图 1-13）。尖端扭转性室性心动过速的图形特点与其名称相似（从法语翻译而来）。

分段

日常的心电图分析应当包括对各个波群之间的节段分析（图 1-14）。下一个心脏周期的 T 波和 P 波之间的节段称为 T-P 段。T-P 段是电力静止期，它是衡量其他段是否偏移的基线。PR 段包括在 PR 间期内。在 PR 段期间内，去极化波是沿着房室结、希氏束以及束支传导的。这些结构的面积非常

表 1-8 引起 QT 间期延长的部分药物列表

药物	举例
抗心律失常药物	胺碘酮 多菲利特 伊布利特 普鲁卡因胺 奎尼丁 索他洛尔
抗生素	环丙沙星 克拉霉素 红霉素 加替沙星 伊曲康唑 酮康唑 左氧氟沙星 莫西沙星
抗抑郁药物	阿米替林 地昔帕明 多虑平 氟西汀 丙咪嗪 舍曲林 文拉法辛
抗组胺药物	阿司咪唑 特非那定
抗精神病药物	氟哌利多 氟哌啶醇 喹硫平 硫利达嗪 齐拉西酮
其他	砒霜 西沙必利 地高辛 多拉司琼 美沙酮 雷诺嗪 舒马普坦 特非那定 佐米曲普坦

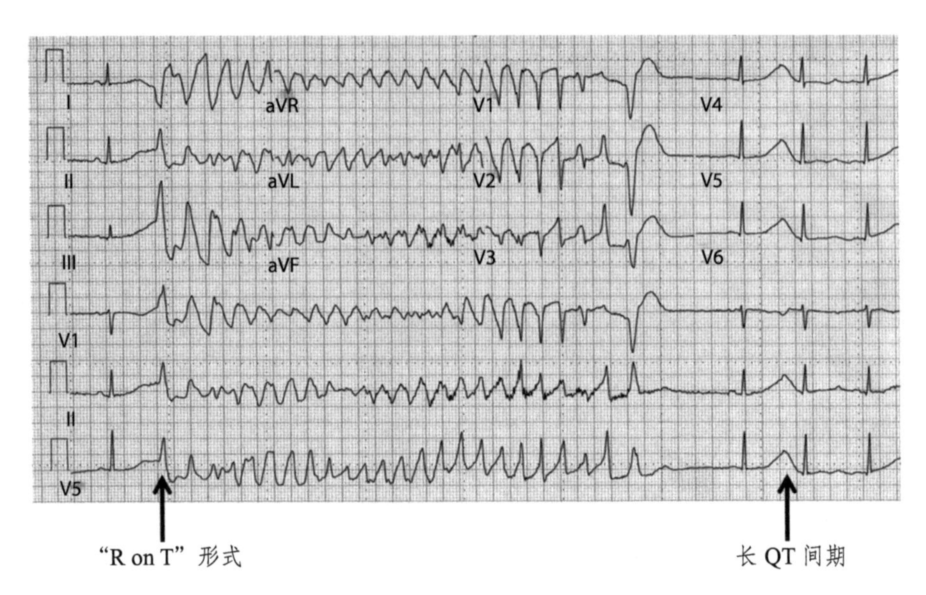

图 1-13 尖端扭转型室性心动过速。尖端扭转型室速发作时先有室性期前收缩，常以 R-on-T 型室性期前收缩形式开始，或由 R 落在 U 波上的舒张晚期室性期前收缩诱发。通常可见 QT 间期延长。

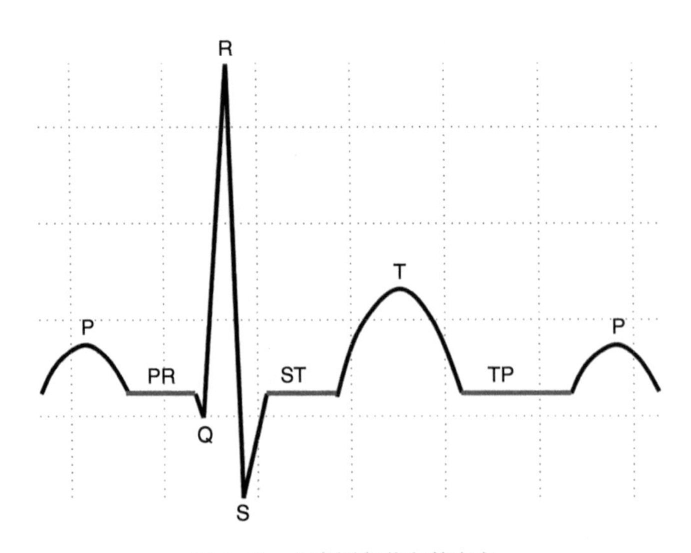

图 1-14 心电图各节段的定义。

小，并且它们的去极化不会在 PR 段内产生波动。除此之外，心房已经去极化并且还没有发生复极化（正常情况下复极化波埋藏在 QRS 波里面）。因为这些原因，正常 PR 段是独立的电活动。但是，当心房缺血或损伤时，PR 段会出现抬高或压低。有时心肌梗死的患者会发生心房缺血或梗死。心包炎也会发生 PR 段的压低。

胸痛患者或者是怀疑有急性冠状动脉综合征的患者，ST 段是关注的重点。正常 ST 段期间，心室已经去极化但是还没有发生复极化，并且心房已经发生复极化将再次发生去极化。因此，像 PR 段一样，正常的 ST 段是独立的电活动。但是，当心室损伤或缺血时，ST 段会发生抬高或压低。下文中会对 ST 段进行全面的讨论。

波和波群

日常解读心电图应当对诊断为异常的每一个波形进行分析。除了 V_1 导联外，正常 P 波都是单相性的并且 P 波在下壁导联（Ⅱ、Ⅲ和 aVF）是直立的。

正常情况下，不同导联的 QRS 波形态是变化的。小 Q 波代表室间隔正常的从左向右的去极化，并不能在每个导联上看到，其在侧导联（Ⅰ、aVL、V_5 和 V_6）最明显。在正常心电图上，R 和 S 波代表着左右心室的同步去极化，但是因为左心室面积大，所以全 QRS 波的形态表现由左心室形成。组成 QRS 波的 R 和 S 部分的大小及方向取决于哪个导联。通常来说，胸前导联从右向左 R 波逐渐增高，而 S 波逐渐降低。QRS 波的振幅和宽度异常可能提示心脏病理改变，例如心室肥厚或者心肌损伤。下文会对 QRS 波进行详细的讨论。

正常 T 波是单相的，其方向与 QRS 波的主波方向相同。QRS 波与 T 波方向相同是因为左心室的去极化与复极化波移动的方向相反（图 1-15）。去极化波从心内膜向心外膜移动，将心肌细胞负向的细胞内静息电位转换为正向状态，直到去极化结束。心电图导联记录的是细胞外电位，在心电图正极上记录的细胞外电位是直立的，因此 QRS 波是直立的。 在复极化期间，心肌细胞的细胞内电位恢复为负性状态，细胞外电位为正电位。因为这个过程开始于外膜心肌细胞，因此在复极化开始时通过体表心电图正极监测到的细胞外电位是正性的，因此 T 波形态也是直立的。

（三）心血管疾病的心电图表现

以下部分将粗略描述与心血管疾病相关的心电图表现，对于这部分的完全综述超过了一个单独章节的范围。正如先前提到的，熟练的心电图解析来

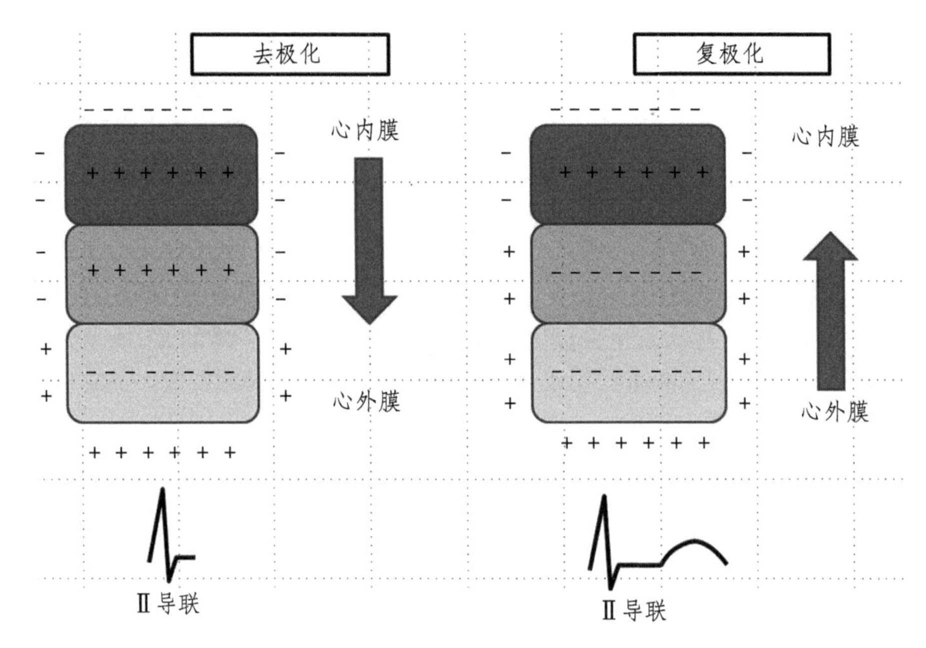

图 1-15 卡通图示出细胞水平除极和复极化过程。Ⅱ导联的正极应看作细胞外正电极，这是因为心外膜最后除极，却是第一个复极。这就形成了Ⅱ导联的正向的 QRS 波和 T 波。

源于练习以及将临床和心血管疾病与心电图结果进行联系。切记：尽可能地将心电图与先前的图进行对比会非常有帮助。

缺血性心脏病

ST 段抬高型心肌梗死患者的治疗取决于患者的心电图。胸痛患者，局部 ST 段抬高是由冠状动脉发生急性血栓性闭塞引起，它提示应当进行导管或溶栓治疗开通冠状动脉。ST 段抬高的部位提示心外膜致病血管（表 1-9）。这个原则的一个例外是回旋冠状动脉闭塞引起的心肌梗死。回旋支为左心室后侧壁供血，12 导联心电图不能反映这部分区域。对于回旋冠状动脉闭塞的诊断需要有高度怀疑指标，并且能够被不经常用的后壁导联（V_7~V_9 导联）证实。心肌梗死的 ST 段呈现典型的水平或弓背向上的抬高（墓碑样改变）；弓背向下的 ST 段抬高也可见于心肌梗死的患者中，但其特异性差（图 1-16）。与冠状动脉解剖不相符的弥漫性 ST 段抬高可能与弥漫性病变有关，例如心包炎或心肌炎。无症状年轻患者弥漫性胸前导联 ST 段抬高在 J 点 80 ms 内可能代表着正常的早复极。在急性冠状动脉综合征治

表 1-9　体表心电图上 ST 段抬高对应冠状动脉解剖

冠状动脉	对应的心电图导联
左主干	aVR 和 V_1
左前降支	V_1~V_4（间隔支） V_1~V_6（整个左前降支） Ⅰ和 aVL（对角支）
旋支	Ⅰ和 aVL（近 / 高侧壁分支） V_5~V_6（钝缘支） 背向 V_1~V_2（后侧支）
右冠状动脉	Ⅱ、Ⅲ、aVF（后降支） 背向 V_1~V_2（后侧支） 背向 V_4（右心室边缘支）

疗过程中，发现有明确胸痛患者出现左束支图形或者心肌标志物增高的患者应当按照前壁 ST 段抬高型心肌梗死来对待。

ST 段压低可能是心内膜下缺血的临床表现。不像 ST 段抬高型心肌梗死，ST 段压低对于缺血特异性差并且 ST 段压低的部位与致病血管并不完全一致。与上斜形 ST 段压低相比，水平和下斜形 ST 段压低对于诊断缺血意义更大。ST 段压低的原因很多包括左心室肥厚和洋地黄效应。

T 波异常也可出现在心肌缺血或梗死的患者。与缺血有关的 T 波改变表现为典型的左右对称，发生在问题血管供血区域内。胸痛患者胸前导联 T 波深、对称性的倒置，应高度怀疑前降支近端动脉疾病，称之为 Wellens 综合征，是 Wellems 这位内科医生第一次描述了这种现象（图 1-17）。对于 ST 段压低，引起其压低的原因多种多样，不对称的 T 波异常在其他的无症状的患者是一种普遍和非特异性的心电图改变。

心电图上出现病理性 Q 波提示早期心肌梗死。心电图上一些导联（尤其是侧壁导联）普遍存在小 Q 波，它们代表着室间隔的正常去极化。V_1~V_3 导联上出现任何 Q 波都是不正常的。Q 波的时限大于 30 ms，深度大于 1 mm（0.1 mV）是不正常的，并且很有可能存在陈旧性心肌梗死。

心脏扩大

心脏腔室的相对大小可以通过体表心电图确认，这些发现为做出心源性

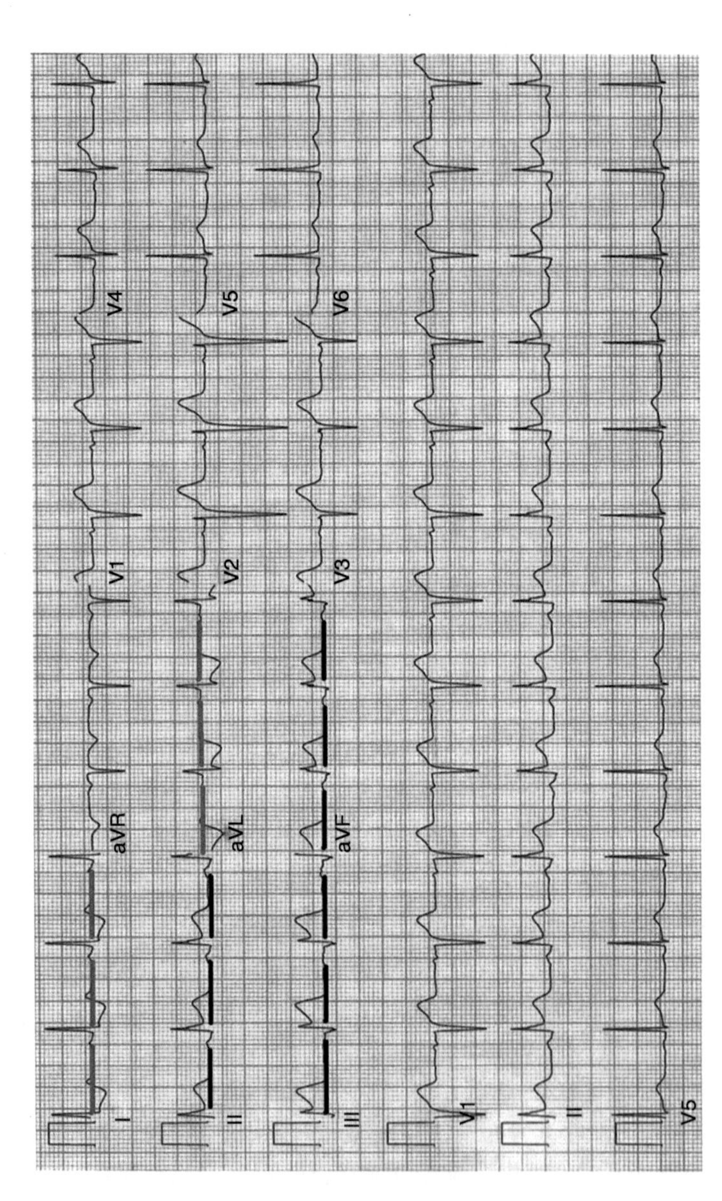

图 1-16　急性下壁损伤。可见Ⅱ、Ⅲ、aVF 导联上 ST 段水平抬高（高于黑线）。Ⅰ、aVL 导联上相应的 ST 段压低（低于黑线）。

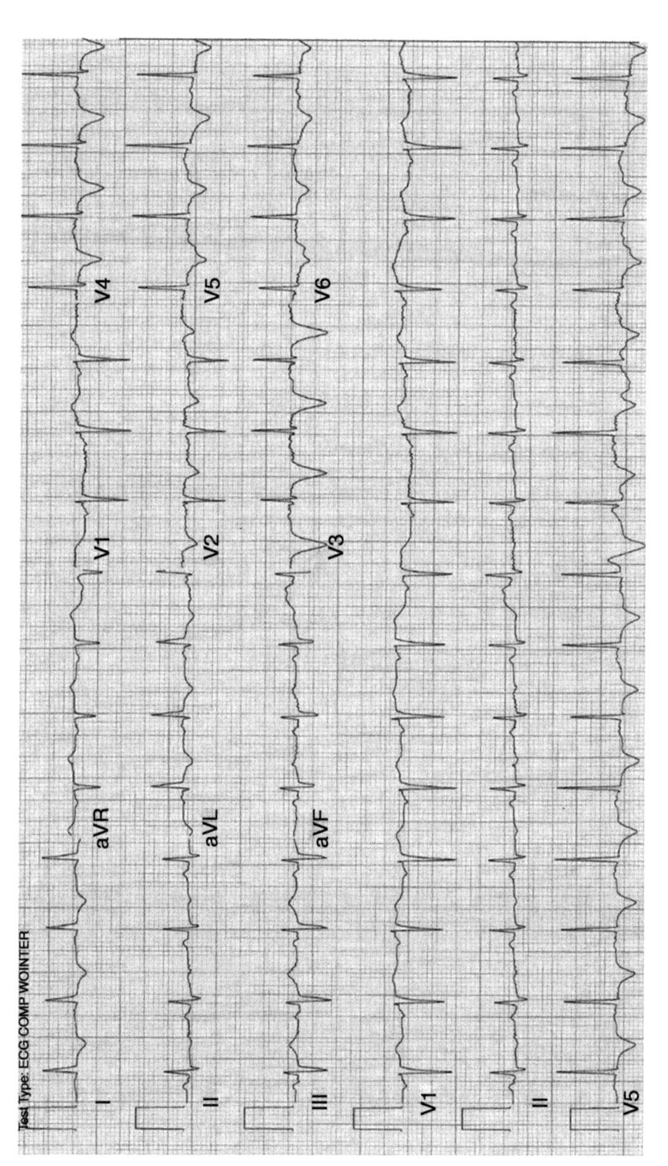

图 1-17　Wellens 综合征。可见 V_1~V_6 导联上对称的 T 波倒置。当出现胸痛症状，强烈提示可能为前降支冠状动脉阻塞性疾病。

和非心源性诊断提供了有价值的线索。正如前面所提到的，体表心电图上，任何波形或波群的电压幅度与面积大小成比例。例如，心房和心室扩大或肥厚可以通过 P 波和 QRS 波的电压、时限和形态表现出来。

心房扩大可引起 P 波改变。在大多数导联上 P 波是单一形态的波，但是 V_1 导联例外，V_1 导联位于胸骨上方右侧，是最接近心房的导联。在 V_1 导联上 P 波是双向的，前半部分代表（粗略地）右心房去极化，后半部分代表左心房去极化。V_1 导联上 P 波前半部分是直立的，因为这个导联位于右心房正上方，波面向着它移动。V_1 导联上 P 波终末部分代表着左心房去极化并且产生了倒立的偏移。因为正常的心房大小相似，这些偏移相互呈现镜像，但是出现右心房或左心房扩大时，V_1 导联上可以看到不成比例的直立或倒立的 P 波（表 1-10）。下壁导联（尤其是Ⅱ导联）对于评估心房也非常有用。左心房扩大往往在Ⅱ导联上出现 P 波时限延长，P 波形态为锯齿形，类似于 M 形，称之为二尖瓣形 P 波，这样命名是因为左心房扩大与严重的二尖瓣狭窄相关。右心房扩大往往影响Ⅱ导联上 P 波的幅度；高 P 波形态尖或称峰状，称为肺性 P 波，因为右心房扩大与严重的肺动脉狭窄或肺动脉高压相关。

左心肥厚（LVH）可引起 QRS 的幅度普遍增高。诊断左心室肥厚已确定了若干项标准。其中，卡罗尔标准是灵敏感强和特异性最高的。采用卡罗尔诊断标准时，只是简单地把 aVL 导联上 R 波的高度加上 V_3 导联上 S 波的深度；男性总电压 > 28 mm，女性 > 20 mm 提示左心室肥厚。当胸前导联出现一个明显 R 波（V_1 导联上 R/S 比 > 1，V_1 导联上 R 波高度 > 7 mm，V_1 导联上 R 波 + V_5 或 V_6 导联上的 S 波 > 10.5 mm），且 QRS 波电轴右偏（≥ 100°）时，则提示有右心室肥厚。

表 1-10　心房扩大的心电图诊断标准

病情	V_1 导联	Ⅱ导联
正常	双相 正向偏移 <1.5 mm（0.15 mV） 负向偏移 <1.0 mm（0.10 mV）	单向直立波 持续时间 80~100 ms 幅度 <2.5 mm（0.25 mV）
左心房扩大	双相 负向（终末向下偏移）>1.0 mm（0.1 mV） 持续 >40 ms	单向直立 P 波有切迹且持续时间 >120ms
右心房扩大	双相 正向（近段）向上偏移 >1.5 mm（0.15 mV）	单向直立 尖的 P 波且幅度 >2.5 mm（0.25 mV）

传导系统疾病

不正常的电传导可能发生在从窦房结到束支以及浦肯野纤维的任何水平。窦房结的疾病（病窦综合征、窦性停搏）与影响窦房结到心房的激动的疾病（如窦房阻滞）难以区分，因两者都可以引起间歇或完全性房波或者传向心室的窦性波的消失。

房室结疾病并不少见，它的特点是房性波向心室传导时出现延迟或不能传播。Ⅰ度房室传导阻滞的特点是固定的 PR 间期延长（>200 ms），很多原因可以引起Ⅰ度房室传导阻滞，包括迷走神经张力增高、很多药物的影响。有两种类型的Ⅱ度房室传导阻滞。莫氏Ⅰ型房室传导阻滞（常称为文氏房室传导阻滞）的特点是 PR 间期逐渐延长，直到出现房性波不能下传到心室从而引起 QRS 波的脱落（图 1-18A）。这次终止使得房室结能够复极化再次形成循环。文氏房室传导阻滞经常是由房室结的功能抑制、短暂的心肌缺血、迷走兴奋和药物引起。在莫氏Ⅱ型房室传导阻滞中，在 QRS 波脱落前房室结可以传导一系列连续的房性波，PR 间期是固定的（图 1-18B）。但是传导的波与阻滞的波呈现整数倍关系，例如 3∶1 或 4∶1。莫氏Ⅱ型房室传导阻滞的病因主要是梗死、创伤或老年退行性变引起的房室结病变。这种房室传导阻滞进展为完全性阻滞的风险比文氏房室传导阻滞高。有时患者表现为 2∶1 的Ⅱ度房室传导阻滞（图 1-18C）。引起这种传导阻滞的机制可能与莫氏Ⅰ型或Ⅱ型相同；临床和心电图特点有助于我们区分这两种类型（表 1-11）。这些区别与临床表现有一定的相关性，因为与莫氏Ⅰ型相比，莫氏Ⅱ型进展为完全性阻滞的风险较大。Ⅲ度房室传导阻滞的特点是心房与心室的完全分离，也称为完全性心脏阻滞，这种异常表现为心房率的 P-P 间期规整，但与规律的 R-R 间期无关，较慢的心率经常由第二逸搏点产生，如房室结 - 希氏束。

右左束支损伤会引起束支传导阻滞，会产生宽的形态不正常的 QRS 波，

表 1-11　Ⅱ度房室传导阻滞 2:1 房室传导

特点	莫氏Ⅰ型	莫氏Ⅱ型
QRS 波的宽度（对比之前正常或基线）	窄 / 无变化	增宽
反应性心率增快或迷走张力降低（如阿托品）	阻滞改善	阻滞加重
反应性心率减慢或迷走张力升高（如 Valsalva 动作）	阻滞加重	阻滞改善
在急性心肌梗死的情况下	下壁缺血或损伤	前壁缺血或损伤

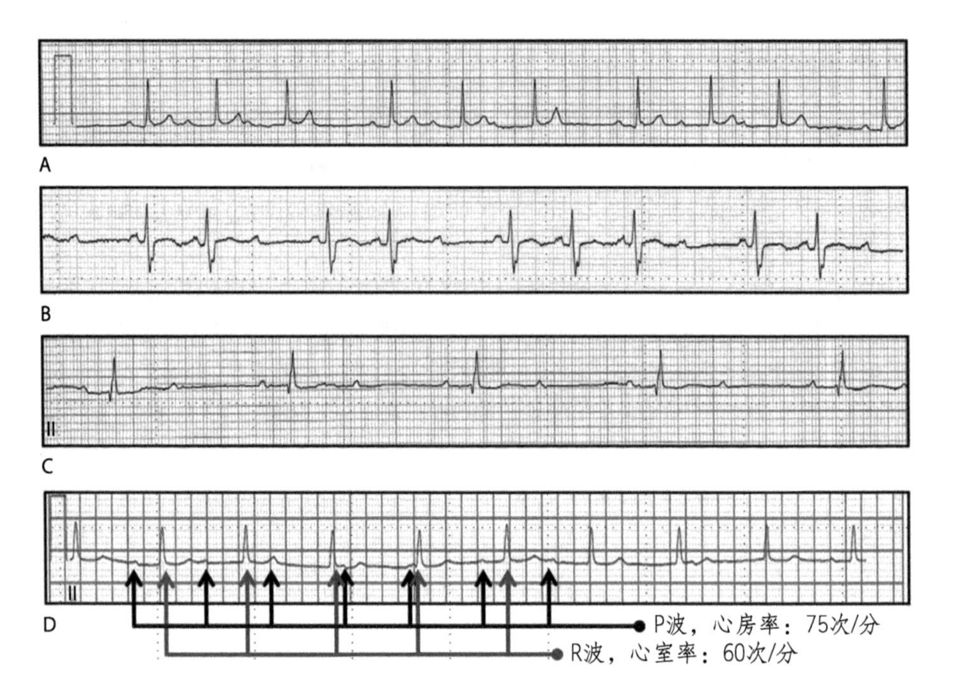

图 1-18 房室传导阻滞举例：A. Ⅱ度房室传导阻滞，莫氏Ⅰ型（文氏）传导阻滞表现为PR间期进行性延长，直到一个P波受阻不能下传心室。B. Ⅱ度房室传导阻滞，莫氏Ⅱ型传导阻滞表现为PR间期恒定不变，心房冲动每3次传导突然阻滞1次（3∶1）。C. Ⅱ度Ⅱ型房室传导阻滞2∶1传导（可以是莫氏Ⅰ型或Ⅱ型）。D. Ⅲ度房室传导阻滞，患者窦性节律，全部房性冲动不能传导至心室。

这些波像心室激动引起的细胞间传导波形（图1-19）。右束支传导阻滞的QRS波起始部分与室间隔从左向右激动产生的波形相同，左心室不受影响。波群的后半部分是宽的不正常的，像是右心室缓慢除极产生的波，在V_1导联上产生具有特点的继发性R波或R′波。左束支传导阻滞，QRS波不正常，它是由室间隔完全通过右束支从右向左激动室间隔产生的，然后全部左心室从右侧发生去极化，导致了非常宽的QRS波，形态像锯齿形。

心律失常

在本书的后半部分将深入讨论心动过速和心动过缓，此处只回顾一些基本特点。在解析心电图时应当确定每幅心电图是否是窦性心律。窦性心律特点是P波电轴位于0°~70°（在下壁导联是直立的），如房室结正常，会有相应的QRS波。如果不符合上述条件，下一步应确定节律是来源于房室结

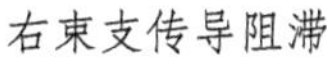

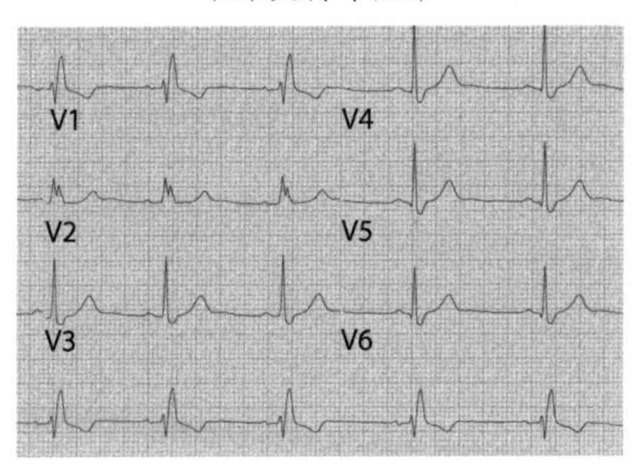

A

左束支传导阻滞

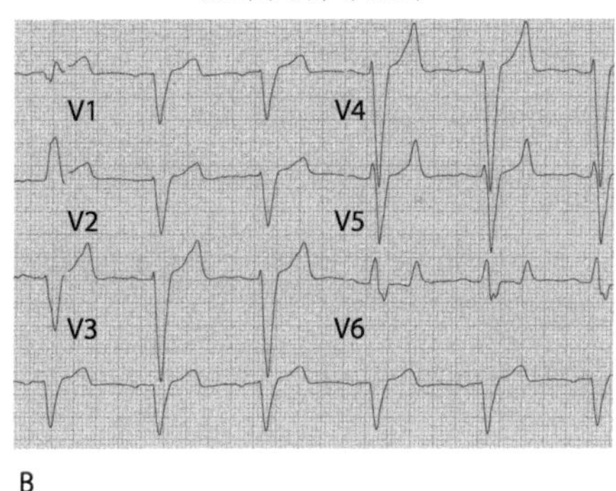

B

图 1-19　束支传导阻滞。A. 右束支传导阻滞的特点是 QRS 时限≥ 120 ms，V_1 和（或）V_2 可见 rsr′ 或 rSR′。QRS 的 R 在 V_1/V_2 增宽，时限 >50 ms，Ⅰ、V_5、V_6 导联深大 S 波。B. 左束支传导阻滞的特点是 QRS 时限 >120 ms（接近 160 ms），V_1 导联可见 rS 或 QS，QRS 的 R 波增宽持续时间 >50 ms，Ⅰ、V_5、V_6 导联呈单向 R 波。

上方还是下方。

室上性心动过速往往产生窄 QRS 波，这些波与窦性节律相似。如果节律像室上性的，出现房性波能帮助我们区分自主性房性节律（房速，房扑）和折返性室上性心动过速，折返性室上性心动过速产生明显的逆向房性波（房室结折返或房室折返）。无明显房性波的无规律的室上性心动过速最可能是房颤。

宽波群性心动过速往往是室速，尤其是有器质性心脏病的年轻患者。如果你能明确心电图上出现房室分离，那么节律起源于心室。如果你不能明确宽 QRS 波是否是心室源性的，那么与基础心电图比较看是否有相同的形态非常重要。如果宽 QRS 波与基础心电图有相似的形态，那么节律很有可能是差异性传导的室上性节律。但是，患有器质性心脏病或有冠心病高危因素的高龄患者，宽 QRS 波性室性心动过速常是室性心动过速。如果有疑问，按照室性心动过速处理非常安全。

三、心血管系统学习的提供者和操作

过去的几年中，在与毕业的医学院学生和新来的实习生的相互学习中，笔者意识到许多年轻的医生不了解什么是真正的心脏病或是该如何处理。在外界看来，在心脏病患者的管理上似乎是完全无序的，患者的初级保健医生、咨询专家、咨询医生和其他医疗提供者等这些特殊角色的作用可能不完全清楚。在第一章的这个部分主要讲述医生的类型，这些医生均经过特殊培训，学习过如何照顾患有心血管疾病的患者，这一部分还讲述了实施患者服务的主要操作流程。我们在这里讨论3个主要话题。

（一）心血管系统学习的提供者

医学培训提供者

在美国，所有的医学研究生培训计划必须由得到认证的研究生医学教育评审委员会（ACGME）做出。该委员会定期审核个人培训计划，包括临床、教育、操作质量以及各种安全标准的可操作性。培训计划被认可并允许个人参加由学术协会如美国内科医学委员会（ABIM）或美国胸科手术协会（ABTS）提供的认证考试，协会为专科医生制订标准和定期复查认证，并且在整个医生的职业生涯中，都要不断地积累继续医学教育（CME）学分。

成人心血管疾病是ABIM的亚专科。成人心血管医学的培训需要成功完成一般内科的培训。大多数心血管医学奖学金计划是3年，并在认可的培训计划顺利完成后，一个心脏病专家才有资格参加成人心血管内科ABIM认证考试。在一般的资格培训后，开始临床工作的心脏病专家通常被称为一般心脏病专家或临床心脏病专家。通常心脏病培训的核心集中在全部心脏和血管疾病的诊断和医疗管理，采用基本的心血管操作，如诊断性冠状动脉造影、侵入性血流动力学评估、心脏成像方式、住院和门诊临床护理。此外，一些影像学检查，如心脏核医学和超声心动图检查的具体认证可以从协会如美国超声心动图协会（ASE）获得。

在成人心血管疾病的培训完成后，医生为获得心脏病学专科医生资格需要在心脏病学的特殊研究领域进一步培训。专科医生资格培训课程通常是1年或2年，一般集中在特定的专业领域学会专业操作的知识。ABIM提供了介入心脏病学、临床心脏电生理学、进展性心力衰竭、移植和成人先天性心脏病的专业认证。

介入心脏病学家针对特定类型的心脏疾病（如冠状动脉疾病和外周动脉疾病）进行经皮介入治疗。许多培训也是以导管为基础的器质性心脏病治疗的培训。大多数经认可的资格培训是2年，包括冠状动脉、外周血管和心脏结构的介入治疗培训。心脏电生理学家专注于药物和导管为基础的心律失常的管理，这两年的培训项目提供了针对心律失常的以导管为基础的诊断和治疗指导，如心脏起搏器植入和心脏自动复律除颤器。心力衰竭专家专注于进展性心衰患者的治疗，这些临床培训计划也允许个人获得心脏移植前后患者的评估和管理方面的专业知识，包括对植入心室辅助装置患者的管理和对潜在移植患者的评价和移植后慢性免疫抑制的管理。成人先天性心脏病是一种新的1年认证培训项目，由于先天性心脏病患者可以生存到成年，需要治疗的患者不断增加，培训的重点在成人先天性心脏病的操作、药物和影像学方面都要获得平衡的专业知识，已完成成人心脏血管或儿科疾病培训项目的医师可以申请会员资格。

除了上面提到的心血管专科ABIM认证，还有其他高级心血管医学会员资格。心脏影像资格允许个人专注于心脏病的诊断方面，如先进的心脏超声心动图、计算机断层扫描（CT）和心脏核医学和磁共振成像（MRI）。预防心血管病的重点是对心血管疾病的一级预防、二级预防，通过整合教育和干预，如监督下的心脏运动来促进健康的生活方式。已完成培训的心脏病或内科医师可以申请血管医学医生资格，这些医师专注于药物和诊室为基础的动静脉疾病的程序管理，他们也取得了在诊断和治疗止血疾病的经验。

不同心脏病专家的实践范围相当不同。一些专科医生除具备一般的治疗心脏病技能同时还有多种实践技能，包括经皮冠状动脉介入治疗、植入设备、影像和常见心血管疾病的临床专业知识。这在私人心脏病执业医生中更常见，特别是在专科治疗缺乏的地区。相反，其他心脏病专家，特别是在较大的学术中心，可以集中精力致力于心血管医学的某个方面，如经皮瓣膜治疗或快速心律失常的导管射频消融治疗。一个心脏病专家的职业生涯可以是完全基于病房、完全基于操作和处于两者之间。

手术培训提供者

手术医生也治疗心血管疾病患者，典型的工作方式是与心脏病专家和其他医学培训提供者密切合作。美国胸外科委员会认证的心胸外科医生需要成功完成一个普通外科住院医师资格（5年），接着是胸部手术医师资格（3年），顺利完成一个一般开胸联合手术课程认证（共7年），或成功完成胸外科董事协会（TSDA）赞助和ACGME认可的胸外科住院医师培训（6年）。心胸外科医生接受心脏、肺、血管和前肠（纵隔，食管，胃）手术治疗的培训，开胸手术的培训项目在所有这些学科提供培训，但在实践中，许多外科医生专注于如心脏手术、肺部手术和（或）肠手术。

血管外科医生培训师主要在开放手术和经皮对主动脉和周围血管的干预措施方面。美国外科委员会（ABS）为在普通的手术方案已完成培训鉴定合格的内科医生提供认证（5年）和血管外科资格培训（2年）或在复合全麻/

血管外科住院医师培训项目(5~6年)。

近年来,心脏病学家和外科医生之间的界限已经变得不那么清晰。这主要是因为在很大程度上提高了导管为基础的治疗,如经皮血管重建术、经导管主动脉修补术、经导管瓣膜置换术。这些治疗可由介入心脏科医生或外科医生执行。在许多中心,增加了内科和外科之间的协作,对选定的患者可以进行各种杂交型微创手术。合作趋势影响了许多医疗中心的组织结构,随着越来越多的医疗中心正在远离传统的部门组织结构,如内科、外科手术各自独立,更趋向于整体医疗模式,即围绕器官 - 系统为基础,建立一种"团队"的管理模式。这种研究模式的设计是最大限度地提高内科和外科专业提供者之间的合作,促进临床研究、消除浪费和重复。

(二)常见诊断操作

心脏病专家采用一系列的诊断测试和操作,准确地诊断和治疗心血管疾病患者。下文提供了一些更常用的诊断研究的概述,所描述的每种检查方式都有其自身的优点和局限性,然而,一些"普遍真理"适用于所有的心血管测试(事实上,通常适用于所有测试)。

在预约任何一项测试之前,先问自己:"这项研究的结果会改变我对疾病的掌控吗?"如果答案为"是",那么这项研究很有可能值得做。如果答案是"不",那么需要质疑它是否需要做。例如,一个胸膜炎性胸痛同时静脉血栓栓塞性疾病风险低的患者,如 D- 二聚体阴性,对否认肺栓塞的诊断预测有近 100% 准确性,而胸部增强 CT 检查排除肺栓塞不可能影响你对疾病的把握,但会使患者暴露在辐射和对比剂的风险中。

另一个重要的概念是测试结果对患病概率的影响。简单理解,Bayes 定理指出,一个测试结果阳性的患者,确实存在该疾病的可能性受所研究人群中该病患病率的影响。例如,一个 25 岁的无症状健康女性,运动试验不正常,很可能是假阳性,而同样一个 75 岁男性,有糖尿病、典型心绞痛症状、吸烟,很可能是真正的阳性。我们还必须权衡进行测试本身带来的效益风险,大多数心血管试验对身体伤害的风险很小;然而,侵袭性的测试、采用电离辐射研究或那些需要使用有潜在肾毒性的造影剂的测试会给患者带来风险。

无创诊断操作

超声心动图是采用超声波,基于组织特征的基础上,利用不同组织的反射声波不同,使心脏和包绕组织显影。反射波回到超声换能器,通过机器将这些差异光谱波形和二维或三维(2D 或 3D)心脏的解剖图像进行处理(图

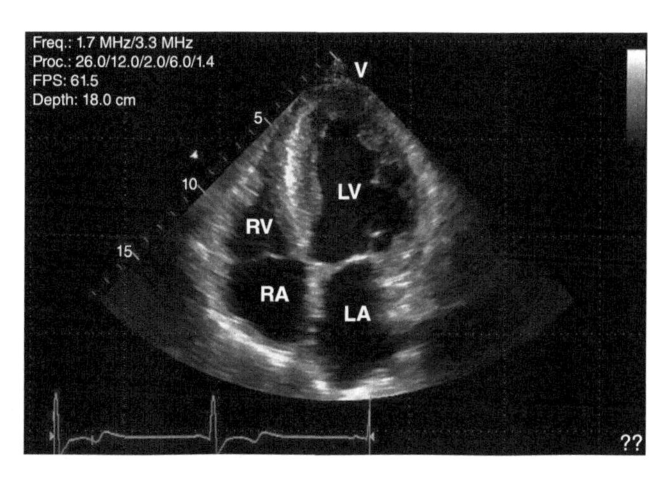

图 1-20　二维超声心动图，心尖四腔图（LA，左心房；LV，左心室；RA，右心房；RV，右心室）。

1-20）。超声心动图提供静态和动态的实时信息，观察心腔大小、收缩功能和舒张、瓣膜的完整性和周围组织的完整性。经胸超声心动图（TTE）将超声换能器放置在胸部的表面进行。TTE 提供双心室功能，准确评价瓣膜功能和心包疾病，有时需要看位于心脏后方的结构（二尖瓣，左心耳），需要比经胸超声心动图更清晰度的检查。在这些情况下，就可以采用经食管超声心动图（TEE）。经食管超声心动图是采用尖端超声晶体长探头进行。超声心动图有几个优点，包括其便携性、总体安全性（虽然经食管超声心动图存在一些小的风险，如食管和牙齿损伤）和相对成本较低。缺点是在肥胖或晚期肺病的患者有一些技术性问题，使心脏可视化受限。在这些病例中，超声心动图的可视性可以通过含磷脂的气体“微气泡”对比剂来得到加强，这种“微气泡”在注射几分钟内在循环中代谢为脂肪酸。

计算机断层扫描（CT）是诊断心血管疾病的一个有用的工具。CT 是采用计算机处理，从外部单轴辐射源得到多幅图像，对心脏和周围胸部结构电离辐射显示出详细的二维和三维解剖图像。CT 对评估冠状动脉、肺动脉、主动脉解剖、主动脉瓣解剖、心脏肿瘤以及心脏与胸部相邻结构之间的关系非常有用（图 1-21）。影像的优点是，其相对宽的实用性和较高的图像采集速度，缺点包括中到高剂量的电离辐射和肾毒性碘造影剂的相关风险。

磁共振成像（MRI）是将患者置于一个强电磁场内而产生的心脏图像。磁场激发的氢离子发射出无线电波，收集和加工成可视的二维和三维解剖图像（图 1-22），MRI 图像有时通过静脉注射含螯合金属造影剂例如钆而增强。心脏磁共振有许多用途，包括精确评估心室功能、定量瓣膜反流、主动脉和其

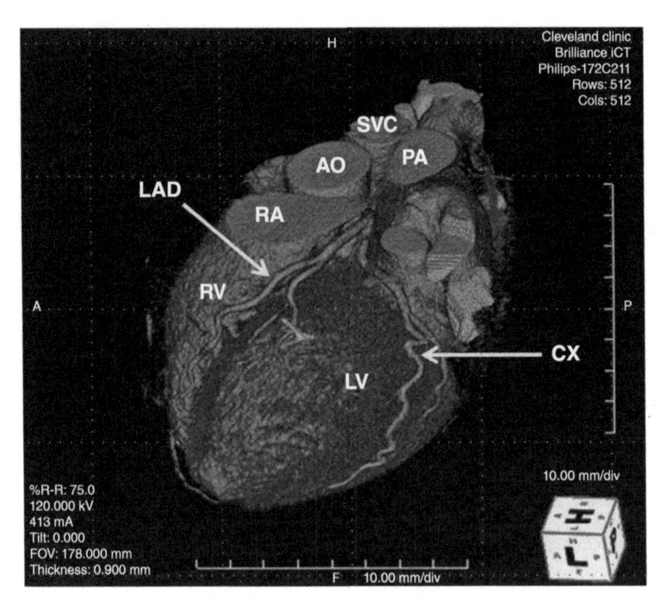

图 1-21 三维重建心脏 CT（LV，左心室；PA，肺动脉；RA，右心房；RV，右心室；SVC，上腔静脉）。可见左前降支（LAD）、旋支（CX）冠状动脉。

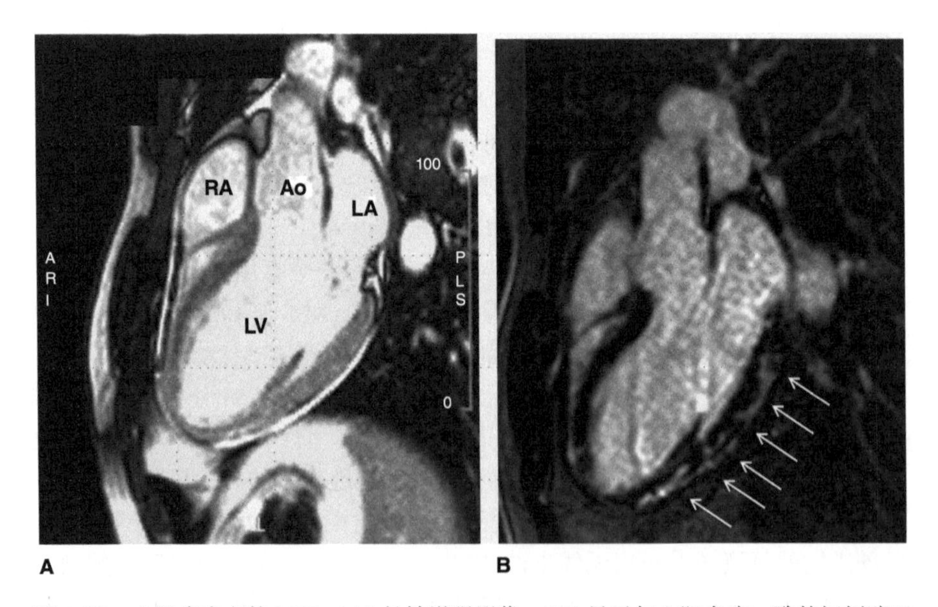

图 1-22 心肌病患者的 MRI：（A）长轴增强影像；（B）显示与心肌炎症一致的间侧壁延迟增强影像（Ao，主动脉；LA，左心房；LV，左心室；RA，右心房）。

他胸部结构，并鉴别健康（正常、多样）和不健康（缺血性、瘢痕性或炎性）心肌组织。心脏 MRI 的优点包括其结果的相对客观性（与超声、CT 相比）和总体安全性；缺点是成本较高，使用受限以及缺乏在植入金属设备或幽闭恐惧症这一类患者的使用安全性；罕见的情况是，使用 MRI 造影剂可能会导致肾毒性。

核医学影像技术也用于心脏病，特别是缺血性心脏病的诊断和治疗。心脏核医学成像研究是给予静脉注射放射性药物发射可探测的能量波，之后检测、处理，并形成二维或三维解剖图像（图 1-23）。单光子发射计算机断层（SPECT）是采用 γ 射线（如锝 -99 铊 -201），正电子发射断层扫描（PET）依靠正电子产生的化合物如氟（18F）脱氧葡萄糖和铷 -82。与 CT 扫描不同的是，CT 是放射源来自外部，而核医学的放射源是来自患者内部，它主要用于评估心肌是否正常，包括缺血、瘢痕、心肌活性和炎症。核扫描的优点，包括其相对安全性（辐射剂量极低）和较宽的实用性（特别是 SPE-CT）。不利的方面包括 SPE-CT 空间分辨率有限和扫描时间长，PET 成本大和利用率有限。

应力测试

可以采用多种无创方法评估心肌缺血，所有这些俗称“应力测试”。这些检查在临床上可能是心绞痛症状的患者中最有用的，这些患者潜在冠状动脉疾病的风险是中等程度。每一种非侵入性的缺血性检查都有两个主要成分：一个刺激引起缺血和一个替代指标来测量。这两种心肌缺血诱发试验诱发因素是运动（踏车或静止登车）或药物增加心率或收缩力（多巴酚丁胺）或诱发冠状血管舒张（腺苷或双嘧达莫）。在诱发和心电图评估方面，运动优于药物，所以，除非患者不能安全地运动，建议安排运动试验。

可以采用几种方法检测心肌缺血。所有无创的缺血评价采用连续心电监测作为评估缺血的手段，ST 段下移在心肌缺血的检测中相当敏感，但单独应力心电图对于冠心病的检测缺乏特异性，特别是女性。然而，在低至中度风险、静息心电图正常作为阴性预测值的患者中，采用运动平板试验很好。运动前和运动后的超声图像可以增加检测的特异性，这种检查通常在无法运动的患者中采用多巴酚丁胺诱发。另外，可以应用核成像（SPECT 或 PET）增强特异性，核医学研究通常应用在不能运动的患者中，采用血管扩张剂诱发。

超声心动图与核成像对缺血的评估哪一个更好，研究结果不一致；通常认为准确度相似。专业知识、成本、可用性和患者的具体因素，这些因素都会影响我们采用哪一种检测方法的决策。例如，喘息或已知反应性气道疾病患者，可能不能耐受腺苷或双嘧达莫，而房颤患者应用多巴酚丁胺后会出现心

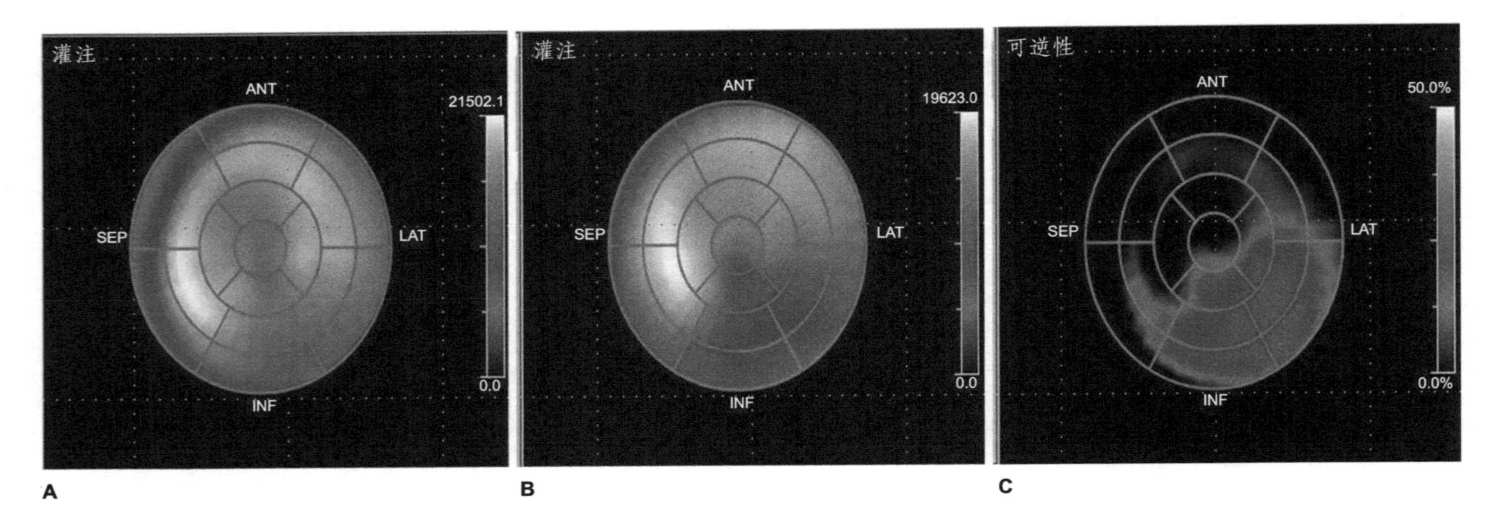

图 1-23 铷 -82 心肌核素显像。这是一个可疑冠心病患者的静态（A）和运动后（B）图像。左心室灌注图定位在短轴，心尖部在图中央，基底部在外周。注意，运动时左心室的下壁和侧壁灌注缺失。（C）这代表中度程度可逆缺血的 5 个节段；发现该患者为优势左回旋支存在高度狭窄 (ANT, 前 ; INF, 下 ; LAT, 侧 ; SEP, 间隔)。

动过速，病态肥胖患者可能更适合 PET 成像研究，而未确诊、有心脏杂音的患者可能更适合超声心动图，因为其还提供了心脏瓣膜的信息。

侵入性诊断操作

血管造影是诊断腔内血管疾病，尤其是动脉粥样硬化和急性血栓闭塞的诊断操作。造影时显示的是血管内腔（特别是动脉，静脉造影也是这样），这是通过空心导管直接将碘对比剂注入选择性的血管所致，经机械扫描架通过操作者移动射线图像增强器获得血管影像。血管造影可以对所有的动脉进行检查，最常研究的血管包括冠状动脉、颈动脉和脑动脉、下肢远段动脉和肺动脉（图 1-24）。血管造影是一种侵入性操作，出血、感染、血管破裂、心肌梗死、中风甚至死亡的风险很小，其他风险，包括那些与暴露和镇静相关的药物。诊断性冠状动脉造影，主要不良事件的综合风险（死亡、非致死性心肌梗死、中风或血管损伤，需要急诊外科的血管损伤）约为 0.1%。

肺动脉导管术（PAC），也称为右心导管术或 Swann-Ganz 导管术，诊断和治疗以下疾病，如肺动脉高压、失代偿性心力衰竭、休克等。PAC 期间，一根长的带有球囊的空心导管从中心静脉通路点（通常是右颈内静脉）进入右心腔，随之进入肺动脉树的分支。导管远端的球囊具有压力传感器，然后“楔”进一个小的肺小动脉，通过毛细血管床反射可使导管测得肺静脉压力（图 1-25）。肺毛细血管楔压（PCWP）反映了左心房压力，即左心室充盈压。

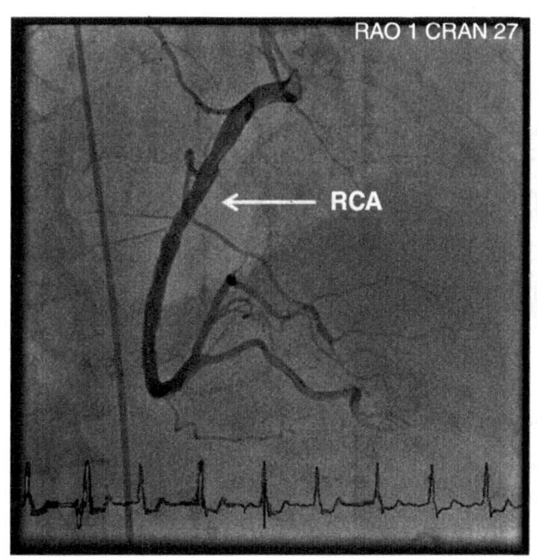

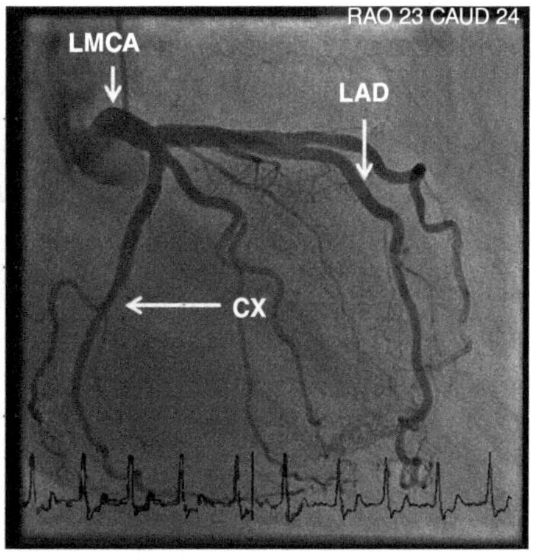

图 1-24　冠状动脉造影。显示相对正常的冠状动脉（CX，旋支；LAD 前降支；LMCA，左主干；RCA，右冠状动脉）。

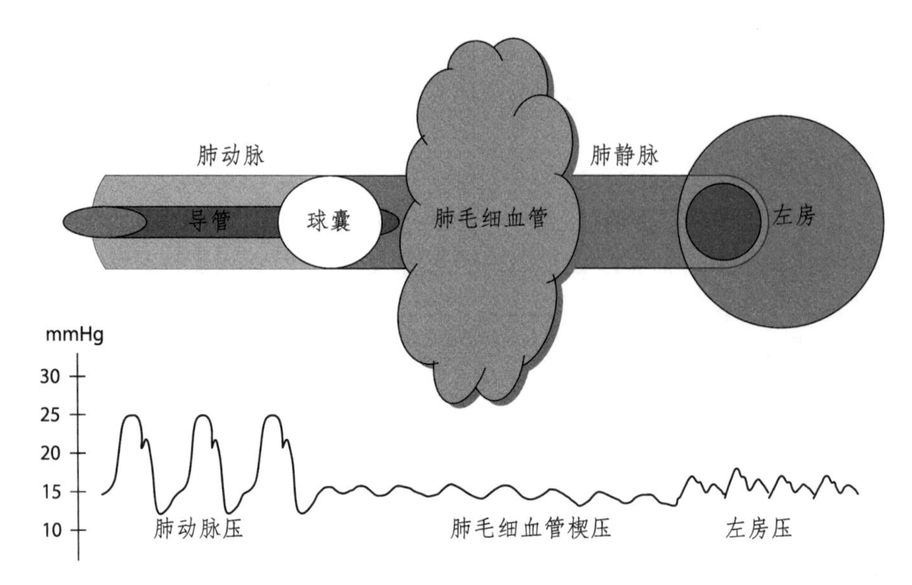

图 1-25 肺动脉球囊阻断检测肺毛细血管楔压（PCWP）流程图。球囊充气时，导管尖端接收到从毛细血管床动脉端反射回来的压力，反映了左心房压力。

PAC 可以是导管室的一个独立诊断操作或在重症监护病房床头操作，后者，导管通常保持在适当位置，这样可以根据 PAC 数据来治疗患者，一旦患者病情稳定，可拔出导管。PAC 存在的风险，如肺小动脉破裂、心房和心室性心动过速、感染、出血，左束支传导阻滞的患者也有出现完全性心脏传导阻滞的风险，因为导管可能会刺激右心室侧的室间隔，并导致暂时性右束支传导阻滞。

电生理（EP）检查，用来评估和治疗各种心律失常。操作中，包括动脉和静脉通道（通常从大腿根部），导管电极头端指向心脏内关键的电生理结构。电极记录和刺激电传导，电生理学家通过使用先进的医疗软件建立三维电子图，可以确定不同节律异常的起源和途径，并经导管射频消融治疗。进行 EP 检查存在的明显风险就是心律失常，还包括心脏穿孔、心包压塞、出血、感染和食管热损伤，这与左心房后部的距离比较近有关。

（三）治疗操作

以导管为基础的操作除了诊断，还可以用于治疗干预。自 20 世纪 80 年代初心血管内科广泛开展以导管为基础的治疗以来，为越来越多的心脏疾病提供了血管内治疗的选择。所有介入操作的主要特点是采用改良的 Seldinger 技术（以瑞典放射学家 Sven-Ivar Seldinger 博士的名字命名，

1921—1998）。Seldinger 技术包括了使用空心针头送入弹性金属导丝进入动脉或静脉，通过导丝，送入一个由相对较短、允许导丝和导管进入并防止后出血的单向膜片或阀组成的空心导管的血管鞘，通过血管鞘，长的 J 头导丝可以通过血管系统到达兴趣点（通常是在射线下）。沿作为轨道的导丝，诊断和治疗导管就可以进入，每次撤出和再进入指引导丝都伴随导管或设备的变化。采用 Seldinger 技术，使所有经皮介入的诊断和治疗变为可能，从一个简单的中心静脉置管到经皮主动脉修复。

经皮血管介入治疗

经皮冠状动脉介入（PCI）可以用来治疗冠状动脉狭窄。操作中，细的操纵导丝先穿过狭窄区域（通过造影观察），然后送入头端带有球囊的导管，使用手持充气装置使对比剂盐水球囊充气到设定压力，膨胀的球囊将斑块压进血管壁。多数 PCI 涉及植入冠状动脉内支架，支架就是一个球囊扩张后为保

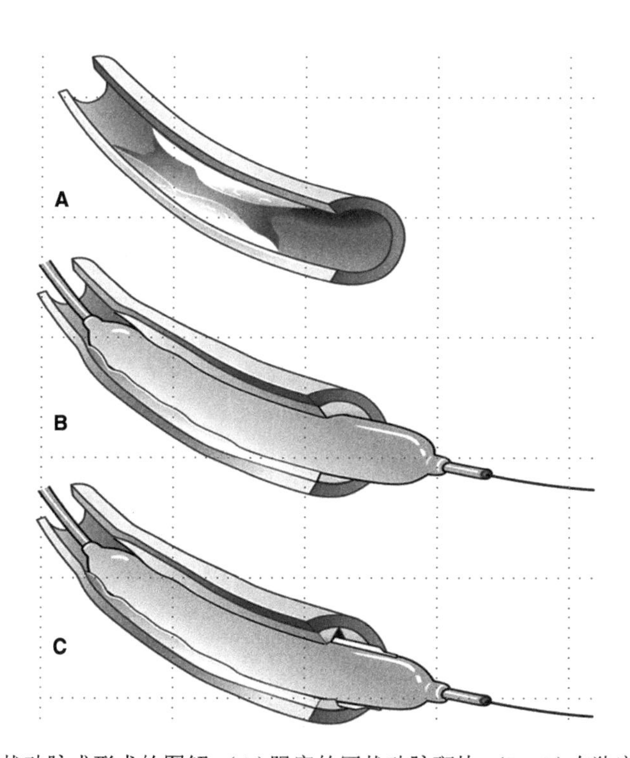

图 1-26　冠状动脉成形术的图解：（A）阻塞的冠状动脉斑块；（B、C）在狭窄处的球囊扩张成形术。（*Reprinted with permission, Cleveland Clinic Center for Medical Art & Photography* © 2013. *All rights reserved.*）

持其大小和圆柱形状的金属网状管(图 1-26)。支架材料有不锈钢或金属合金如钴铬,支架包括裸金属支架(BMS)或药物涂层支架(DES),药物洗脱支架涂有降解的聚合物,含有抗肿瘤药如依维莫司、紫杉醇或佐他莫司。药物涂层支架使支架内再狭窄的风险显著降低,但患者通常需要更长时间的双联抗血小板治疗(例如阿司匹林和噻吩并吡啶)预防支架内血栓形成,使支架内皮化。血管成形术和支架置入术也可在非冠状动脉内进行,包括颈动脉、肾动脉和下肢外周动脉。

由于造影仅提供有关血管腔的相对大小和轮廓的信息,其他动脉内影像技术的发展帮助我们诊断和治疗动脉疾病,特别是冠状动脉疾病。血管内超声(IVUS)是使用一个尖端附近环绕着超声晶体的导丝,进入血管内并逐渐回撤,提供一个实时 2D 的血管腔和血管壁的影像,可与患者的血管造影图像相关联。IVUS 通常用来评估 PCI 术后支架是否完全膨胀(图 1-27)。血流储备分数(FFR)是另一个基于超声的血管内检查设备,通常用来评估中度

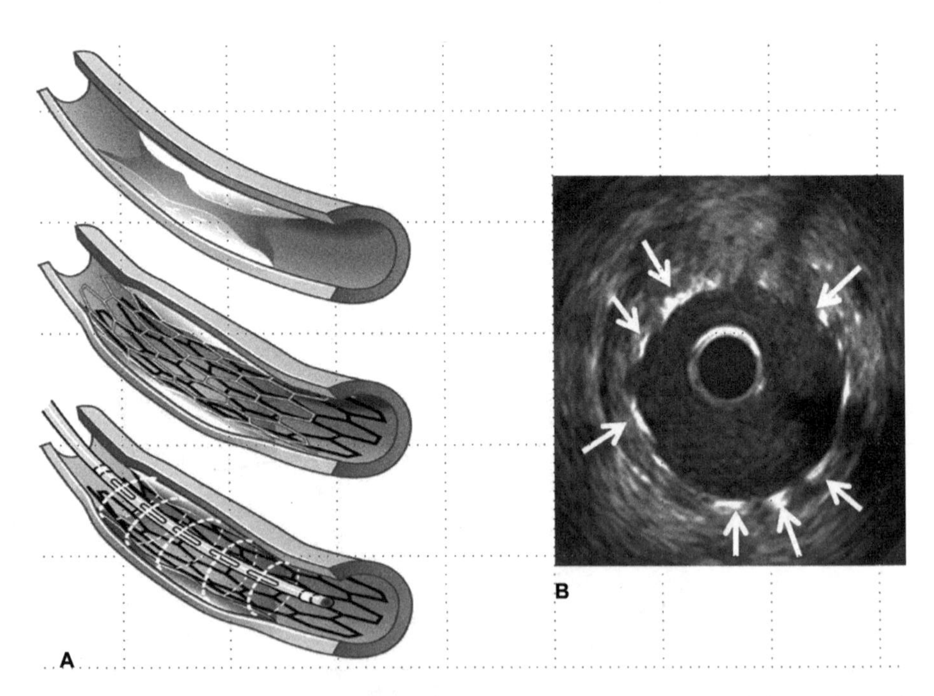

图 1-27 血管内超声(IVUS)图解。一个支架植入到一个血流受限的狭窄处,随后超声导丝进到血管内来评估支架是否膨胀充分和贴壁。(A)IVUS 进入血管的平面图;(B)支架金属梁(箭头示)。(*Reprinted with permission, Cleveland Clinic Center for Medical Art & Photography* © 2013. *All rights reserved.*)

狭窄血管的流动特性分析，使用超声多普勒在同一血管应用腺苷扩张血管后，比较狭窄区域与造影显示是正常的血管区域的血流。FFR 是病变处与参考区域血流的比率；FFR 为 0.8 或更少，通常认为是“血流受限”，FFR 最常用于在造影显示狭窄程度有疑问的患者中指导 PCI 术。

经皮技术还可用于经导管主动脉瓣置换即经导管主动脉瓣置换术（TAVR）。TAVR 术中，采用 Seldinger 技术或经左心室心尖部或通过部分开胸手术，将一个大导引鞘放置在大动脉内（股动脉，升主动脉），导丝进入主动脉瓣，随后进行球囊成形术，植入球囊扩张支架内的生物瓣膜。在心脏瓣膜植入期间，心脏不停跳，但患者通过一个临时性右心室起搏导线进行快速右心室起搏，暂时停止心脏输出。类似的经皮介入治疗还包括更换肺动脉瓣和三尖瓣，除了瓣膜置换术，还可以尝试通过植入一个夹子来修复闭合不全的二尖瓣，以保持二尖瓣瓣叶的尖端对合。

主动脉瘤也可经皮修复，此操作称为经血管主动脉腔内修复术（EVAR）。采用 Seldinger 技术，外科手术医生或介入心脏病专家采用球囊膨胀式的血管内支架，这类似经皮冠状动脉介入的方法（图 1-28）。开胸动脉瘤修复术是一种大型、高度复杂的外科手术， EVAR 可用来治疗腹主动脉或降主动脉疾病，可以显著降低开胸动脉瘤修复术的需要。

电生理操作

如前面所述，患者的节律异常可以通过侵入性检查来诊断。在 EP 检查中，电生理学家也许能进行介入治疗，例如异常病灶消融或电活动的导管消融术。导管消融术目前用于治疗一些节律性疾病，如心房扑动、心房颤动、室性心动过速。一些难治性心房颤动伴快速心室率的患者，房室结本身可以消融，同时安装起搏器可以控制心率。

电生理学家也可植入设备，如心脏起搏器和除颤器治疗有症状、缓慢性心律失常和心力衰竭等疾病，并预防既往有左心室收缩功能降低或左心室快速型心律失常的患者出现心脏性猝死。植入设备包括电极导线放置在右心房和右心室，或通过心脏静脉的电极经冠状窦逆行至左心室的心外膜表面（图 1-29）。电极通常经左锁骨下静脉连接到程控仪上，程控仪埋在左胸壁的皮下囊袋中。

外科手术

近年来，尽管很多心血管疾病的药物和经皮介入治疗有了很多进展，但是每年仍有相当数量的患者需要开放性心胸外科和血管外科手术。这些手

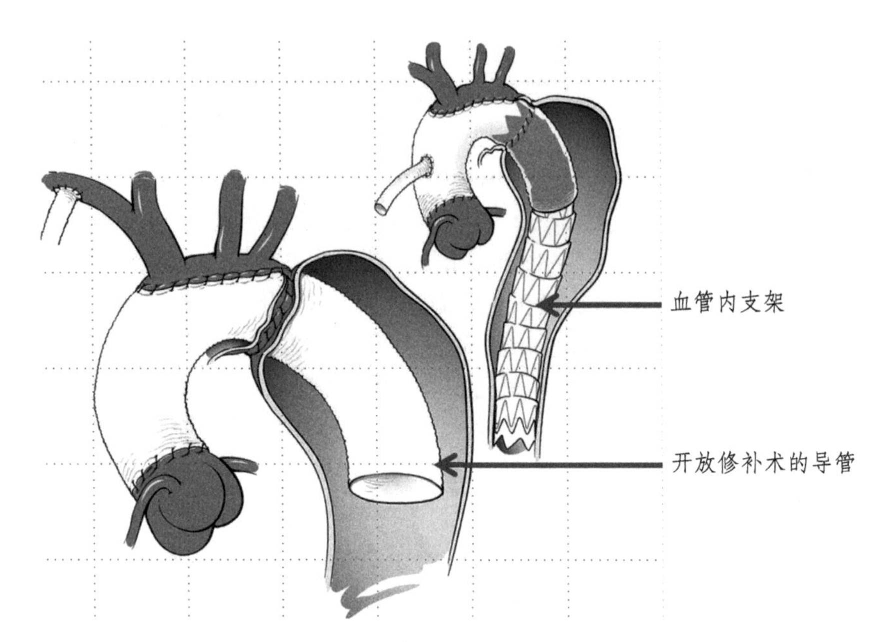

图 1-28 既往曾行降主动脉夹层开放修补术的患者行 EVAR 操作的图解。手术植入导管的远段部分作为血管内支架植入的锚定处，分 2 期修补的这种形式称为“象鼻”。（*Reprinted with permission, Cleveland Clinic Center for Medical Art & Photography* © 2013. *All rights reserved.*）

术有创，存在较大风险，不仅涉及治疗心脏疾病，也涉及技术方面，需要创造一个稳定、无血的手术领域，例如全循环骤停、主动脉夹闭、机械心肺旁路等技术方面的问题。然而，随着时间的推移及手术技术的不断完善，这些手术已经日益变得安全。

外科冠状动脉血运重建术或冠状动脉旁路移植术（CABG）用于治疗冠状动脉疾病。在严重多支血管病变如左主干、左前降支近端（LAD）病变，特别是在糖尿病或左心室收缩功能不全的患者中，冠状动脉搭桥术被认为是优于 PCI 治疗。大多数情况下，冠状动脉旁路移植术采用胸骨正中切口，只要有可能，左乳内动脉会作为旁路管道，这是由于乳内动脉有长期血管通畅率和更高的生存率。乳内动脉近端保持原位发自左锁骨下动脉，动脉的远端部分从胸内壁游离，并与 LAD 造影狭窄的远端部分吻合。一些患者右乳内动脉也可以使用，但在糖尿病患者中，双侧乳内动脉一般避免使用，因为有愈合不良和纵隔感染的风险。另外，主动脉冠状动脉旁路移植术可能更多使用分段的大隐静脉或桡动脉，移植的近端部分与升主动脉吻合，移植的远端部分

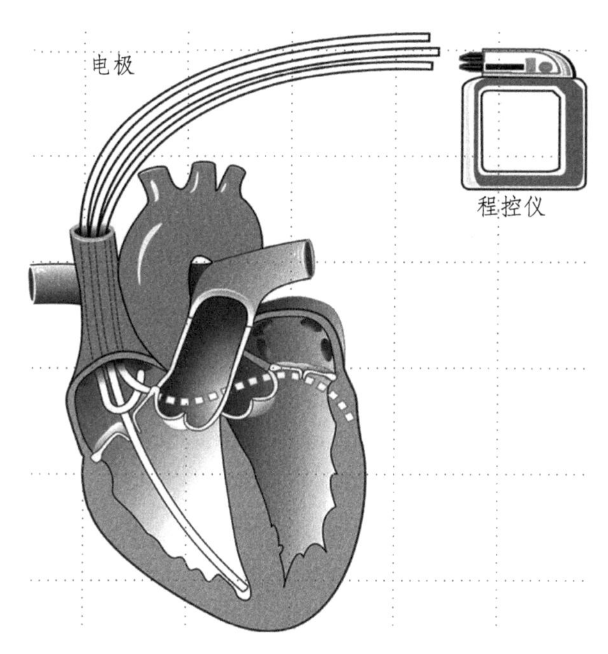

图 1-29　心脏同步化治疗除颤器（CRTD）。从左锁骨下静脉送入 3 根电极分别至右心房、右心室和心外膜表面的静脉，靠近左心室的侧壁。心外膜电极是从右心房经冠状静脉窦逆行送入，导线连接到位于做胸壁的程控仪上。（*Reprinted with permission, Cleveland Clinic Center for Medical Art & Photography* © 2013. *All rights reserved.*）

与狭窄部位远端血管吻合。

瓣膜手术适应于有症状的严重瓣膜反流或狭窄或无症状但有高风险如左心室扩张和功能障碍的患者。外科瓣膜修补术最常用于房室瓣反流，特别是二尖瓣。瓣膜修补包括多余的或损坏瓣膜组织的清创术和损坏腱索的修补或更换。这种手术通常要放置一个弹性、半环状带来提高瓣叶的对合和保持修补的完整性（图 1-30）。二尖瓣修补优于置换，因为修补不影响左心室充盈并保留瓣膜与心室之间复杂的结构和功能关系。瓣膜修补通常可以通过一个小的侧面开胸切口或通过机器协助进行，使手术更微创。当心脏瓣膜修补不可行时，瓣膜将会被假的瓣膜所替换。瓣膜可以是机械的或生物的；后者是由动物组织组成，在某些情况下也可能是捐献的人体组织。机械瓣膜的优势是耐久，缺点是为防止瓣膜血栓形成需要终身抗凝。生物瓣不需要华法林抗凝，但他们可能没有机械瓣膜持久；接受生物瓣膜治疗的年轻患者，可能在以后还需要再次行瓣膜置换术。

心脏外科手术也有助于治疗进展性心脏衰竭的患者。有进展性心力衰

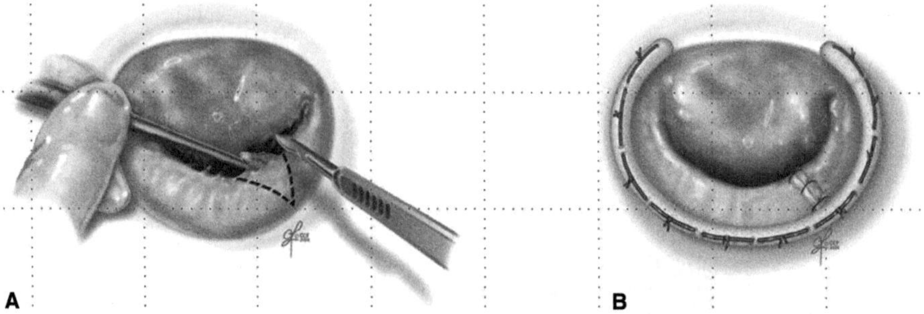

图 1-30 二尖瓣修补：(A)严重二尖瓣闭合不全的患者行多余瓣叶的四角切除术；(B)采用瓣膜成形术带完成修补。(*Reprinted with permission, Cleveland Clinic Center for Medical Art & Photography* © 2013. *All rights reserved.*)

竭症状的患者，尽管采用了恰当的药物治疗但可能仍会从手术植入心室辅助装置(VAD)中获益。VAD是在心室心尖上植入导管，连接到一个持续泵上，通过放置在升主动脉的流出导管直接导出血流。VAD治疗可用于支持左或右心室，并且VAD可作为移植的过渡或作为永久治疗，称为"终极治疗"。提醒对那些药物或器械治疗效果不好的进展性泵衰竭的患者，可以考虑作为心脏移植的候选者。

第2章

临床病例

病例 1

前壁 ST 段抬高型心肌梗死(STEMI)

一位 62 岁男性患者,就诊急诊,主诉突发心前区剧烈疼痛,放射至上臂和颈部。患者自述感觉“就像一头大象压在胸口”,同时还伴有恶心症状。入院前 30 分钟,患者正看电视时突发胸痛,到目前为止仍未完全缓解。该患者既往史包括高血压病、高脂血症和长期吸烟史(50 包 / 年)。

体格检查时,患者大汗伴有稍许不适,生命体征:血压 156/97mmHg,脉搏 113 次 / 分,呼吸 24 次 / 分,未吸氧状态下氧饱和度 98%。该患者心动过速,有正常的 S_1 和 S_2,无杂音,无摩擦音,无奔马律。颈静脉压不高,左侧颈动脉可闻及杂音。胸部听诊,左肺底少量爆破音,其他部位听诊清晰。腹部膨隆,但柔软未触及肿块。患者下肢无水肿。上下肢动脉搏动 2^+。心电图如下(图 1-1)。已抽静脉血,护士刚刚把血送去检验室。

- 最可能的诊断是什么?
- 现病史中最重要的特征是什么?
- 最重要的首要处理措施是什么?

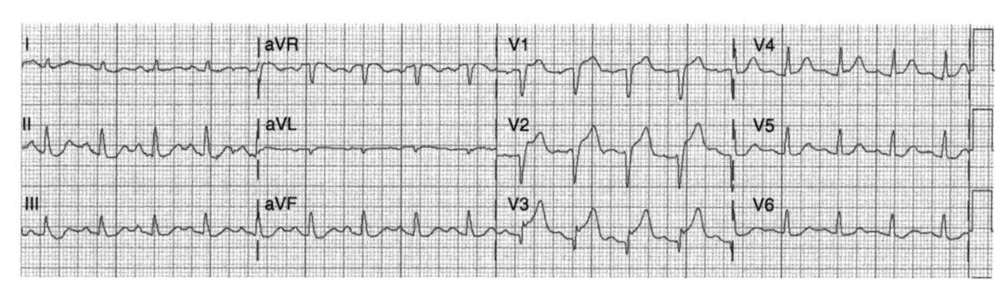

图 1-1 心电图。特别注意 V_1~V_4 导联的 ST 段。

病例 1 的解答:

前壁ST段抬高型心肌梗死(STEMI)

摘要:患者为 62 岁男性,有典型的急性心肌缺血症状,表现为胸部疼痛病史,包括胸部不适并向上臂及颈部放射。患者冠心病的危险因素包括:高胆固醇饮食、高血压、大量吸烟史。体格检查可闻及颈动脉杂音,提示有显著的颈动脉粥样硬化。迅速分泌的大量儿茶酚胺引起患者心动过速、血压升高、大汗。他的心电图具有诊断价值。

- 最可能的诊断:前壁 ST 段抬高型心肌梗死。
- 最重要的现病史特点:症状发作的持续时间。
- 首要的治疗措施:冠状动脉迅速血运重建。

分析

目的

1. 快速识别 ST 段抬高型心肌梗死患者。
2. 理解立即再灌注治疗对于 ST 段抬高型心肌梗死患者的重要性。
3. 考虑到此类患者其他可能的诊断。
4. 了解 ST 段抬高型心肌梗死潜在的心电及机械性并发症。
5. 了解应该应用于此类患者的循征治疗方案。

注意事项

ST 段抬高型心肌梗死确实是紧急临床事件,需要快速识别及迅速治疗。时间是最重要的因素,存活心肌(包括幸存的患者)的多少取决于迅速和早期的冠状动脉血管再通。有充足的理由使全球的急诊部门及导管室达成共识:“时间就是心肌”。我们越早识别和处理 ST 段抬高型心肌梗死,挽救的生命越多。

这位患者的首要任务是建立诊断以明确治疗方案。患者的心电图及临床表现是典型的 ST 段抬高型心肌梗死;尽管如此,重要的是要考虑到其他可能引起 ST 段抬高和胸痛的病因,比如急性主动脉夹层和心包炎,在这种情况下应用治疗 ST 段抬高型心肌梗死的治疗方案,肯定不会改善病情,事实上还会加重病情发展(比如抗凝治疗、冠状动脉介入治疗以及溶栓治疗)。这些诊断通过询问临床病史通常可以排除,但是如果高度怀疑主动脉夹层,需要优先安排主动脉增强 CT 或者经食管超声来确定治疗方案。仔细描述患者此次住院的体征也是非常重要的,以便更易识别心肌梗死可能出现的并发症,判断患者住院期间是否会出现心力衰竭。一旦确诊 ST 段抬高型心肌梗死,急诊科决定实施再灌注治疗时，患者需要口服阿司匹林 325mg 及 ADP 抑制剂。

探讨：
ST段抬高型心肌梗死

定义

急性冠状动脉综合征(ACS)：一组缺血性心脏病，包括：不稳定型心绞痛(疼痛可来自于休息时发作的心肌缺血)，非 ST 段抬高型心肌梗死 [心肌缺血发生时伴有 ST 段压低和(或)T 波倒置以及心肌标志物阳性改变]，ST 段抬高型心肌梗死(由梗死相关冠状动脉完全闭塞引起的心肌缺血并且心肌标志物阳性改变伴有两个或更多相邻导联 ST 段抬高大于 0.1mV)。

二磷酸腺苷(ADP)受体拮抗剂：所有具有拮抗血小板细胞膜表面 ADP 受体作用的抗血小板药物，可以抑制血小板的激活及聚集。应用最广泛的 ADP 拮抗剂包括氯比格雷、普拉格雷和替格瑞洛。

心肌标志物：任何反映心肌组织坏死的血清标志物，如肌钙蛋白 T、肌钙蛋白 I 和 CK-MB(心肌磷酸肌酸激酶同工酶)。心肌标志物在适当的临床状况中阳性时，患者可以被归为心肌梗死。

再灌注治疗：急性心肌梗死最终的治疗目标是开通梗死相关血管，使缺血心肌得到充足的再灌注血流。再灌注治疗是指应用经皮冠状动脉介入治疗起到机械破坏血栓的作用，或者经过药物溶栓治疗，比如链激酶、阿替普酶、瑞替普酶和替奈普酶。

临床处理方法

病理生理

冠状动脉粥样硬化斑块破裂引起急性血栓形成，造成冠状动脉管腔完全闭塞是引起 ST 段抬高型心肌梗死最常见的原因。纤维帽的破裂使易诱发血栓形成的细胞外脂质核暴露，开始了血小板激活和聚集，同时激活凝血酶(图 1-2)。较少见的是，冠状动脉斑块的侵蚀而不是斑块破裂同样可以引起血栓生成。其他少见的 ST 段抬高型心肌梗死的病因包括冠状动脉痉挛、冠状动脉夹层、冠状动脉炎症、滥用可卡因以及冠状动脉栓塞。所有这些病理机制最终的结果是引起心肌缺血，如果在近 30 分钟内未能开通血管则引起心肌坏死。换句话说，缺血引起心肌细胞内 ATP 耗尽最终导致心肌凝固性坏死。

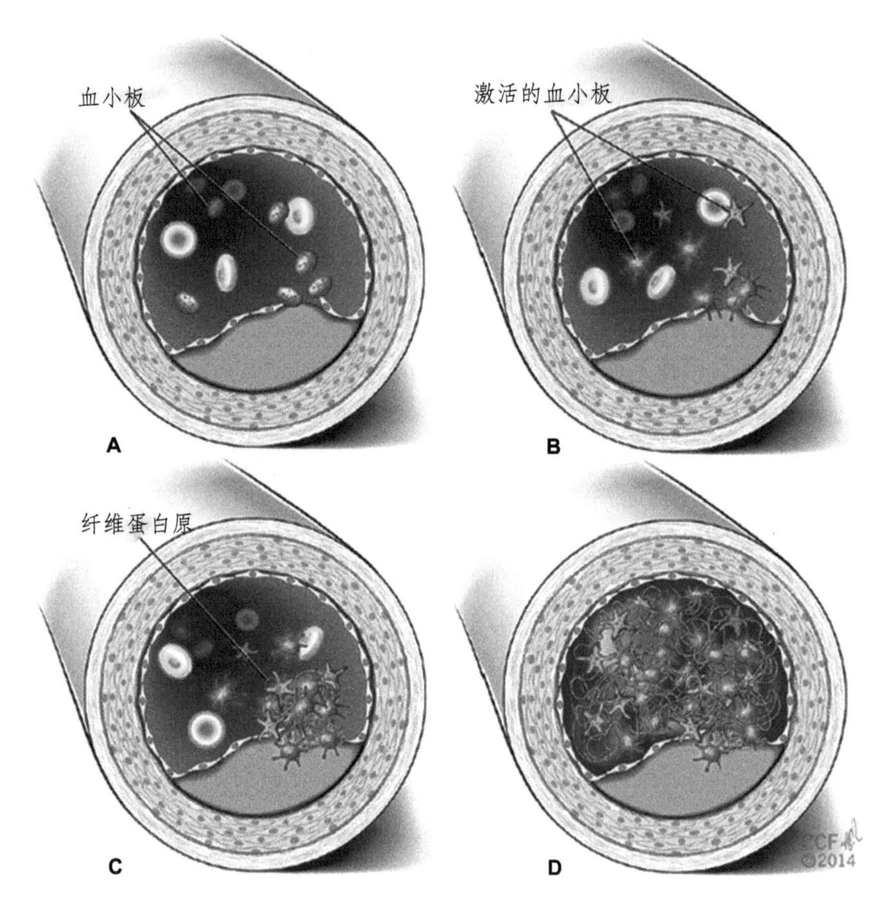

图 1-2　ST 段抬高型心肌梗死的病理生理学机制。典型的急性冠状动脉综合征起始于易损斑块的破裂（A）。血流和斑块内容物（特别是氧化的低密度脂蛋白胆固醇）之间的相互作用的结果是血小板的激活和聚集（B）。纤维蛋白原被凝血酶剪切为纤维蛋白，这与激活的血小板混合形成血栓（C），最终会增大和阻塞管腔，引起心肌坏死（D）。（*Reprinted with permission, Cleveland Clinic Center for Medical Art & Photography* © 2013. *All rights reserved.*）

临床表现

大多数 ST 段抬高型心肌梗死的患者的症状被描述为非常严重的、压迫性的或者压榨性感觉。典型的症状包括放射到左臂或者下颌部，也可以见到放射到背部、右臂、肩部和上腹部区域的情况。这种特征与稳定型心绞痛很相似。但是，ST 段抬高型心肌梗死的疼痛持续时间较长（通常大于 20~30 分钟），硝酸甘油不能缓解，而且疼痛更加强烈。相关的症状包括呼吸困难、大汗、心悸、恶心、呕吐、极端乏力或者有濒死感。重要的是，糖尿病患者、女性或者老年患者没有明显的胸痛，仅仅描述为上述之一的不舒服的感觉，比如呼吸困难或者大汗。对上述人群要高度怀疑急性心肌梗死。

体格检查对 ST 段抬高型心肌梗死的价值不高。尽管如此，对于除外其他类似急性心肌梗死表现的疾病有很重要的价值。另外，初步检查有利于监测 ST 段抬高型心肌梗死的并发症，比如泵衰竭引起的肺水肿或者发现二尖瓣乳头肌断裂引起新出现的心尖部收缩期杂音。

对于可能的 ST 段抬高型心肌梗死的患者最重要的是心电图检查。心电图马上可以显示和解释 ST 段抬高型心肌梗死的表现，若符合适应证，可尽早实施紧急冠状动脉再灌注治疗。ST 段抬高型心肌梗死的心电图诊断标准包括两个以上相近导联上 ST 段抬高大于 1 mm。在女性，V_2~V_3 导联 ST 段抬高大于 1.5 mm，以及男性在 V_2~V_3 导联抬高大于 2 mm 可以做出诊断。梗死相关血管可以由相关抬高的导联做出判断（表 1-1）。另外，所有新发左束支传导阻滞的急性冠状动脉综合征患者应该和诊断为 ST 段抬高型心肌梗死的患者同等对待。陈旧性左束支传导阻滞的患者根据表 1-2 中的诊断标准有助于诊断 ST 段抬高型心肌梗死。对于合并左束支传导阻滞的患者诊断困难的，急诊心脏彩超探查出局部室壁运动异常可以提示潜在活动性的心肌损伤。对于心电图不典型的 ST 段抬高型心肌梗死，根据临床表现已经高度怀疑，比如不能被硝酸甘油缓解的进行性胸痛的患者，应用心脏超声评价室壁运动也可以帮助诊断。比如，回旋支完全闭塞，可能只有很少甚至没有心电图变化。心脏彩超则可以显示心室侧壁无运动，提示 ST 段抬高型心肌梗死需要紧急再灌注治疗。

实验室检查对诊断急性 ST 段抬高型心肌梗死也非常重要。尽管如此，可能阳性意义的结果在血管阻塞和第一次心肌标志物阳性升高之间有显著

表 1-1　心电图改变和梗死相关冠状动脉

分类	梗死相关冠状动脉	心电图特征
前壁	左前降支	ST 段抬高在 V_1~V_4
侧壁	左回旋支	ST 段抬高在 V_5~V_6、Ⅰ、aVL
下壁	右冠状动脉（80%）或左回旋支（20%）	ST 段抬高在Ⅱ、Ⅲ、aVF
后壁	右冠状动脉或左回旋支	高耸的 R 波在 V_1~V_3，合并 V_1~V_3 ST 段压低

表1-2 诊断STEMI患者合并相关左束支传导阻滞的心电图标准

标准	评分
ST段抬高≥1mm与QRS保持同向性	5
ST段压低≥1mm在V_1、V_2或V_3	3
ST段抬高≥5mm与QRS不同向	2

注：≥3分，有90%特异性和88%正向预测价值。

的时间延迟。因此，当临床症状和心电图表现具有诊断意义时，应该行血管再通治疗，而不必等待血清标志物结果。同时行心肌标志物检查，包括磷酸肌酸激酶（CK）、磷酸肌酸激酶同工酶（CK-MB）、肌钙蛋白I（TnI）和肌钙蛋白T（TnT）。磷酸肌酸激酶可以见于骨骼肌损伤，而磷酸肌酸激酶同工酶更多特异性的表现于心肌损伤。它们均在ST段抬高型心肌梗死发生4~6小时内释放并可被检测出，在发病24小时达到高峰，48~72小时恢复正常。肌钙蛋白I和肌钙蛋白T对急性心肌梗死都有特异性和敏感性。它们在症状发作4~8小时内释放，通常在12~36小时达到高峰。肌钙蛋白可以在急性心肌梗死1周内保持升高。

鉴别诊断

在ST段抬高型心肌梗死时，鉴别诊断包括了其他的心血管疾病、肺部疾患和消化道疾病。最重要是要排除有无主动脉夹层。对于主动脉夹层患者，进行溶栓和抗凝治疗是绝对禁忌的。如果患者有主动脉夹层的危险因素，比如未控制的高血压病或者马方综合征，则应该高度怀疑患有主动脉夹层。典型的情况是，患者表现为突然发作的撕裂般胸痛，可放射至后背。胸片可以见到纵隔增宽，患者双上肢血压不对称。仔细听诊可以发现主动脉瓣听诊区新发的舒张期杂音，提示主动脉瓣闭合不全。尽管如此，所有的这些发现，都是非特异性的，因此一旦怀疑主动脉夹层，需要行主动脉增强CT。此外，如果患者合并肾功能不全，对比剂会增加肾功能损伤，则需要行紧急经食管超声。有时只做经胸壁超声即可发现主动脉夹层。如果经胸壁超声未能发现异常，应进一步行主动脉增强CT或者经食管超声。需要特别提示的是，当夹层撕裂至冠状动脉时，心肌梗死可以和主动脉夹层同时发生。任何类型的主动脉夹层，包括升主动脉夹层，无疑最终需要行紧急心血管外科手术治疗。

典型的心包炎患者的胸痛表现为，前倾或直立坐位时减轻，仰卧位时加重。心电图表现为广泛导联 ST 段凹面向上抬高以及 PR 段压低。听诊可闻及摩擦音。如果炎症累及心肌,心肌标志物也可有阳性改变。这可以见于病毒感染,而且其与急性冠状动脉综合征比较相对病程呈亚急性。

对于突发胸痛的另一个重要的鉴别诊断是肺栓塞。典型的表现包括急性新发的呼吸困难及胸膜炎性的胸痛。心电图尽管可以出现急性肺动脉高压的 $S_I Q_3 T_3$(Ⅰ导联显著的 S 波伴随Ⅲ导联出现 Q 波及 T 波倒置)表现,但是大多数表现为窦性心动过速。心脏彩超可以测量右心室张力,并且有助于排除左心室室壁运动异常。

胃肠功能失调,包括胡桃夹样食管、弥漫的食管痉挛、胃肠反流性疾病、急性胆囊炎,都和急性冠状动脉综合征相似。仔细询问病史及体格检查,有助于排出这些潜在的诊断。胸痛在进食时发作,可以被抗酸药物缓解,或者无放射性疼痛,这些多提示非心源性胸痛。急性胆囊炎经常表现为右上腹轻压痛,白细胞升高(这也可见于急性冠状动脉综合征)和发热。经常需要腹部超声才可以确诊。鉴于急性冠状动脉综合征危及生命,所以首先需要除外心源性胸痛再考虑消化道源性的症状。

ST 段抬高型心肌梗死的治疗

基于以上确诊的 ST 段抬高型心肌梗死的患者,除了明确存在阿司匹林过敏的,均给予 325 mg 阿司匹林口服。每一名患者尚需口服负荷剂量的 ADP 抑制剂,比如 600 mg 的氯吡格雷,60 mg 的普拉格雷,或者 180 mg 的替格瑞洛。如果患者选择溶栓治疗,推荐口服 300 mg 氯吡格雷。所有患者均需胃肠外应用抗凝剂。常规给予普通肝素。在经历溶栓治疗的患者中,依诺肝素的表现优于低剂量的普通肝素。糖蛋白Ⅱ b/Ⅲ a 受体抑制剂不要常规给与接受双联抗血小板治疗的患者,除非心血管介入医师考虑患者存在血栓性并发症。

对于 ST 段抬高型心肌梗死,上述治疗都是重要的,但是最重要的临床决策是再灌注治疗。时间对于预防不可逆的心肌坏死是非常重要的,因为再灌注时间早晚与其生存效益成反比关系。对于 PCI 治疗没有绝对禁忌症,推荐及时实施 PCI 治疗。特别是在有能力进行 PCI 治疗的中心,需将“门-球”时间控制在 90 分钟之内;也就是说,PCI 手术应在患者到达医院 90 分钟之内实施。如果患者到达不具备 PCI 能力的中心,要在 30 分钟(总时间在 120 分钟内)内转运至有 PCI 能力的中心。

如果医疗中心不能及时实施 PCI 治疗,可以实施溶栓再灌注治疗,除非有禁忌证,应在到达医院 30 分钟内完成溶栓治疗。溶栓治疗的绝对禁忌证包括主动脉夹层、活动性出血或者易出血性体质(不包括月经)、脑出血病史、颅内占位或者脑血管损伤或者缺血性卒中、头部闭合伤，或者近 3 个月有面部损伤（表 1-3）。在实施溶栓治疗后，所有的患者，尤其是有高危因素的患者（广泛的 ST 段抬高，既往心肌梗死病史，近期新发的左束支传导阻滞，心动过速，或者高血压病），应该尽可能快速地被转运至具备 PCI 能力的中心，一旦需要，可及时行 PCI 治疗。在这些初始的治疗之后，患者应在冠心病重症监护病房实施监护，以便及时发现和处理潜在的并发症。

ST 段抬高型心肌梗死的并发症

ST 段抬高型心肌梗死的急性并发症包括心律失常、泵衰竭、乳头肌断裂及功能不全、室间隔穿孔、心室游离壁破裂，或者栓塞性并发症。晚期的并发症包括心肌梗死后心包炎（心肌梗死后综合征）和室壁瘤形成。在最初的 24~48 小时，部分未能及时行血管重建或者完全血管重建的患者室速及室颤风险较高。患者出现持续性室速或者室颤应立即行电除颤或电复律，以及静脉给予胺碘酮。尽管在心肌梗死的患者中室性期前收缩很常见，但是早期研究发现，应用抗心律失常药物抑制室性期前收缩，会增加死亡率。因此应该避免这些措施。要及时处理电解质紊乱，比如低钾血症或者低镁血症。不要把加速性心室自主心律与室速混淆，这是一种心室率在 60~120 次 / 分的宽 QRS 波性心动过速，多和心肌再灌注有关（图 1-3）。加速性心室自主心律是一种良性心律失常，大多数没有症状。虽然室上性心动过速不常见，但是仍需要处理以避免增加心肌耗氧量。如果室上性心动过速引起血流动力学障碍，立即应用胺碘酮转复节律。窦性心动过缓经常见于下壁心肌梗死的患者，因为右冠状动脉的窦房结动脉向窦房结提供血流供应。如果这种节律患者无法耐受，应植入临时起搏器。同样，高度房室传导阻滞的患者也应植入临时起

表 1-3 溶栓治疗的绝对和相对禁忌证

绝对禁忌证	相对禁忌证
此前有脑出血史	慢性严重的高血压病史
已知的颅脑损伤	收缩压 >180 或者舒张压 >110 mmHg
已知的颅内占位	创伤或者心肺复苏（>10 分钟）
3 个月内曾有缺血性卒中	3 个月之前缺血性卒中
可疑的主动脉夹层	近期消化道出血（4 周以内）
活动性出血（不包括月经）	不能压迫的血管穿刺部位
3 个月内曾有头面部闭合伤	怀孕
	活动性消化道溃疡
	有效抗凝治疗

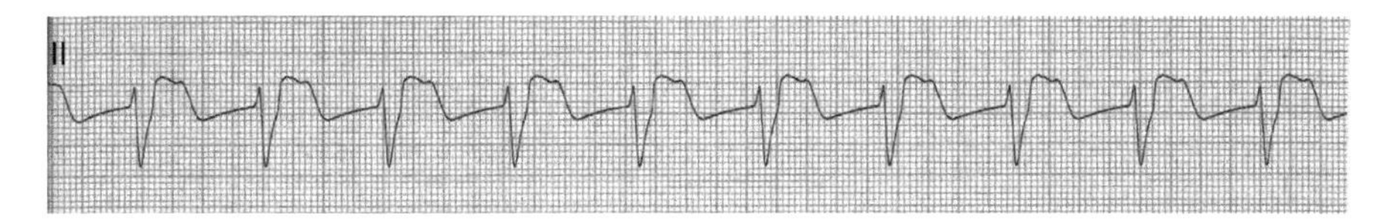

图 1-3　加速性心室自主心律。通常为再灌注心律失常，这种短暂的宽 QRS 波心律通常没有症状且不会引起血流动力学不稳定。

搏器。理想的情况是，在心房和心室都植入电极，保持心房和心室同步性。

泵衰竭和心源性休克在住院治疗的 ST 段抬高型心肌梗死的患者中发生率为 5%~8%。心源性休克定义为左心室收缩压低于 90 mmHg 至少 30 分钟，或者需要升压药物或机械支持维持收缩压在 90 mmHg 以上，心指数 <2.2 L/(min · m^2)，并且肺毛细血管楔压 >15 mmHg。在大面积心肌梗死的患者中，心肌收缩能力下降可引起心输出量下降。心肌舒张功能也会受损，导致左心室充盈压升高、肺瘀血和低氧血症。心源性休克的根本治疗是早期血管重建。这些措施之后，关注的重点是维持充足的通气、氧合和血流灌注。治疗措施包括主动脉内球囊反搏，如果出现心动过缓，则行临时起搏器植入，同时应用血管活性药物。肺动脉导管经常被用来监测血流动力学。在某些严重情况下，针对部分适用患者，经皮心室辅助装置(比如，体外循环或者人工心脏泵)或者体外膜肺氧合(ECMO)装置可用来作为康复的桥梁，心脏移植，或者左心室辅助装置均可以应用。

下壁 ST 段抬高型心肌梗死的患者可能会出现右心室坏死或者右心功能衰竭。这些患者典型的临床表现是低血压和颈静脉压升高，但是没有肺瘀血。由于右心室极高的容量敏感性，需要补足液体量来维持心输出量以及维持肺毛细血管楔压在 15 mmHg。考虑到右心室对前负荷的依赖性，硝酸酯类药物及利尿剂是避免应用的。毫不夸张地说，如果仅仅靠静脉输液无法维持肺毛细血管楔压，可以应用正性肌力药物，比如多巴酚丁胺。多数情况，右心室功能可以在及时、积极的治疗下有所好转。

下壁 ST 段抬高型的心肌梗死患者同样会增加乳头肌功能不全和断裂的风险。因为实际上，心室后壁的乳头肌一般由单支冠状动脉供血，即后降支(PDA)，后降支大部分起源于右冠状动脉。严重的乳头肌功能不全，特别是乳头肌断裂，需要急诊外科手术。如果出现乳头肌断裂，快速启动血管活性药物减轻心脏后负荷，同时可以应用主动脉球囊反搏作为衔接外科手术的桥梁。

室间隔破裂更多见于老年、女性以及无既往心肌梗死病史的患者。经常表现为突发性临床病情恶化，伴有低血压、双侧心室衰竭和左侧胸骨下缘新发的全收缩期杂音。重要的是，处于心源性休克状态的大面积室间隔缺损患者，杂音可能很小或者不可闻及。这样的患者应该立即应用硝普钠和主动脉球囊反搏来减轻后负荷，稳定病情。需要进行紧急心外科会诊。即便做了外科手术，预后也比较差。特别是高风险的患者，可由心内科介入专家应用室间隔缺损修补装置行经皮室间隔修补术。

心室游离壁的破裂也常见于女性、老年和既往无心肌梗死病史的患者。通常表现为突发胸痛，如果不急诊行外科手术会危及生命。当血液流进心包，患者将会逐渐出现心包压塞征象，包括颈静脉怒张、心音低钝和奇脉。更严重的病例，应在行心包穿刺术时安排外科手术。在血液持续不断地流入心包时这只是权宜之计，决定性治疗手段是外科手术，可以提高生存率。

除以上之外，还要关注患者潜在的栓塞并发症。在急性冠状动脉阻塞的早期，患者相应的冠状动脉供血的心室区域功能受损。血流减慢及附壁血栓风险升高。特别是前壁心肌梗死或大面积心肌坏死的患者。一旦发生栓塞，患者可能会出现卒中、急性肢体栓塞、胃肠道栓塞或者肾脏梗死。在紧急情况下，应邀请相关科室紧急会诊，预防永久性组织坏死。门诊患者给予口服抗凝药物，入院后应该静脉给予抗凝药物。

心肌梗死后综合征或晚期心包炎是ST段抬高型心肌梗死晚期并发症，多发生于心肌梗死2个月内。患者典型的表现是进行性加重的胸痛可持续数小时。这种疼痛可以在平卧时加重，前倾体位减轻。体格检查时可以闻及胸膜摩擦音。治疗措施为应用阿司匹林650 mg每4~6小时1次，联合应用秋水仙碱。心肌梗死后患者应避免应用非甾体抗炎药物以免增加心血管风险。

室壁瘤形成是另一种ST段抬高型心肌梗死的晚期并发症。常见于未实施再灌注治疗的患者。症状变化广泛，患者可以无症状，或表现为心律失常和急性失代偿性心力衰竭。一旦附壁血栓形成，患者需抗凝3~6个月。在形成室壁瘤合并射血分数下降的患者中也应考虑抗凝，因为这些患者有较高的脑栓塞风险。合并顽固性心衰或心律失常的患者应考虑外科手术切除室壁瘤。

二级预防

因为吸烟存在广泛的心血管毒性作用，任何吸烟的患者应该立即戒烟。对于很多经历过ST段抬高型心肌梗死的患者，告知患者戒烟是非常有意义的生活方式治疗。实际上，戒烟对减少再发心肌梗死和死亡是很重要的行为，应该积极履行。其他的危险因素，包括高血压和糖尿病，都应积极加以控制。出院前，所有的患者应该应用有循证医学证据的药物治疗以防止复发及死亡。高剂量的他汀，比如阿托伐他汀 80 mg，每天 1 次，优于低剂量的他汀，尽管患者的低密度脂蛋白胆固醇已经被降低，但是他汀有降脂之外有益的多效性。所有合并急性冠状动脉综合征病史的患者，终身的低密度脂蛋白胆固醇目标值应小于 70 mg/dL。患者还应进行抗血小板治疗，比如阿司匹林 81 mg，每天 1 次，联合应用 ADP 抑制剂至少 1 年。应用 β 受体阻滞剂和血管紧张素转化酶抑制剂减少心室重构和心力衰竭进展。不能耐受血管紧张素转化酶抑制剂的患者可以换用血管紧张素受体抑制剂。在射血分数下降的患者中这些治疗尤为重要。依普利酮，一种醛固酮拮抗剂，在心肌梗死后射血分数减低的患者中可以降低复发和死亡率，甚至在合用血管紧张素转化酶抑制剂（或血管紧张素受体拮抗剂）和 β 受体阻滞剂的基础上。ST 段抬高型心肌梗死的患者，心源性猝死的风险增加，多见于射血分数低于的患者中，因此在心肌梗死 40 天后，对于射血分数低于 35% 的患者应该植入体内除颤仪（ICD）。

思考题

1.1　68 岁男性患者，既往高血压病和糖尿病病史，就诊于急诊科，他在自己草坪割草时突发胸痛持续 40 分钟。胸痛部位在心前区，没有放射。表现为轻度不适。体格检查：血压 153/86 mmHg，心率 112 次 / 分，氧饱和度 98%。9 cm 处颈静脉扩张。双肺底湿啰音，心脏听诊可发现规律的心动过速，3 心音奔马律，在心底胸骨右缘可闻及柔和的收缩期杂音。给予 325 mg 阿司匹林和鼻导管吸氧。舌下含服硝酸甘油未能减轻患者烧灼感。立即检查心电图如图 1-4 所示。下一步最佳的治疗是什么？

A. 获得静态心肌标志物

B. 给予“胃肠道鸡尾酒”疗法，包括抑酸剂和黏性利多卡因

C. 立即再灌注治疗

D. 查心脏彩超

E. 给予静脉美托洛尔

1.2　一位 74 岁女性患者，既往体健，因为患有急性 ST 段抬高型心肌梗死，2 天前行常规 PCI 治疗，目前正在冠心病监护室恢复中。在早晨查房时，患者呼吸困难加重。在这之前，她的病情正在慢慢好转。患者血压

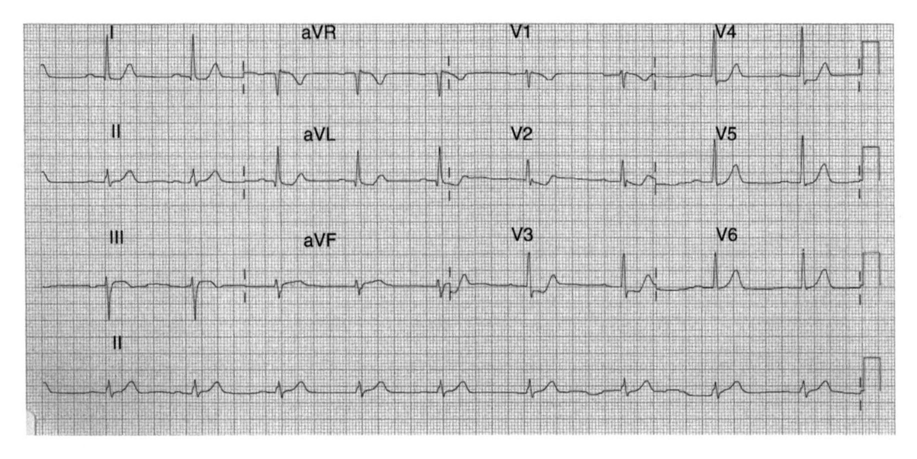

图 1-4　题 1.1 的心电图。

84/49 mmHg，心率 62 次 / 分，氧饱和度 92%。该患者突然觉得不适。10 cm 处颈静脉怒张。肺部可闻及广泛的湿啰音。心脏体格检查可发现心律齐，在心尖部可闻及轻柔的全收缩期杂音。四肢湿冷。患者肺动脉跟踪发现升高的肺动脉压以及肺毛细血管楔压 22 mmHg，并出现突出的 V 波。心电图发现在Ⅱ、Ⅲ、aVF 导联明显的 Q 波，无明显 T 波改变。床旁超声确定此诊断。下一步最佳措施是什么？

A. 静脉补液

B. 给予血管活性药物

C. 紧急心包穿刺

D. 紧急介入治疗

E. 置入主动脉球囊反搏

1.3　57 岁女性患者，既往未控制的糖尿病、高脂血症病史，而且发现在因前壁 ST 段抬高型心肌梗死住院治疗 2 个月后仍在吸烟。她说感觉良好，已经恢复正常生活未觉不适。体格检查发现血压 137/75 mmHg，心率 73 次 / 分。其余未见明显异常。血液检查发现总胆固醇 273 mg/dL，低密度脂蛋白胆固醇 162 mg/mL，高密度脂蛋白胆固醇 39 mg/dL，三酰甘油 358mg/dL。她的糖化血红蛋白为 9.8%。超声发现射血分数 35%。服用药物包括阿司匹林 81 mg，每天 1 次，氯吡格雷 75 mg，每天 1 次，卡维地洛 6.25 mg，每天 2 次，赖诺普利 20 mg，每天 1 次，二甲双胍 500 mg，每天 2 次，和普伐他汀 40 mg，每天 1 次。

下列哪种干预治疗对于减少长期心血管患病率和死亡率最有效？

A. 戒烟

B. 高剂量的阿托伐他汀进一步控制血脂

C. 植入 ICD

D. 优化降糖药物进一步控制血糖

E. 在能耐受的范围内增加卡维地洛和赖诺普利剂量

1.4　39 岁男性患者，既往高血压病和吸烟史，因为胸痛恶化到达急诊室。自诉今早咳嗽时突发不适。症状持续不断恶化超过 4 小时，于是他就诊急诊。他说这种不适像“刀子经过胸膛划向脊椎”。他可以确定目前既没有加重也没有减轻。体格检查发现血压 189/92 mmHg，心率 96 次 / 分，氧饱和度 96%。目前轻度不适。无颈静脉怒张征象。肺部听诊清晰。心脏体格检查可发现心率及节律规整，心底部胸骨右缘可闻及极其柔和的舒张期杂音。左侧桡动脉波动较弱，其余肢体动脉搏动较之强为 2 级。基础的代谢值异常，肌酐 1.7。他的磷酸肌酸激酶同工酶是 22(到目前为止)以及他的肌钙蛋白为 0.8(到目前为止)。心电图表现在Ⅱ、Ⅲ、aVF 导联上呈现非特异性 ST-T 改变。胸片未见明显异常。下一步的最佳措施是什么？

A. 胸部增强 CT

B. 经食管心脏超声

C. 给予阿司匹林、氯吡格雷和静脉肝素，关注心肌标志物变化趋势以及心电图改变

D. 给予非甾体抗炎药物和秋水仙碱

E. 检查 D- 二聚体

答案

1.1　C　这位糖尿病患者表现为不典型的胸痛症状以及心电图上后壁心肌坏死改变。除了阿司匹林，需给予患者 ADP 受体拮抗剂和静脉抗凝治疗。尽管如此，“时间就是心肌”，最重要的步骤是于导管室行急诊介入治疗或者静脉溶栓治疗，以使心肌再灌注。β 受体阻滞剂应在急性冠状动脉综合征患者出院前优先给与，在发病最初 24 小时内给予 β 受体阻滞剂应该慎重。这个患者出现了早期心衰的征象，包括颈静脉怒张、S_3 心音奔马律、心动过速、湿啰音，在这种情况下，β 受体阻滞剂应避免给予，以免加速心力衰竭。如果可以从心电图上确诊，心脏彩超检查则不是必须的，以免耽误患者接受治疗。在症状发作早期，心肌标志物可以是正常的，不要因此影响治疗方案。

重要的是记住：老年、女性和糖尿病患者可以表现为不典型的症状，比如烧灼痛，容易和消化不良相混淆。在这些人群中要高度怀疑急性冠状动脉综合征的发生。

1.2　E　患者的临床表现与急性乳头肌断裂所致的心源性休克一致。她有乳头肌断裂的危险因素，包括既往无心肌梗死病史，同时心电图上病理性 Q 波提示下壁 ST 段抬高型心肌梗死。重要的是，记录杂音的强度并不能预测二尖瓣反流的程度。此患者需急诊外科手术修复；尽管如此，她应该首先维持病情稳定。患者血压低不能耐受血管舒张药物引起的后负荷降低，应该迅速植入主动脉球囊反搏。有时候，在置入主动脉球囊反搏后早期，应用血管舒张剂有助于改善血流动力学。同样重要的是，注意此患者的心率在临床上异常降低，有“变时性功能不全”的表现，这可以在下壁心肌梗死的患者中见到，因为右冠供应窦房结血液。她很可能需要置入临时起搏器，以及主动脉球囊反搏，以增加心输出量。尽管患者低血压，但患者容量不低，静脉输液对其无益。患者不表现为心室游离壁破裂所致的心包压塞，因此无须行心包穿刺术。心电图无新发缺血证据，因此无须行介入治疗。

1.3　A　对此患者所有的答案均是重要的干预措施，最重要的干预措施是戒烟。心肌梗死后继续吸烟会使再梗死及死亡率倍增；因此，帮助患者戒烟具有积极的作用，包括使用尼古丁替代治疗，以及安非他酮或者伐尼克兰药物治疗。为患者提供戒烟计划是恰当的。如果患者生活中有其他的吸烟者，重要的是尝试和劝阻其他的吸烟者戒烟，因为当患者生活的环境中存在吸烟者时，很难戒烟。

1.4　B　此患者很像急性主动脉夹层，需要紧急并且明确的诊断以利于确切的外科手术方案的实施。他有高血压病史，这是主动脉夹层的危险因素。体格检查可见左侧微弱的桡动脉搏动表明左上肢动脉血流入假腔。另外，舒张期杂音是显著的，见于主动脉夹层引起的主动脉瓣反流。右冠状动脉窦受累被撕裂可以引起心肌标志物升高和心电图改变。但是，这不是由血栓引起的，在这种临床情况下不应该抗凝和抗血小板治疗。患者肌酐升高可能是因为累及肾动脉撕裂，因此如果可能，使用对比剂的主动脉增强 CT 应该被避免应用。患者的表现不是心包炎，因此不应被给予非甾体抗炎药物和秋水仙碱。在主动脉夹层的患者中 D- 二聚体经常升高；然而，这项检查缺乏特异性，不能明确诊断，该情况下是不推荐的。阴性的 D- 二聚体可以有助于除外主动脉夹层诊断可能性低的患者。重要的是如果患者被怀疑夹层，应给予决定性的影像检查，以免漏诊引起灾难性后果。阴性的胸片，如纵隔正常以及双上肢血压相同，并不能够完全除外主动脉夹层。

临床精粹

- ST 段抬高型心肌梗死是由于冠状动脉完全闭塞,心电图可见 2 个以上相关导联 ST 段抬高大于 1 mm(或者新发的左束支传导阻滞)的特征性改变,同时伴有心肌标志物升高。
- ST 段抬高的导联有助于描述影响的相关冠状动脉血管(见表 1-1)。
- 老年、女性或合并糖尿病的患者可能出现不典型或者不明显的胸部不适感,应该高度警惕这些人群。
- 再灌注治疗是最关键的方案,应尽可能早地给予实施。理想的"门 - 球"时间小于 90 分钟,或者在无法及时行 PCI 治疗的患者在发病 30 分钟内行溶栓治疗。
- 后壁心肌梗死的治疗包括密切关注可能出现的 ST 段抬高型心肌梗死的潜在并发症,包括心电和机械并发症。任何突然出现的恶化的临床情况,均应该应用心电图和心脏彩超进行评估。
- ST 段抬高型心肌梗死之后,所有的患者均应给予有循证医学证据具有心血管保护作用的药物治疗,包括阿司匹林、ADP 抑制剂、高剂量的他汀类药物、β 受体阻滞剂和血管紧张素转化酶抑制剂。
- 危险因素,包括高血压病、糖尿病、高脂血症都应该被控制。戒烟是必要的。

参考文献

Antman EM. ST-segment elevation myocardial infarction: Pathology, pathophysiology, and clinical features. In Bonow RO, Mann DL, Zipes DP, Libby P, eds. *Braunwald's Heart Disease: A Textbook of Cardiovascular Medicine*. 9th ed. Philadelphia, PA: Saunders/Elsevier; 2012:1087–1170.

Antman EM, Morrow DA. ST-segment elevation myocardial infarction: management. In Bonow RO, Mann DL, Zipes DP, Libby P, eds. *Braunwald's Heart Disease: A Textbook of Cardiovascular Medicine*. 9th ed. Philadelphia, PA: Saunders/Elsevier; 2012:1171–1177.

Brunner MP, Menon V. Complications of acute myocardial infarction. In Griffin BP, ed. *Manual of Cardiovascular Medicine*, 4th ed. Philadelphia, PA: Lippincott Williams & Wilkins; 2012:60–76.

May CH, Lincoff AM. Antiplatelet agents in ischemic heart disease. In Gresele P, Born GVR, Patrono C, Page CP, eds. *Antiplatelet Agents*. London: Springer;

2012:495–518.

O'Gara PT, Kushner FG, Ascheim DD, *et al*. 2013 ACCF/AHA guideline for the management of ST-elevation myocardial infarction. *J Am Coll Cardiol* 2013;61(4)-e78–e140.

Smith SC Jr, Benjamin EJ, Bonow RO, *et al*. AHA/ACCF Secondary prevention and risk reduction therapy for patients with coronary and other atherosclerotic vascular disease: 2011 update. *J Am Coll Cardiol* 2011;58(23):2432–2446.

病例 2

非 ST 段抬高型心肌梗死(NSTEMI)

73 岁老年女性患者,因休息时出现间断的胸骨前疼痛就诊于急诊。患者自述疼痛发生在几小时前,当时她正在洗澡,疼痛为间歇性。她起初认为是消化不良,自服抑酸药物未见缓解。该患者有冠心病病史。3 年前因心前区不适行冠状动脉支架置入术治疗。既往有高血压、高血脂。长期服用阿司匹林 81mg/d,阿托伐他汀 40 mg/d,赖新普利 10mg/d。

该患者入院查心率 95 次 / 分,血压 168/94 mmHg,呼吸 20 次 / 分,经皮血氧饱和度 99%。该患者无颈静脉怒张,肺部体格检查未见明显异常。胸部听诊可闻及心律整齐,第 1 心音及第 2 心音正常,胸骨右缘可闻及 2/6 收缩期柔和吹风样杂音,未闻及心包摩擦音和奔马律,腹部体格检查未见异常。双下肢未见水肿。肌钙蛋白 T(+),心电图(见图 2-1)。

- 最可能的诊断是什么?
- 立即给予的治疗措施是什么?
- 后续要给的治疗措施是什么?

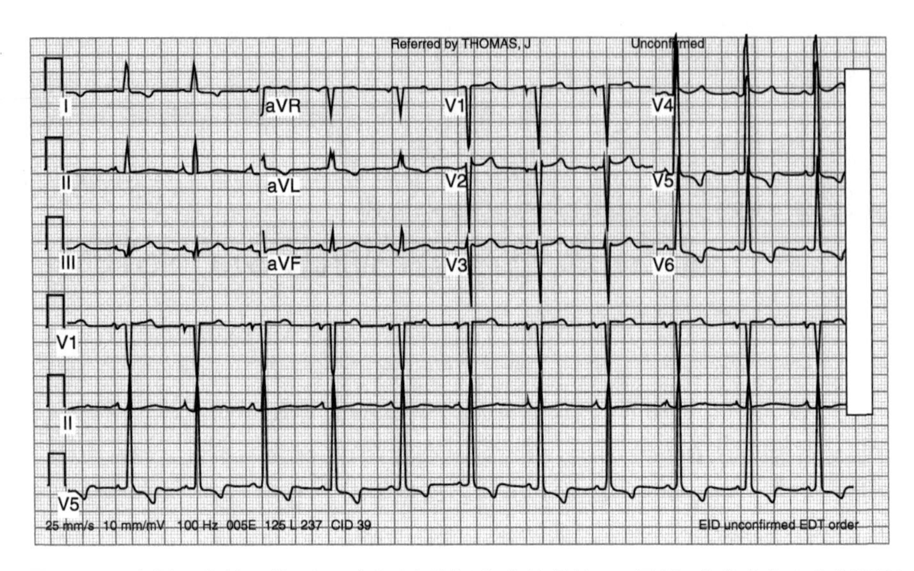

图 2-1 心电图。窦性心律,左心室肥厚型电压,非特异性 ST 压低,考虑为左心室肥厚引起,虽然也有人认为是缺血导致。(*Reproduced with permission of Michael Faulx, MD*)

病例 2 的解答:
非ST段抬高型心肌梗死(NSTEMI)

摘要:女性患者,73 岁,持续性胸痛,服用抑酸药物后不缓解。既往明确有冠心病史。女性,老年糖尿病患者,表现为烧心、呼吸短促可以认为心绞痛发作,此类人往往纳入高度怀疑冠心病患者群。诊断通过实验室检查 CK-MB 和 TnI 可以明确。如果实验室结果为阴性,考虑该患者为不稳定型心绞痛。

其他致命因素也可表现为胸痛,包括主动脉夹层和肺栓塞。如果存在可疑的临床表现,应该进一步明确或鉴别排除。之后该患者应该服 325 mg 阿司匹林和 ADP 阻滞剂。患者也应该接受肠外抗凝。服用硝酸甘油使胸痛症状缓解。观察患者无心衰或心源性休克症状,给予口服美托洛尔,降低心率、心肌收缩力、血压和减少心肌耗氧量。如果存在高风险因素(如肌钙蛋白升高、反复心肌缺血心前区不适、心电图动态改变或血流动力学紊乱),可以考虑给予 GP Ⅱb/Ⅲa 阻滞剂,最后,要考虑是选择早期介入治疗还是药物保守治疗。

- 最初的诊断:非 ST 段抬高型心肌梗死。
- 当下治疗计划:立即给予抗凝和抗血小板治疗。
- 下一步治疗策略:给予阿司匹林,ADP 拮抗剂,抗凝药物或是 GP Ⅱb/Ⅲa 拮抗剂后,基于(图 2-1)冠心病的高风险因素,患者应该在 24 小时内接受冠状动脉介入治疗。

分析

目的

1. 能够鉴别不稳定型心绞痛与非 ST 段抬高型心肌梗死。
2. 能够对不稳定心绞痛、非 ST 段抬高型心肌梗死患者进行危险分层。
3. 能够察觉促进继发不稳定型心绞痛或非 ST 段抬高型心肌梗死的诱因。
4. 能够理解早期冠状动脉介入治疗的而非初期药物保守治疗的时机。
5. 了解哪类患者基于哪些临床依据应该接受冠心病二级预防药物治疗。

注意事项

该患者持续胸痛几小时,心电图提示轻度 ST 段压低,下壁导联 T 波倒置,测肌钙蛋白 T(+),临床上诊断为非 ST 段抬高型心肌梗死。如果该患者心肌酶无明显变化,诊断为不稳定型心绞痛。排除其他可能引发胸痛的病因如动脉夹层、气胸、肺栓塞,该患者应该服用阿司匹林、ADP 受体阻滞剂、抗

表 2-1 心肌梗死溶栓治疗风险评分(TIMI)

评分系统	
每个危险因素为 1 分,没有为 0 分,(总共 7 项) 1. 年龄≥ 65 岁 2. ≥ 3 个冠心病危险因素 3. 冠状动脉造影显示,冠状动脉堵塞≥ 50% 4. 心电图 ST 段变化 5. 24 小时内≥两次静息心绞痛发作 6. 心脏损伤标志物水平升高 7. 7 天内应用阿司匹林	
评分	**死亡率、新发 / 再发心肌梗死、14 天内再发心肌缺血需要再行血运重建**
0/1	4.7
2	8.3
3	13.2
4	19.9
5	26.2
6/7	40.9

注:低危:0~2;中危:3~4;高危:5~7。

[*Data from Antman EM, Cohen M, Bernink PJ, et al. The TIMI risk score for unstable angina/non-ST elevation MI: Amethod for prognostication and therapeutic decision making. JAMA.* 2000;284(7):835.]

凝药物或是 GP Ⅱ b/ Ⅲ a 阻滞剂。危险分层(见表 2-1)提示该患者具有高危因素,应该在 24 小时内接受冠状动脉介入治疗,并通过检查和临床表现排除继发不稳定心绞痛 / 非 ST 段抬高型心肌梗死的因素,如贫血、甲状腺功能低下、高血压危象、脓毒症或是快速心律失常。

探讨：认识非ST段抬高型心肌梗死

定义

ADP 受体抑制剂：通过阻碍血小板细胞膜上的 ADP 受体，抑制血小板的活化和聚集，目前广泛使用的 ADP 阻滞剂包括：氯吡格雷、普拉格雷和替格瑞洛。

心肌标志物：心肌坏死血清标志物，包括肌钙蛋白 T、肌钙蛋白 Ⅰ、CK-MB。当血清心肌标志物为阳性时，可以诊断心肌梗死。

GP Ⅱ b/ Ⅲ a 拮抗剂：通过阻碍Ⅱ b/ Ⅲ a 血小板受体，抑制血小板聚集和血栓的形成。典型的 GP Ⅱ b/ Ⅲ a 拮抗剂包括阿昔单抗、依替巴肽和替罗非班。

非 ST 段抬高型心肌梗死：胸部不适感（等同于心绞痛）并常常伴有 ST 压低或 T 波倒置，血清心肌标志物(+)。

不稳定型心绞痛：慢性、间断性或进行性的胸部不适（或心绞痛），并伴有 ST 段压低或 T 波倒置，血清心肌标志物(-)。

临床处理方法

病理生理

NSTEMI 或是 UA 最常见的原因为冠状动脉血流量的减少，冠状动脉粥样斑块导致的非闭塞性血栓造成心肌缺血或梗死。微血栓和一些血栓的斑块成分可以导致下游血管的栓塞和再梗死。另外，冠状动脉侧支循环的栓塞也会造成 NSTEMI/UA。冠状动脉的斑块比较脆弱，动脉炎症因子激活巨噬细胞和 T 淋巴细胞，上调基质金属蛋白酶的活性，会促进斑块破裂、变薄。纤维帽的破裂暴露了促进血栓形成的成分，引发血小板活化和聚集导致血栓形成。其他导致 NSTEMI/UA 的原因包括冠状动脉痉挛、严重的管腔狭窄、冠状动脉夹层以及由于发热、心动过速、低血压、低血糖或贫血导致心肌灌注不足不能满足机体需求。

临床表现

非 ST 段抬高型心肌梗死患者或不稳定型心绞痛患者从疼痛发作到逐步恶化，即从发作前的 48 小时到疼痛终止（>20 min），临床表现是变化的。与稳定型心绞痛相比，非 ST 段抬高型心肌梗死 / 不稳定型心绞痛疼痛更严重并且持续时间更长，非 ST 段抬高型心肌梗死与不稳定型心绞痛的区别在于心肌标志物是否为阳性。一般来说，与 ST 段抬高的心肌梗死患者相比，

UA/NSTEMI 患者年龄大，并伴有更多的心脏病危险因素，如高血压、高血脂或糖尿病。这类患者多数既往有心肌梗死病史，并已经通过冠状动脉支架术或冠状动脉搭桥进行了血运重建治疗。

相关的临床症状包括：呼吸困难、心慌、出汗、恶心呕吐。糖尿病患者、女性或是老年患者，可不伴有胸痛，仅仅表现为不典型的不适感，如前面提到的症状如呼吸困难、心慌。体格检查很少能帮助诊断 UV/NSTEMI，但体格检查发现患者有心衰表现（颈静脉怒张或 S_3 奔马律），提示会增加住院率和死亡率。能够发现患者潜在的一些并发症，特别是心脏杂音的出现或变化可以提示心肌梗死导致的相关心脏器质性病变。

发病时应在 10 分钟内行心电图检查，对判断和评估患者的风险非常有帮助。对于 ST 段抬高 ≥ 0.5 mm 或是有短暂 ST 段抬高以及伴有左束支传导阻滞的患者会增加 1 年内猝死和心肌梗死的风险。虽然心前区新出现 T 波深倒置 ≥ 2 mm，往往提示与心肌缺血有关，通常是由于左前降支近端严重病变（Wellens 综合征）所致，但其他患者可能只表现为新出现的 T 波倒置，这点缺乏特异性。特别要指出，许多患者的心电图缺乏心肌缺血的改变，所以不能仅仅根据心电图排除 UA/NSTEMI。对于胸痛的患者应该每 15~30 分钟做 1 次心电图检查，动态监测 ST 段的变化。

实验室检查是区分 UA 和 NSTEMI 的关键。临床上 UA 和 NSTEMI 很难区分，诊断 NSTEMI 主要是看是否有心肌标志物的阳性表达。从症状出现到心肌标志物的产生有时间延迟。同时产生的心肌标志物包括：CKMB、肌钙蛋白 Ⅰ 和肌钙蛋白 T。肌酸激酶（CK）也存在于骨骼肌，CKMB 更具有特异性，仅存在于心肌细胞，在 NSTEMI 患者 4~6 小时可以检出，24 小时达到高峰，48~72 小时可恢复正常。对急性心肌梗死患者，血肌钙蛋白可以持续升高 1 周，根据前面提到的时间延迟，患者在症状初期的 6 小时，心肌标志物可以为阴性，需要在症状出现的 8~12 小时后再进行复查。常用的方法为 6~8 小时追踪 1 次心肌标志物，连续测 3 次，直至达到心肌标志物的峰值时间，通过以上方法评估心肌梗死面积。

鉴别诊断

UA/NSTEMI 与 STEMI 的差别是相似的，已经在病例 1 中讨论过了。然而，针对该类患者，研究认为 UN/NSTEMI 的原因是很重要的，UA/NSTEMI 导致的心肌缺血是由于心肌供氧与需氧之间的失衡。例如，某患者具有潜在的重度冠状动脉狭窄，平时无临床症状，但是其心动过速需氧增加时可以表现出心绞痛样胸痛。这种现象一般出现在室上性心动过速患者或者脓毒症患者伴有相对的低血容量所引发的代偿性的心动过速。同样，患者出现急性失血导致的血容量的急性下降,代偿性的心动过速和大量红细胞丢失导致循环携氧能力的下降,均会加速心肌氧供需的失衡。其他导致心肌需氧供氧的失衡原因包括:甲状腺功能亢进、高血压或是低血氧。在这些继发 UA/NSTEMI 病例中,治疗的主要目地是首先去除原发病。一旦患者急性病状态得到改善,下一步就应该考虑冠心病的治疗。

UA/NSTEMI 的治疗

一旦符合 UA/NSTEMI 的诊断标准,首要的治疗目标包括:减轻缺血性疼痛、优化血流动力学、进行危险分层、选择管理策略和开始抗血小板治疗。对于减轻缺血性疼痛,可以推荐舌下含服硝酸甘油类药物,如果连续使用 3 倍以上的剂量仍不缓解,可以给予静脉滴注减轻疼痛。静脉滴注硝普钠也可以治疗各种类型的高血压,同样,β 受体阻滞剂可以降低心肌耗氧量,对伴有不良血流动力学的疼痛也很有效,例如高血压、心动过速等。β 受体阻滞剂对持续性胸痛也很有效,但是应该避免应用于急性期状态,如心源性休克或血流动力学改变时。对于缺氧或呼吸窘迫应及时给与吸氧。

危险分层帮助鉴别患者的风险程度,可以帮助高风险患者获益于早期介入治疗。TIMI 风险评分(见表 2-1)可以帮助评估患者的风险程度。但是另外一些因素意义更大,例如,对 ST 段压低的患者或是心肌标志物升高的患者,不管他们的 TIMI 评分如何,都被认为处于高危组。

另外一个重要的决策是患者是否行早期介入治疗还是保守药物治疗的时机。这个决定取决于多种因素,见表 2-2。患者行早期介入治疗应该于发病 24 小时内。对于那些选择保守治疗策略的患者,能够改善缺血和症状才选择介入治疗。对于那些中低风险的患者,特别是最初接受保守策略治疗方式的患者,应该接受心脏负荷实验。如果功能测试提示高危,应该考虑介入治疗。

关于抗栓治疗,所有患者服用阿司匹林的负荷量为 325 mg。患者接受保守药物治疗初期应该服用氯吡格雷 600 mg 或替卡格雷 180 mg(推荐)。抗凝治疗首选低分子肝素钠和磺达肝癸钠,如果有必要也可以使用普通肝素。患者使用磺达肝癸钠会增加介入相关性血栓的风险,因此,该类患者需要应用另一种抗凝药物。高危组患者(反复缺血导致的不适,动态心电图改变或血流动力学不稳定)应该在 48~72 小时应用 GP Ⅱb/Ⅲa 受体拮抗剂(依替巴肽或替罗非班)。需要指明的是,多数高危患者应该尽快行冠心病介入治疗。

选择早期行介入治疗的患者应该给予抗凝药物普通肝素、依诺肝素或比伐卢定(推荐使用,降低出血风险)。该类患者也应该接受 ADP 受体拮抗剂

表2-2　介入治疗和保守治疗

介入治疗	保守治疗
给予优化药物治疗后仍然反复出现心绞痛或心肌缺血 *	低危评分（例如，TIMI）
心肌损伤标志物的升高	对于缺乏风险特征者，主要尊重患者或医生的意见
新出现的 ST 段压低	
心力衰竭的症状和体征	
血流动力学不稳定	
持续性的室性心动过速	
6 个月内曾行 PCI 术或曾做过 CABG	
新出现或加重的二尖瓣反流	
高危评分（例如，TIMI）	
左心室射血分数 <40%	

* 患者有以上特征应该推荐行冠状动脉造影。

[*Data from Jneid H, Anderson JL, Wright RS, et al.* 2012 *ACCF/ AHA focused update incorporated into the ACCF/AHA* 2007 *guidelines for the management of patients with unstable angina/ non-ST-elevation myocardial infarction. J Am Coll Cardiol.* 2012; 61（23）: *e*179–*e*347.]

氯吡格雷、替格瑞洛或普拉格雷。GP Ⅱ b/ Ⅲ a 受体拮抗剂在介入治疗期间的使用有所保留，虽然比伐卢定有抗凝的作用，但并非必要的。最后，需要强调的是对于 UA、NSTEMI 患者无须使用溶栓药物。

除了之前提到的抗血小板治疗，高剂量的 HMG-CoA（3- 羟基 -3- 甲基戊二酰辅酶 A）还原酶抑制剂（他汀），例如阿托伐他汀 80 mg，1/d，即使对于血脂达标患者，也应该作为处方药物推荐使用。β 受体阻滞剂尽可能尽快开始服用，并长期使用。ACEI 类药物对于所有 UA/NSTEMI 患者或心力衰竭的患者，EF 值＜ 40%，高血压或糖尿病患者必须使用。ARB 类药物对不能耐受 ACEI 药物患者可以作为另一个选择。依普利酮、醛固酮拮抗剂，也可以减少心肌梗死患者（EF<40%）的发病率和死亡率，即使联合应用 ACEI、ARB、β 受体阻滞剂也可以达到同样效果。低剂量阿司匹林应该长期服用，ADP 抑制剂至少应该维持 1 年。

UA/NSTEMI 的并发症

UA/NSTEMI 的并发症与 STEMI 的并发症相似，已经在病例 1 中讨论过，一般并发症很少出现。另外，并发症常见于透壁性心肌梗死，例如游离壁破裂和室间隔破裂，NSTEMI 患者很少见。对于 NSTEMI 患者，心源性休克可高达 5%，致死率高达 60%。关于心肌梗死后并发症的相关讨论参见病例 1。

二级预防

除了之前谈到的长期药物治疗，一些心脏病风险因素需要不断修正。戒烟是必须的，也是非常重要的，戒烟可以降低患者远期心脏病的发病率和致死率。很多心肌梗死患者都选择努力戒烟。如果患者有高血压或者糖尿病，血压和血糖水平应该优化管理。最后，对于心肌梗死后优化药物治疗后射血分数仍 <40% 的患者，应该考虑选择植入 ICD 治疗。

相关病例

- 可参见病例 1（急性冠状动脉综合征 /STEMI）。

思考题

2.1　患者为 83 岁老年男性，既往有冠心病史并行 3 支血管搭桥，高血压史和高血脂史。现收住急诊科，诉头晕、胸痛、放射性臂疼痛，发病于 2 小时前，症状不断持续性加重。他在家自行含服硝酸甘油 1 片，症状未缓解。并诉发病早期间断有少量黑便。患者还表现出轻度呼吸困难。目前血压 94/52 mmHg，心率 116 次 / 分，血氧饱和度 97%，颈静脉未见充盈。可闻及左颈动脉杂音。双肺听诊清音。心脏检查发现有窦性的心动过速，胸骨右缘可闻及柔和的收缩期杂音。腹软，四肢稍凉，未见水肿。心电图提示窦性心动过速，整个胸导联 ST 压低 2 mm。目前患者诉说想要排便。

下一步要做什么？

A. 查心肌标志物

B. 给予阿司匹林，肝素和 ADP 受体拮抗剂

C. 立即性冠状动脉介入血管再通治疗

D. 开通两处中心静脉通路

E. 给予静脉滴注硝酸甘油直到胸部疼痛症状缓解

2.2　患者为 68 岁老年女性，有冠心病史，4 个月前曾因反复胸痛含服硝酸甘油不能缓解，送入急诊，诊断急性前壁 STEMI 并行冠状动脉介入支架

植入术。这次发病患者诉大约开始于 45 分钟前，症状与上次 STEMI 相似，含服硝酸甘油无效。自诉一直规律服药，包括：阿司匹林、氯吡格雷、赖诺普利、阿托伐他汀和卡维地洛。最近的心脏超声提示射血分数 <35%，心电监测提示偶发的室性心动过速，心电图提示肢体导联 ST 段压低 1.5 mm。

下列哪项不是 UA/NSTEMI 患者行早期介入治疗的指征？

A. 间断室性心动过速

B. 近期做过冠状动脉介入支架植入术

C. 持续性心绞痛，服用硝酸甘油不缓解

D. 左心室射血分数 <35%

E. ST 段压低

2.3 患者为 78 岁老年女性，诊断为 NSTEMI，6 小时前行经皮介入检查。已经服用阿司匹林 325 mg，替格瑞洛 180mg，美托洛尔 25 mg /d，阿托伐他汀 80 mg，普通肝素和依替巴肽连续泵入 8 小时。患者起床后坐起时感到背部疼痛、头晕。现在测血压 88/57 mmHg，心率 87 次 / 分，颈静脉未充盈，双肺听诊清音。心脏听诊心律规整，未闻及杂音、摩擦音或奔马律。右股动脉插管部位软无压痛。患者四肢凉，脉搏有力。心电图窦性心律与之前的心电图相似，无 T 波改变。

下一步应做什么？

A. 给予镇痛治疗

B. 给予静脉补液

C. 急诊冠状动脉介入检查

D. 做超声心动检查

E. 做腹部增强 CT

2.4 患者为 58 岁男性，有冠心病史，2 年前行冠状动脉介入 +PCI 治疗，有高血脂病史。诉 2 小时前出现胸痛伴放射性左臂疼痛。体格检查：血压 136/77 mmHg，心率 96 次 / 分，氧饱和度 98%。未见颈静脉扩张，肺部未闻及明显啰音。心脏听诊示律齐，伴 S_4 奔马律。腹部检查未及异常，四肢温暖。心电图示前壁导联 ST 段压低 2 mm，给予口服阿司匹林 325 mg，替格瑞洛 180 mg，普通肝素。发病初期给予持续性大剂量硝酸甘油静滴直到胸痛症状缓解。目前拟定今日行冠状动脉介入治疗。转出急诊室时患者出现室性心动过速伴头晕，血压维持在 89/54 mmHg，诉胸痛反复。

下一步应做什么？

A. 继续给与硝酸甘油缓解疼痛

B. 做超声心动

C. 立即行冠状动脉造影术
D. 静脉给予美托洛尔
E. 静脉给予多巴酚丁胺

答案

2.1　D　该患者临床表现为 UA/NSTEMI,由于消化道出血导致急性失血,心肌需氧和供氧失衡。目前最重要的是建立 2 支中心静脉通路,帮助扩容恢复血容量。立刻检查血常规、血型,给予输血治疗。该患者目前没有心衰的表现,等待输血的时候可以给与盐水补充。监测生命体征可以评估血容量的状态。立刻给予质子泵抑制剂,并且紧急行内镜检查。这类患者的心肌标志物可能为阳性,但是并非行冠状动脉介入治疗的指征,因为心肌缺血并非由于冠状动脉闭塞导致。该患者为急性消化道出血,抗血小板药物和抗凝药物是禁忌。这类患者依赖有效血容量的恢复,因此硝酸甘油类药物不能使用,因为会使症状恶化。

2.2　A　患者一旦确诊 UA/NSTEMI 高危组,应该早期行冠状动脉介入治疗。持续性的室性心动过速是高危因素。见表 2-2 可以参阅早期冠状动脉介入术治疗策略的益处。

2.3　B　患者的临床表现提示为腹膜后出血,伴低血压、头晕、四肢凉。给予 β 受体阻滞剂后心率变慢,这是心导管术潜在并发症,对于冠状动脉介入术后伴有背痛,并有血容量降低指征的患者需要考虑该并发症。该诊断提示患者有生命危险,根据经验应该立即给予扩容治疗。立即查血常规和血型,待患者情况稳定,血容量恢复,可以行腹部 CT 检查。患者是否应该静脉补液或输血,应该请血管外科会诊。患者心导管术出现背部不适,可能源于长期卧床,但是应该先排除其他能够诱发疼痛的病因。该患者未再出现缺血的症状,重复的心电图也未见明显异常,再次行冠状动脉介入治疗不符合指征。目前没有证据表明发生了心包压塞(心导管术时有可能出现发生冠状动脉穿孔),颈静脉未充盈,心脏体格检查未见特殊,心脏超声检查也不可能有什么帮助。

2.4　C　患者诊断为 UA/NSTEMI,如果出现血流动力学不稳定、心源性休克、持续性胸痛、二尖瓣反流出现或加重或出现持续性室性心动过速,应该立即行冠状动脉造影术。该患者目前出现了持续性室性心动过速,伴有血流动力学不稳定,应该立即行急诊冠状动脉造影。患者已经接受大剂量硝酸甘油，继续给予硝酸甘油效果亦不佳，目前血压不稳定，因此使用硝酸甘油类药物更需谨慎。该患者血流动力学不稳定，静脉给予美托洛尔不会有帮助，可以考虑静脉给予负荷量的胺碘酮，帮助抑制心律失常。多巴酚丁胺不适用于该患者，反而会加重心律失常、增加心肌耗氧量。心动超声亦不能提供额外的信息。

临床精粹

- UA/NSTEMI 是在动脉硬化斑块基础上形成未完全堵塞血管的血栓，造成冠状动脉血流减少，从而引起心肌缺血或心肌梗死。
- UA 和 NSTEMI 临床上很难区分。NSTEMI 心肌标志物呈阳性，而 UA 患者心肌标志物为阴性。
- UA/NSTEMI 可以表现为 ST 压低、T 波倒置，或者没有心电图的改变。ACS 患者如果出现持续性胸痛，应该每 15~30 分钟复查一次心电图观察心肌缺血的变化。
- UA/NSTEMI 患者应该进行危险分层，并根据指征，推荐早期冠状动脉介入治疗（见表 2-1 和表 2-2）。
- NSTEMI 治疗包括实时监测潜在的 ACS 并发症。
- 良好的生活方式对于冠心病的二级预防非常必要。

参考文献

Antman EM, Cohen M, Bernink PJ, et al. The TIMI risk score for unstable angina/non-ST elevation MI: A method for prognostication and therapeutic decision making. *JAMA*. 2000;284(7):835.

Cannon CP, Braunwald E. Unstable angina and non-ST elevation myocardial infarction. In: Bonow RO, Mann DL, Zipes DP, Libby P, eds. *Braunwald's Heart Disease: A Textbook of Cardiovascular Medicine*. 9th ed. Philadelphia, PA: Saunders/Elsevier; 2012:1178–1209.

Harvey JE. Unstable angina and non-ST-segment elevation myocardial infarction. In: Griffin BP, ed. *Manual of Cardiovascular Medicine*. 4th ed. Philadelphia, PA: Lippincott Williams & Wilkins; 2012: 36–59.

Jneid H, Anderson JL, Wright RS, et al. 2012 ACCF/AHA focused update incorporated into the ACCF/AHA 2007 guidelines for the management of patients with unstable angina/non-ST-elevation myocardial infarction. *J Am Coll Cardiol*. 2012;61(23):e179–e347.

May CH, Lincoff AM. Antiplatelet agents in ischemic heart disease. In: Gresele P, Born GVR, Patrono C, Page CP, eds. *Antiplatelet Agents*. London, UK: Springer; 2012:495–518.

Smith SC Jr, Benjamin EJ, Bonow RO, et al. AHA/ACCF secondary prevention and risk reduction therapy for patients with coronary and other atherosclerotic vascular disease: 2011 update. *J Am Coll Cardiol*. 2011;58(23):2432–2446.

病例 3
心源性休克

60 岁男性患者，白人，因意识混乱和昏睡就诊急诊科。患者妻子描述：患者身体一直很健康，1 周前出现剧烈恶心、出汗和上腹部疼痛，自认为是消化不良。3 天前患者运动时出现进行性乏力和呼吸困难，近期因夜间端坐呼吸，近 2 个晚上在躺椅上睡觉，今天早晨很难叫醒他去上班。既往病史包括肥胖、高血压和 2 型糖尿病，心脏病史不详，未在首诊医生处规律随诊。服用药物包括阿司匹林、二甲双胍、辛伐他汀、氢氯噻嗪、赖诺普利，经常忘记按时服用药物。吸烟史 40 年，目前仍在吸烟，每周 3~6 瓶啤酒，无服用毒品史。体格检查：中年男性，体型肥胖，嗜睡但可以唤醒。生命体征：血压 90/75 mmHg，脉搏 110 次 / 分，呼吸 22 次 / 分，体重指数（BMI）35 kg / m^2，血氧饱和度 94%。颈静脉无充盈，心脏听诊提示心动过速，S_1 / S_2 心音遥远，可闻及 S_3 杂音，胸骨左缘可闻及Ⅲ / Ⅵ全收缩期的杂音，随呼吸运动变化，在第六肋间隙锁骨中线处可闻及高调Ⅱ / Ⅵ全收缩期杂音，不随呼吸运动变化，心音低沉。胸部听诊为吸气性呼吸困难和呼气性呼吸困难，双下肢 2 度黏液性水肿。神经系统检查未见局灶体征。动脉血气分析：pH 值 7.25，pCO_2 36 mmHg，pO_2 90 mmHg，HCO_3 19 mmol/L，乳酸 7 mmol/L。

- 最可能的诊断是什么？
- 最合适的初始检查是什么？
- 最重要的初始治疗策略是什么？

病例3的解答:

心源性休克

摘要：60 岁男性患者，肥胖，有多个冠心病危险因素，出现进行性呼吸困难、端坐呼吸和间断性上腹部疼痛、恶心、发汗，几天后出现嗜睡，上述症状提示可能存在心肌梗死。患者生命体征提示心动过速、呼吸急促和相对低血压。患者是一个高血压患者，依从性差，出现低血压不合乎常理。脉压小提示心输出量减少，体格检查由于肥胖受到限制，但提示周围肌肉组织和大脑灌注减少，周边水肿和杂音提示三尖瓣和二尖瓣反流。动脉血气（ABG）提示不完全性代偿，由乳酸增加造成代谢性酸中毒。

- 最可能的诊断：心源性休克。
- 最合适的早期检查：心电图。
- 最重要的早期治疗策略：将患者收入重症监护室（ICU），行积极血流动力学支持，如患者存在急性心肌梗死的证据，应积极行冠状动脉血运重建。

分析

目的

1. 从全身组织灌注不足的层面理解休克概念。
2. 认识休克的临床和实验室指标。
3. 3 种主要类型休克的诊断和鉴别诊断。
4. 基于休克的不同类型给予治疗，针对患者的特殊血流动力学问题给予个体化治疗。

注意事项

患者出现的症状和体征符合心源性休克。有些患者心源性休克的临床症状表现很明显，特别是表现有明显低血压和靶器官衰竭的患者，然而许多患者如正常人一样，不存在明显的临床表现。休克是一种病理生理状态，定义为没有有效的氧气输送到身体的组织和细胞，原因是由于心脏泵功能减退。这个病例中，心源性休克的线索包括，患者的体格检查发现组织灌注水平低、缺血性心脏病的潜在风险高，而且患者的描述提示了很可能在症状出现前 1 周发生了急性心肌梗死。

由于患者的症状与休克出现之间存在 1 周的延迟，应该考虑心肌梗死后的机械并发症可能是心源性休克的原因，包括进行性左心室收缩功能障碍、右心衰竭、严重的二尖瓣反流或室间隔破裂。患者体格检查显示二尖瓣和三尖瓣重度反流。早期识别患者的休克状态至关重要，因为如果早期发现，心源性休克可能被逆转。如果不治疗，心源性休克将不可避免地导致组织细胞死亡、代谢性酸中毒、重要器官衰竭和死亡。鉴于患者未出现急性心肌梗死，下一步应该通过支持治疗来改善全身灌注，包括药物和机械支持，如使用正性肌力药物、升压药物或机械支持设备。

探讨：认识休克

定义

休克：组织水平上氧气灌注减少的一种病理生理状态。

心源性休克：休克是由于心脏泵功能障碍使外周组织灌注不足。

血管扩张性休克：休克是由于动脉循环血管床扩张不能维持足够的灌注压，使外周组织灌注不足。

低血容量性休克：由于循环血管容量明显降低，导致外周组织灌注压力减少而引起的休克。

有创血流动力学监测：使用动脉压力监测导管和留置肺动脉的导管（Swan-Ganz）收集有创血流动力学信息，便于休克的诊断和治疗。

心输出量：心脏输送携带氧气的血液供给身体的速度；每搏输出量与心率的乘积，正常值 4.0 ～ 8.0 L / min。心输出量的单位是升每分钟或升每分钟除于体表面积 [心脏指数（CI）；正常值为 2.5 ～ 3.5 L /（min • m^2）。

肺毛细血管楔压（PCWP）：当球囊充气使导管尖端“楔”在一个远端的肺动脉分支，通过肺动脉导管尖端检测的平均压力。反映了左心房压力，并且作为前负荷的替代指标估计左心室充盈压；正常值为 8 ～ 15 mmHg。

全身血管阻力（SVR）：通过有创血流动力学监测获得数据计算动脉阻力；后负荷的替代指标；单位为 dynes，正常值为 800~1200dyn。

混合静脉血氧饱和度（SVO_2）：在肺动脉采集的氧饱和度，SVO_2 是动脉总饱和度减去通过 Fick 方程计算的心输出量，反映了组织对氧气的摄取，并且是氧输送的替代指标。正常 SVO_2 为 70%。

临床处理方法

病理生理

理解休克状态的病理生理，必须首先理解正常的心血管生理。灌注压（ΔP）定义为动脉和静脉血管床之间的压差：[平均动脉压（MAP）]-[右心房压力（RAP）]。灌注压力取决于心输出量和全身血管阻力，这种相互关系用欧姆定律解释（ΔP=Q×R），Q 是流量，R 是阻力。因此，灌注压 ΔP=CO×SVR，CO 代表心输出量，SVR 代表全身血管阻力。这个方程中并列的决定因素是心输出量（CO=ΔP/R）或全身血管阻力（SVR =ΔP/CO），这些基础血流动力学元素的相对值可以通过体检估算出来，而有创血流动力学监测提供了一种更能定量的测定方法。

图 3-1 是一个流程图，说明心率、每搏输出量和全身血管阻力如何被其他心血管因素影响。心率受自主神经系统调节，每搏输出量受左心室前负荷、后负荷和心肌收缩性的影响。全身血管阻力取决于动脉张力、动脉容积和血管本身结构的完整性。这些因素之间存在相当程度的重叠，所以能广泛

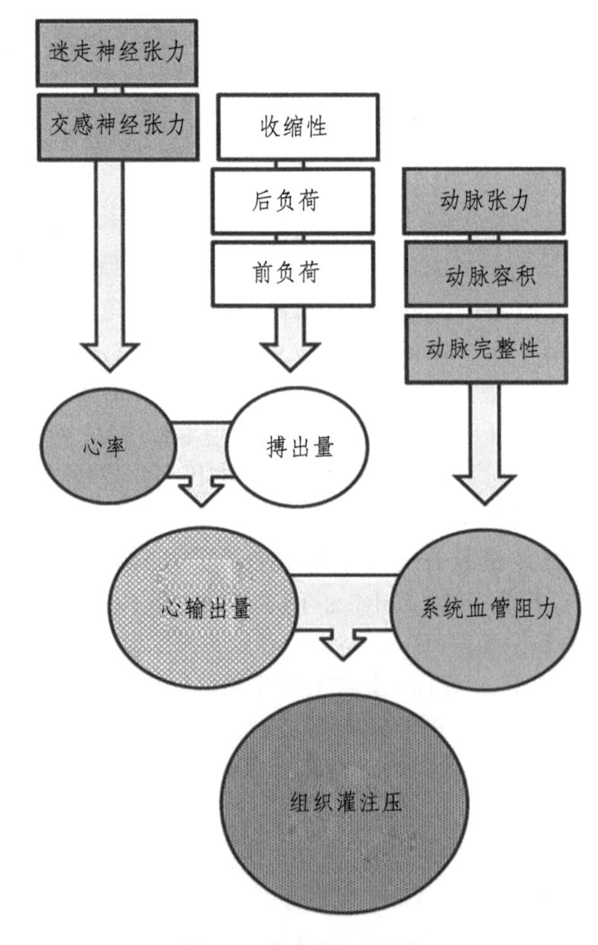

图 3-1　休克的决定因素。

适应生理性改变或需要。例如，一个慢跑者要攀上一个陡峭的山坡，需要经历血清儿茶酚胺增加和交感神经兴奋，这将使心率和心肌收缩性增加，提高心输出量。同时儿茶酚胺使血管的张力增加，另外也可增加灌注压以匹配生理需求，使慢跑者的下肢肌肉和隔膜得到充足的血流。当一个或多个这样的波动不能代偿时，就会发生休克。

根据诱发事件或诱发事件引起休克的参与程度，休克可分为心源性、血管扩张性、低血容量性。心源性休克的主要原因是心脏泵功能衰竭，导致不能提供足够的血液灌注外周组织。任何改变心脏功能状态的疾病都可以引起心源性休克，最常见的原因是心肌梗死。血管扩张性休克的主要原因是动脉循环障碍，由于血管张力减退和血管渗透性增加，不能向外周组织提供足够的灌注。血管扩张性休克与系统性炎症状态联系最紧密，例如败血症或全身炎症反应综合征（SIRS），常见诱因包括血液细菌感染、胰腺炎和大面积烧伤。低血容量性休克最常见的原因是急性血液丢失，常继发于创伤性损伤或消化道出血。

尽管通过血流动力学紊乱定义休克的各个亚型容易描述（见表 3-1），但是，这些异常状态并不是静止、一成不变。例如，有心脏衰竭病史的患者可能由于败血症出现血管扩张性休克，但随着时间推移，与脓毒症相关的代谢紊乱和酸中毒可能导致心脏泵功能恶化并出现继发性心源性休克。这些“混合性休克”的病例并不少见，治疗这样的病情非常具有挑战性。这些患者通常需要多学科来综合治疗。

心源性休克的主要问题是泵功能受损。任何心血管疾病状态都可导致心源性休克，但心源性休克最常见的原因是急性心肌梗死。心源性休克的血流动力学特点包括低心输出量，其降低与 SVO_2 有关（表 3-1）。继发于充血

表 3-1　休克的血液动力学特点

休克状态	RAP（mmHg）	PCWP（mmHg）	CI（L/min/m^2）	SVO_2（%）	SVR（dyn）	HR（bpm）
正常	5±3	12±3	2.5~3.5	70	800~1200	6~100
心源性	↑	↑	↓	↓	↑	↑
血管扩张性	↓ ↔	↓ ↔	↑	↑	↓	↑
低血容量性	↓	↓	↓	↓	↑	↑

缩写：CI，心脏指数；HR，心率；PCWP，肺毛细血管楔压；RAP，右心房压；SVO_2，混合静脉氧饱和度；SVR，系统血管阻力。

和没有足够的前向输出量。PCWP和左心房近端的中心压力将会升高。心率通常由于交感神经张力代偿性增加会增快(除非是自身传导问题)。同样原因，SVR通常也增高,但在某些情况下，SVR减少(心脏外科手术后、脓毒症所致的心源性休克)。

血管扩张性休克的主要问题是细菌内毒素或重度系统性炎症所导致的动脉张力减低和毛细血管渗透性增加。血管扩张性休克的血流动力学特点包括SVR降低、心输出量和SVO_2增高。心率通常为了维持高心输出量而增快,中心静脉压力可能低或相对正常。

低血容量性休克的主要问题是血管内循环容量显著减少。低血容量性休克的血流动力学特点包括:前负荷减少所致的低中心静脉压、低心输出量和SVO_2,并继之引起SV下降。心率和SVR增加通常是由于系统性张力代偿性增加的结果,而SVR增加进一步限制了每搏输出量。

临床表现

根据休克的不同类型,休克患者可出现不同的临床表现。多数患者先是出现某些诱发事件(心肌梗死、感染、外伤等),随后出现血流动力学代偿,继而发展为明显的休克。在诱发事件至发生休克之间的时间因人而异,主要取决于患者的一般状况和发生诱发事件前的状况。无论哪一种类型,休克患者最终都将出现组织低水平灌注的临床表现。

终末器官灌注不足的主要临床特征,包括精神状态低迷、全身乏力、尿量减少、代谢性酸中毒和低血压(在大多数情况下)。心源性和低血容量性休克的患者,由于深处的末梢血管收缩,四肢可能发冷,但血管扩张性休克的患者,通常因为病理性血管扩张,四肢温暖。对于多数休克患者来说,低血压是一个主要特性,但没有低血压并不能排除休克;患者血压正常甚至高血压也可以出现休克。例如,有主动脉瓣严重狭窄和左心室收缩功能差的患者,可以通过极度代偿性血管收缩来维持收缩压在105 mmHg,但由于每搏输出量明显降低和后负荷明显增加,仍是心源性休克。非缺血性心肌病和多重药物滥用病史的患者,在滥用可卡因后3天无食物或水的摄入,收缩压可以在240 mmHg,但仍存在休克,这是由于患者存在极高的后负荷、极低的前负荷和血容量减少。

休克的实验室特征,包括终末器官功能异常指标:血清尿素氮(BUN)和肌酐增加,肝转氨酶增加和血清乳酸升高。乳酸增加表明患者从有氧到无氧代谢,是休克的一个基本特征。在所有类型的休克患者中,乳酸酸中毒是提示预后差的指标,并且乳酸升高的程度与总体死亡率相关。

鉴别诊断

休克是临床诊断，通常详细询问病史，以及对在前一节中描述的功能进行重点检查后可以床边确诊。然而，临床表现可能很细微，尤其是在患者休克的早期阶段，患者可能仍然处于代偿阶段，所以有必要高度警惕并重复评估，特别注意原因不明的窦性心动过速，因为这经常是休克患者的最初表现。

实验室数据可以明确终末器官有无功能障碍，并且可以提供休克的病因。疑似早期休克的患者应该检查动脉血气和乳酸水平，不同患者实验室检查指标有一定程度不同，但一般包括全血生化、全血细胞分析、血培养（当疑似血液感染时）、心脏血清生物化学指标，包括肌钙蛋白和肌酸激酶、凝血功能，如果滥用药物，需行血清或尿液毒理学检验。患者应行心电图、胸片检查，早期超声心动图检查是诊断心源性休克的一个重要组成部分。如前所述，有创血流动力学监测对休克患者的监测、治疗和预后非常有益，虽然没有明确的数据表明，有创血流动力学监测可以改善休克患者的生存，但当经验丰富的 ICU 人员通过腔内影像指导血管入路，那么，有创血流动力学监测变得操作更安全，并发症更少。

与休克相关的死亡率很高但存在差异，取决于病因，介于 30% ～ 80%。休克发病率也相当高；休克患者通常面临着长期住 ICU、长期恢复和终末器官永久性损伤的风险，休克患者每年的成本以数百亿美元计。

休克的治疗

休克的治疗由休克的类型、患者独特的血流动力学和医疗需求决定，然而，一些基本原则适用于所有出现休克的患者。首先，快速识别休克状态并在重症监护室展开治疗，另一个原则是保护终末器官功能。最早的支持措施和对休克患者的检查和诊断应同时进行，根据休克病因和最终治疗决定行何种干预措施，如气管插管、机械通气、肾脏替代治疗和机械血流动力学支持。最后，应制订积极的预防措施避免危重患者出现并发症，如深静脉血栓形成（DVT）、压疮性溃疡、胃肠道出血，在 ICU 开始就给予适当的营养支持，最好是通过肠内途径行营养支持。

心源性休克的治疗：心源性休克治疗的目标，包括立即采取措施改善心输出量，并积极查找心源性休克的病因，针对病因治疗。排除急性心肌梗死是首要任务，里程碑式的 SHOCK 临床试验研究表明，在心肌梗死（大多数是前壁 STEMI）合并心源性休克的患者中，早期血运重建可以提高 30 天和 6 个月的存活率，所以，即使休克是发生在非 ST 段抬高心肌梗死（NSTEMI）的患者中，也有早期行冠状动脉造影并积极行血运重建的适应证。

心源性休克的治疗由休克的病因和所面临的最紧迫的血流动力学损伤

决定。因为大多数患者心源性休克时，每搏心输出量减少和系统性血管阻力增高，主要治疗是逆转这些异常。在极少的情况下，心源性休克患者表现为血管麻痹（动脉血管张力减低），预示着血压降低和SVR降低，可能需要谨慎使用静脉输液和血管升压药，如去甲肾上腺素。没有严重低血压的患者（SBP < 90 mmHg），静脉使用硝普钠常可以改善患者的血流动力学。硝普钠是一种直接有效的血管舒张药，可以显著减少左心室后负荷。虽然硝普钠也降低SVR，但它对后负荷的影响更大（这是由循环血压和左心室壁张力决定），可以增加每搏心输出量和灌注压力。积极使用强心药，如多巴酚丁胺等药物也可以改善心输出量，强心药通过直接提高心室收缩性增加每搏输出量。然而，使用这些药物也会带来更大风险，易导致心室和心房快速性心律失常而使总死亡率更高。对于使用血管活性药物治疗无效的休克患者，使用机械血流动力学支持，如主动脉内气囊泵（IABP）可能有益。IABP治疗是指将一个大球囊（30 ～ 50mL）经股动脉送入降主动脉，球囊由心电图或动脉压力波形触发，心脏舒张时充气，提高舒张压增加舒张期冠状动脉血流，球囊在收缩期放气，形成“真空”效应，有效降低后负荷，促进射血。IABP可联合硝普酸或强心药，共同促进血流动力学恢复，对IABP和血管活性药物疗效不明显的心源性休克患者，有时可选择更高级的机械支持，如经皮或手术放置体外膜肺氧合（ECMO）或心室辅助装置（VAD）。

优化前负荷是心源性休克的另一个关键点。左心室功能障碍的患者，通常需要高于正常值的LV充盈压（PCWP 18 ～ 20 mmHg）来维持足够的前负荷。大多数心源性休克患者双心室充盈压力明显增加（PCWP > 25 mmHg并伴有高RAP），导致心室前负荷不佳、肺瘀血、血氧低和肝脏、肾脏静脉充血。使用利尿剂，如呋塞米静脉治疗可以降低中心静脉压、优化前负荷、提高灌注压（记住：灌注压力 =MAP-RAP）。另外，低于理想值的充盈压也会导致前负荷和每搏输出量减少。对这些患者谨慎使用容量治疗（生理盐水250 mL弹丸式补液）可以增加和改善每搏输出量。

心源性休克治疗中一个常被忽视的指标是心率。休克时快速心律失常需要马上治疗（因为控制心律药物，如β受体阻滞剂、地尔硫䓬是负性肌力药物，在休克时是禁忌证，通常采用电转复），而相对心动过缓同样是问题，心动过速是对休克的相对统一的反应，休克患者心动过缓或心率低于正常，可能增加心率会使患者获益（儿茶酚胺治疗、经静脉心脏起搏器等）。

寻找主要的心脏损伤也是治疗心源性休克的必要因素。如果适合，急性心肌梗死患者应该立即接受血运重建。急性瓣膜反流（主动脉瓣和二尖瓣反流）或近期心肌梗死合并机械性并发症（室间隔破裂、乳头状肌破裂）的患者，应该请心胸外科医生紧急会诊，急性瓣膜反流的休克患者应考虑紧急手术，瓣膜严重狭窄的患者应进行紧急手术或经皮治疗评估。心律失常合并休克患者应心脏电复律、抗心律失常药物治疗，并且可能的话，应请心脏电生理专家会诊。心源性休克的心外病因，如大面积肺栓塞或心包压塞也需要明确诊断和治疗。

血管扩张性休克的治疗：血管扩张性休克的治疗，包括立刻给予减少血管张力和毛细血管渗透性为目标的治疗以及诱发事件的管理。通常早期（症状出现 6 小时内）的治疗目标，包括维持中心静脉压（CVP）（RA 压）>10 mmHg，SVO_2 ≥ 70%，MAP ≥ 65 mmHg，尿量 > 0.5 mL/（kg • h）。治疗方法包括给予静脉晶体或胶体容量复苏，同时使用血管升压药，如去甲肾上腺素或多巴胺，上述药物应采用静脉滴定，达到目标 MAP 值所需的最低剂量。虽然多巴胺是休克患者常用的一种血管升压药，但数据支持去甲肾上腺素可以改善血管扩张性和心源性休克患者的预后。

对怀疑脓毒症的病例，在使用广谱抗菌药物前，应该先检验血液和尿液寻找感染病因。通过实验室数据排除造成血管扩张性休克的其他病因，如胰腺炎、肾上腺衰竭、食物中毒和甲状腺疾病。

低血容量性休克的控制：低血容量性休克的治疗方法类似于血管扩张性休克，即以目标为导向的容量复苏（在已知或疑似出血的患者可输血），并谨慎给予血管加压支持治疗。寻找血容量减少的根本原因也很关键。

相关病例

- 参见病例 1（急性冠状动脉综合征 / STEMI）和病例 2（急性冠状动脉综合征 / NSTEMI）。

思考题

3.1　75 岁的老年患者，既往有高血压、糖尿病，几年前因完全性心脏传导阻滞置入永久起搏器，本次因矫形外科手术后出现休克收入 ICU。患者做了全髋关节置换术，手术不复杂。术前多巴酚丁胺超声心动图显示心功能正常，没有心肌缺血的证据。到 ICU 时，患者面色苍白、嗜睡但有意识。生命体征：血压（BP）80/40 mmHg，心率（HR）50 次 / 分，呼吸速率（RR）18 次 / 分钟，体温 37.9℃，血氧饱和度 96%。体格检查：45° 体位时颈静脉无充盈，心肺检查正常，四肢发冷、无水肿。实验室检查：BUN50，肌酐 1.8 mg / dL，血红蛋白 6.0 g / dL，平均血细胞比容（MCV）89，白细胞数（WBC）12 000，心脏生物标志物正常。心电图：窦性心律，预约两个单位的血，快速输 2 L 生理盐水。补液后患者的检查结果没有变化，血压为 84/45 mmHg。

下列哪一项是最合适的？

A. 输硝普酸钠

B. 输去甲肾上腺素

C. 输米力侬

D. 起搏器程控心率为 90 次 / 分

E. 放置主动脉内气囊泵

3.2~3.6 将下表血流动力学资料与患者做最佳匹配。答案（A~E）可以多选或不选。

	BP（mmHg）	HR（bpm）	RAP（mmHg）	mPAP（mmHg）	PCWP（mmHg）	CI(L/min/m²)	SVO_2（%）	SVR（dyn）
A	70/30	130	7	15	10	5.5	80	250
B	70/55	110	20	40	35	1.5	45	2000
C	70/30	140	1	8	5	1.8	55	2000
D	70/40	110	15	35	30	1.8	60	400
E	70/50	110	20	55	10	1.5	45	2000

3.2 55 岁女性，有乳腺癌病史，本次因呼吸困难、晕厥伴右侧胸部锐痛到急诊室。

3.3 19 岁男性，既往体健，本次下腹部枪伤、无意识。

3.4 77 岁老年男性，有缺血性心脏病病史、留置尿管，确诊意识混乱和低血氧 3 天。

3.5 17 岁女性，急性发作，意识混乱、发热、由于痛经导致的腹痛和扩散性红皮病型皮疹。

3.6 65 岁老年男性，STEMI 治疗 3 天后接受 PCI。

3.7 67 岁女性，进展性收缩性心衰，因 1 周前服用抗心衰药物后出现精神状态改变和呼吸困难收入院。生命体征：BP 92/70 mmHg（MAP77 mmHg），HR 100 次 / 分，RR 18 / 分，氧饱和度 92%，鼻插管（NC）输氧 4L。JVP 90° 时 20 cm，S_3 奔马律，双肺湿啰音，下肢凉和 1^+ 水肿。

下列治疗可以改善患者的灌注压，除了：

A. 放置主动脉内气囊反搏泵

B. 静脉注射呋塞米

C. 静脉注射生理盐水

D. 静脉注射米力农

E. 静脉注射硝普酸钠

答案

3.1　D　患者存在低血容量性休克的证据，初始没有给予容量复苏，临床情况最符合外科手术后的急性失血。我们希望患者代偿性心动过速，但患者很可能起搏器依赖，并且外科手术后需要程控（因为手术会影响设备感知）。因此，最合理的下一步治疗是增加起搏器心率到 90 次 / 分。升压与去甲肾上腺素（B）并非不合理的选择，但如果通过加快心率能首先解决问题的话，可能更合适。β_1 可以增加心率，尽管对起搏器依赖的患者没有帮助，但对于心动过缓的患者，中等剂量多巴胺 [5~10 μg /（kg • min）] 是一个好的选择。对于心源性休克患者，其余选项都合理，但该病例更符合低血容量性休克，因为患者心率为固定慢心率无法得到代偿。提高心率可以消除休克的“心源性因素”。

3.2　E　患者可能由于急性肺栓塞导致心源性休克和右心室衰竭。

3.3　C　患者由于枪伤失血导致低血容量性休克。

3.4　D　患者由于严重尿路感染所致的相关性败血症继发扩张性和心源性的混合型休克。

3.5　A　患者中毒性休克综合征继发扩张性休克。

3.6　B　患者急性心肌梗死后出现心源性休克。

3.7　C　患者有中央容量负荷增加的证据，虽然低血压，因为前负荷不佳（超负荷；患者 Starling 曲线右移），增加液体容量不会对患者有所帮助。使用呋塞米减少前负荷可以改善心室负荷，有望提高每搏输出量和灌注压（记住，ΔP =MAP−RAP）。IABP 和硝普酸钠治疗都能通过降低后负荷来改善灌注压、优化心输出量。米力农通过增强收缩力增加每搏输出量来改善灌注压。

临床精粹

- 大多数患者休克时表现为窦性心动过速，如果患者出现不能解释的窦性心动过速、低血压，要考虑休克。如果患者休克时心动过缓或心率低于预期，要考虑增加心率。
- 对疑似休克的患者要早期和经常检查动脉血气和乳酸含量，这会提供重要的预后信息，并帮助评估患者对治疗的反应。
- 对表现为心源性休克的患者应立即除外有无急性心肌梗死；早期血运重建可以使预后更好。

参考文献

De Backer D, Biston P, Devriendt J, et al. SOAP II Investigators. Comparison of dopamine and norepinephrine in the treatm ent of shock. *N Engl J Med.* 2010;362(9):779.

Dellinger RP, Levy MM, Rhodes A, et al.. Surviving Sepsis Campaign Guidelines Committee including the Pediatric Subgroup. *Crit Care Med.* 2013;41(2):580.

Hochman JS, Sleeper LA, Webb JG, et al. Early revascularization in acute myocardial infarction complicated by acute cardiogenic shock. SHOCK Investigators. Should we emergently revascularize occluded coronaries for cardiogenic shock. *N Engl J Med.* 1999;341(9):625.

Mueller HS, Chatterjee K, Davis KB, et al.. ACC expert consensus document. Present use of bedside right heart catheterization in patients with cardiac disease. American College of Cardiology. *J Am Coll Cardiol.* 1998;32(3):840.

Thiele H, Zeymer U, Neumann FJ, et al. Intraaortic balloon support for myocardial infarction with cardiogenic shock. IABP-SHOCK II Trial Investigators. *N Engl J Med.* 2012;367(14):1287.

病例 4

慢性稳定型冠心病

68 岁老年男性患者初次预约就诊，自诉重体力活动后轻度胸骨后压迫感，活动停止后几分钟内缓解，发作方式及严重程度近 3 年来无明显变化。否认休息时有胸痛、头晕、晕厥、呼吸困难、心悸发作或下肢水肿。他有冠状动脉疾病史，5 年前经皮冠状动脉介入治疗，在右冠状动脉植入金属裸支架 1 枚，并告知其他冠状动脉轻度病变，无须介入治疗。其他相关病史包括有高胆固醇血症和长期的高血压。他目前的药物治疗包括阿司匹林 81 mg，琥珀酸美托洛尔 25 mg/d，辛伐他汀 10 mg，氢氯噻嗪 12.5 mg/d，他不吸烟、不饮酒，未服用违禁药品。体格检查时：患者无明显不适，无剧烈胸闷。心率 90 次 / 分，律齐，左上臂血压 155/85 mmHg。无杂音、摩擦音，无奔马律，无喀喇音，第 2 心音生理性分裂。无明显额外心音。其余体检无明显异常。安静状态下 12 导联心电图（ECG）如图 4-1 所示。

- 最可能的诊断是什么？
- 下一步的最佳诊断是什么？
- 下一步的最佳治疗是什么？

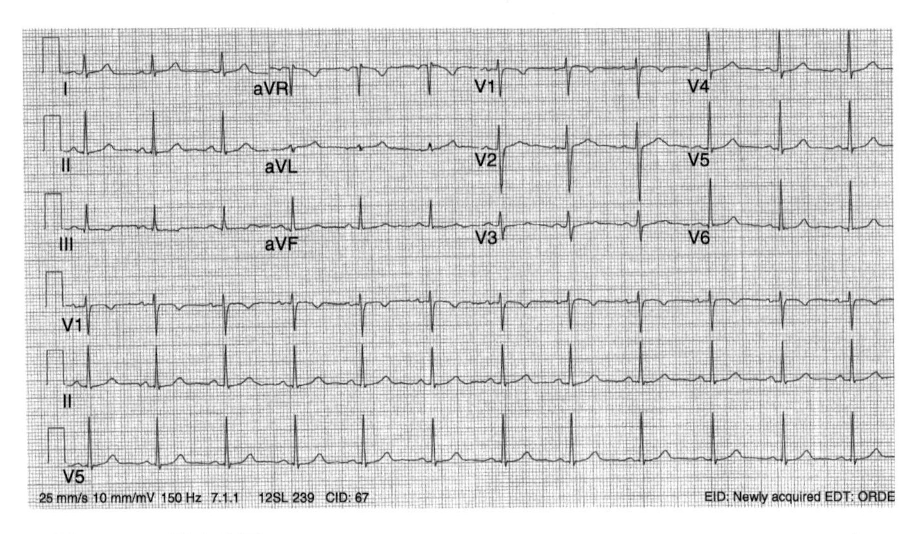

图 4-1 12 导心电图。（*Reproduced with permission from Donald Underwood，MD*）

病例 4 的解答：慢性稳定型冠心病

摘要：68 岁老年男性初次建档就诊。他目前经历着典型的劳力性胸痛症状，这些症状近 3 年里一直保持稳定。他否认在过去 3 个月里曾有静息性胸痛、心绞痛加重，并否认充血性心力衰竭的症状。他有明确的冠心病病史，并服用阿司匹林、长效 β 受体阻滞剂、辛伐他汀、氢氯噻嗪。他的体检无明显异常，他既往不抽烟或饮酒。患者有一个正常的安静状态下心电图，并且活动不受限。重要的是，他的血压仍然高，他的静息心率，不支持使用治疗剂量的 β 受体阻滞剂治疗。

• 最有可能的诊断：慢性稳定型冠心病（冠心病）。

• 下一个诊断步骤：①对冠心病和心肌梗死的危险因素、相关的生化标志物进行评估，包括：总胆固醇、低密度脂蛋白胆固醇、高密度脂蛋白胆固醇、血清肌酐、空腹血糖或糖化血红蛋白 A1c；②进行运动负荷心电图试验评估以后出现非致死性心肌梗死或心源性死亡的风险。

• 下一步治疗：基于指南的最佳内科治疗达到目标是血压 $< 140/90$ mmHg，降低 LDL $\leqslant 100$ mg/dL，减轻心绞痛症状，通过逐步增加 β 受体阻滞剂和（或）增加硝酸盐（含服硝酸甘油必要时或长效单硝酸异山梨酯）。

分析

目的

1. 识别冠心病的体征和症状，并注意胸痛的常见鉴别诊断。
2. 了解控制危险因素在管理慢性缺血性心脏病患者中的作用。
3. 理解无创性压力测试、冠状动脉造影、优化药物治疗以及经皮或外科血运重建术在慢性稳定型心绞痛中的作用。

注意事项

68 岁的男性患者，典型的胸痛，并已知有冠状动脉疾病。他的心绞痛是稳定的，并且有明显的活动相关性胸痛。重要的是，他的病史和体格检查结果并不支持存在急性冠状动脉综合征（如不稳定型心绞痛或急性心肌梗死）或显著左心功能不全。静息 12 导联心电图正常，目前正采用适当的冠心病稳定型心绞痛的药物治疗方案。在这种情况下，第一个诊断步骤是评估他是否需要更积极的控制危险因素，包括监测血清总胆固醇、低密度脂蛋白、高密度脂蛋白、肌酐、血糖水平。患者的血压目前没有充分的控制，除了增加降压药物的剂量还应该鼓励他通过改变生活方式来降低血压至 $< 140/90$ mmHg。

他已经服用一种利尿剂和β受体阻滞剂，也许有必要加服第三种降压药来达到目标血压。血管紧张素转换酶抑制剂（ACEI）或血管紧张素受体拮抗剂应优先引入。另外，β受体阻滞剂剂量逐渐增加至目标剂量，控制静息状态下心率在60~70次/分，这可能会进一步改善他的心绞痛症状。在这之后，患者应行运动心电图负荷试验，确定他非致死性心肌梗死或心血管死亡的风险。通过运动负荷试验或其他非侵入性的方式判定有多个危险因素，或由冠状动脉造影确定的高危冠状动脉病变的高危患者，提示应考虑经皮或外科血运重建。除发现在未来具有高风险并发症的特点之外，研究表明，优化的内科药物治疗和药物治疗联合经皮冠状动脉介入治疗具有同样的疗效。

探讨：

稳定型心绞痛患者

定义

稳定型心绞痛：典型的胸骨后压痛或挤压痛，发作多与活动相关，休息或及时含用硝酸甘油可立即缓解。

急性冠状动脉综合征（ACS）：广泛涵盖代表急性心肌缺血结果的临床实例，通常是急性的心外膜冠状动脉血管痉挛或动脉粥样硬化斑块破裂和血栓形成或闭塞的结果。

不稳定型心绞痛（UA）：可分类归于急性冠状动脉综合征范围。UA包括新近发生的心绞痛（2个月内新发）、休息时发作的心绞痛、发作时症状进行性加重或时间延长或含服硝酸甘油症状不能立刻缓解的心绞痛。

临床处理方法

病因

胸痛的鉴别诊断由各种临床实例组成，包括慢性的、相对温和的或急性的和立即危及生命的。迅速鉴别除外那些危及患者生命的诊断是临床医生的首要任务。12导联心电图是诊断急性冠状动脉综合征最重要的手段，并且可以指导患者迅速做出治疗决策。如果考虑急性主动脉疾病，需要行胸部X射线或断层成像，评估外周动脉搏动，并测量双侧上肢的血压。其他要考虑的诊断包括气胸、心包炎、肺栓塞、食管穿孔。

临床表现

病史：典型的稳定型冠心病患者常抱怨活动后的胸部不适。最常被描述为胸骨后压榨痛或挤压感，偶尔放射到下颌或上肢。休息或含服硝酸甘油症

表 4-1　根据临床表现将胸痛分为:典型的、非典型的和非心绞痛

特点	诱发因素	缓解因素
弥漫性胸骨后压痛 *,可持续 5~30 分钟	体力活动 情绪低落	休息 含服硝酸甘油
典型胸痛	以上 3 项皆有	
不典型胸痛	以上任意 2 项	
非心绞痛	以上任意 1 项或无	

* 疼痛放射到颈部或颌强烈提示心绞痛。

状迅速缓解可支持诊断(表 4-1)。基于患者的年龄和性别,将胸痛分为典型的、非典型的或非心源性的,可以大略准确预测冠状动脉是否狭窄(表 4-2)。严重或高风险的冠心病,左心室功能障碍或传导系统异常的症状非常明显,包括劳力性呼吸困难、端坐呼吸、夜间阵发性呼吸困难、下肢水肿、心悸、晕厥或近似晕厥。最后,需要注意有些特征表现可提示急性冠状动脉综合征,包括恶化型心绞痛、静息型心绞痛和休息或含服硝酸甘油心绞痛症状不能缓解型。

体格检查:通常心脏体格检查无特殊发现,但是有一些发现会提示左心功能不全,如窦性心动过速、肺部啰音、颈静脉搏动、下肢水肿和新发的心脏杂音。

冠心病的治疗

控制危险因素

对于血脂异常升高,如果冠心病诊断明确,控制 LDL < 100 mL/dL。如

表 4-2　根据年龄,性别和胸痛的性质,预测主要冠状动脉血管狭窄 * 程度的可能性(%)

	无心绞痛症状		非典型心绞痛		典型心绞痛	
年龄(岁)	男性	女性	男性	女性	男性	女性
30~39	5	1	22	4	70	26
40~49	14	3	46	13	87	55
50~59	22	8	59	32	92	79
60~69	28	19	67	54	94	91

* 血管造影定义的冠状动脉狭窄定义为狭窄 >50%。(*Adapted from Diamond GA, Forrester JS. N Engl J Med. 1979;300:1350–1358.*)

果10年冠心病(CHD)风险评估>20%,可选择控制LDL-C(低密度脂蛋白胆固醇):<70 mL/dL。积极治疗高血压、糖尿病相关性高血糖,并鼓励既往吸烟患者戒烟。

改善心绞痛症状

优化的心绞痛药物治疗包括使用β受体阻滞剂、钙通道阻滞剂、硝酸盐。需要注意的是药物应用需要从最低剂量逐渐增至最大耐受剂量。对于难治性病例,可以考虑雷诺嗪和增强型体外反搏(EECP)术。体外气囊反搏治疗涉及一系列球囊充排气治疗,一般将气囊包裹在腿部。患者通常需要治疗5天/周,连续治疗7周。雷诺嗪和体外反搏辅助治疗已被证明可减少发病频率和硝酸甘油的使用,以及活动相关的ST段压低的程度,但这些方法都没有被证明影响生存率或心肌梗死率。症状反复发作患者尽管有最佳的药物治疗和冠状动脉解剖不适宜血运重建患者,或许脊髓刺激可以解决患者胸痛症状。

无创检查评估风险和预后

无创性应激测试和影像学检查可为稳定型缺血性心脏病患者的相关风险和预后提供额外的数据。患者静息心电图可以提示患者是否能运动,运动心电图负荷试验根据心脏病/美国心脏协会联合美国学院(ACC/AHA)指南被认为是Ⅰ级推荐。运动通常首选的是应激源,因为它提供了额外的有关患者的功能的信息。Duke评分(DTS)是常用的一种风险预测工具,是根据大范围的人群得出的,并已被证明是可靠的危险指数评分方法(表4-3)。这些高危评分的患者通过侵入性评估以确定病变程度,从而获益于血运重建,如明显左主干病变或高度狭窄左前降支近段病变。

表4-3 分析患者入院、出院运动平板实验心电图在DUKE平板运动评分(DTS)与4年死亡率的关系

DTS风险分类 (DTS评分)	4年死亡率(%) 住院患者	4年死亡率 (%) 出院患者
低分(≥5)	2	1
中等(-10~4)	8	5
高分(<-10)	29	21

注:DTS=(运动持续分钟数)-5×(最大的ST偏差)-4×(平板运动心绞痛评分)。平板型心绞痛评分为0(无心绞痛),1(非活动限制性心绞痛),或2(活动限制性心绞痛)。(*Adapted from Mark DB, Shaw L, Harrell FE Jr, et al. N Engl J Med.* 1991;*325(12):849–853.*)

优化药物治疗对比血运重建术

根据一些随机临床试验的数据，在降低非致死性心肌梗死的风险、其他心血管事件、稳定型缺血性心脏病的死亡率方面，优化药物治疗和PCI联合药物治疗同样有效。排除有任何基于临床特征和无创性检查结果的高危因素证据后，采用单纯优化药物治疗也被认为是一种有效的初始治疗策略（图4-2）。

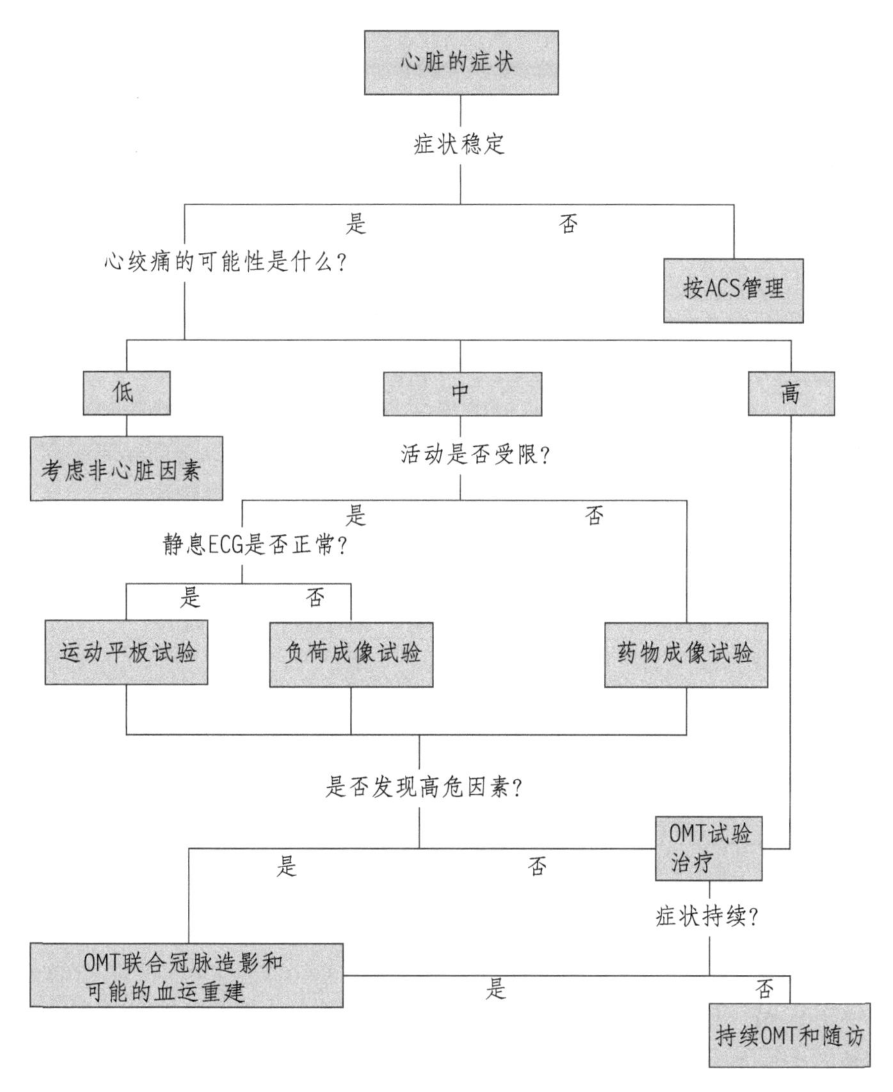

图4-2　对于稳定型冠心病管理步骤（ACS，急性冠状动脉综合征；OMT，最佳药物治疗）。

相关病例

• 参见病例 1（急性冠状动脉综合征 /STEMI）和病例 2（急性冠状动脉综合征 / NSTEMI）。

思考题

匹配以下干预或诊断研究与对应的临床情况（问题 4.1~4.3）：

A. 冠状动脉造影

B. 运动平板心电图检查

C. 进行运动负荷测试与超声心动图或核灌注成像结合

D. 冠状动脉搭桥术

4.1 65 岁老年女性患者，身体比较有活力，稳定型心绞痛和最近的安静状态下心电图提示正常。

4.2 78 岁老年男性患者，最近接受了运动后心电图平板测试，基于已知的 DUKE 评分，该患者被认为处于高危状态。

4.3 55 岁的男子患有冠状动脉疾病、高血压、高脂血症，由于稳定劳力性胸痛就医。他的心电图显示左心室肥厚与复极异常，该患者活动不受限。

4.4 下列哪一个陈述对于稳定的冠状动脉疾病是最准确的？

A. 对于稳定型心绞痛患者，经皮冠状动脉介入治疗比优化的药物治疗更能够改善患者的生存期。

B. 雷诺嗪治疗能够降低稳定型心绞痛患者心肌梗死的风险。

C. 所有异常应力试验结果的患者应该行冠状动脉造影评估冠状动脉阻塞的程度。

D. β 受体阻滞剂、钙通道拮抗剂、硝酸盐被认为是一线抗心绞痛药物

E. 构成了 Duke 评分（DTS）的要素包括运动时间、ST 段偏移的程度和一些异常的左心室节段心肌显像表现。

答案

4.1 B 患者活动不受限，静息心电图可判断，应该进行运动负荷试验以确定未来不良事件的风险。

4.2　A　应进行冠状动脉血管造影确定是否有高危冠状动脉狭窄，如左主干冠状动脉严重狭窄。

4.3　D　该患者应通过非侵入性的运动试验进行风险评估，但由于静息心电图很难解释压力测试检查结果，应该联合应用超声心动图或核灌注成像检查。重要的是，运动应该作为一种可能的应激源，因为它可能提供额外的预后信息。

4.4　D　β 受体阻滞剂、钙离子通道拮抗剂和硝酸盐被认为是治疗心绞痛的一线药物。已经接受合适的药物治疗的稳定型心绞痛患者，给予 PCI 治疗后，生存期不受影响，但应用于急性冠状动脉综合征患者，可以提高生存率。雷诺嗪是用于治疗心绞痛的二线药物，不能改善生存率或降低心肌梗死的风险。异常、低风险的应力测试结果的稳定型心绞痛患者不推荐立即行冠状动脉造影检查。DUKE 评分是基于运动的持续时间、ST 段偏离程度和是否有症状。

临床精粹

- 对于慢性稳定型心绞痛，无创测试低风险患者，选择药物治疗是一个公认的初始管理策略。
- 如果患者运动不受限，静息心电图正常，运动心电图负荷试验是首选的测试方式。
- 评估稳定型心绞痛患者的体征和左心室功能障碍症状，因为这可能表明存在一个高危的冠状动脉阻塞的情况。
- 尽量滴定 β 受体阻滞剂、硝酸盐和钙离子通道拮抗剂逐渐到最大耐受剂量来缓解心绞痛症状。

参考文献

Boden WE, O'Rourke RA, Teo KK, et al. Optimal medical therapy with or without PCI for stable coronary disease. *N Engl J Med*. 2007;356:1503.

Fihn SD, Gardin JM, Abrams J, et al. 2012 ACCF/AHA/ACP/AATS/PCNA/SCAI/STS Guideline for the diagnosis and management of patients with stable ischemic heart disease: A report of the American College of Cardiology Foundation/American Heart Association Task Force on Practice Guidelines, and the American College of Physicians, American Association for Thoracic Surgery, Preventive Cardiovascular Nurses Association, Society for Cardiovascular Angiography and

Interventions, and Society of Thoracic Surgeons. *J Am Coll Cardiol.* 2012;60:e44–e164.

Patel MR, Dehmer GJ, Hirshfeld JW, et al. ACCF/SCAI/STS/AATS/AHA/ASNC 2009 Appropriateness Criteria for Coronary Revascularization: A report by the American College of Cardiology Foundation Appropriateness Criteria Task Force, Society for Cardiovascular Angiography and Interventions, Society of Thoracic Surgeons, American Association for Thoracic Surgery, American Heart Association, and the American Society of Nuclear Cardiology Endorsed by the American Society of Echocardiography, the Heart Failure Society of America, and the Society of Cardiovascular Computed Tomography. *J Am Coll Cardiol.* 2009;53:530.

Pursnani S, Korley F, Gopaul R, *et al.* Percutaneous coronary intervention versus optimal medical therapy in stable coronary artery disease: A systematic review and meta-analysis of randomized clinical trials. *Circ Cardiovasc Interv.* 2012;5:476.

Shaw LJ, Peterson ED, Shaw LK, et al. Use of a prognostic treadmill score in identifying diagnostic coronary disease subgroups. *Circulation.* 1998;98:1622.

病例 5
外周动脉疾病

一位 67 岁白人男性患者因双下肢疼痛，到他的初级保健医生处就诊。疼痛已持续数月，但最近 3 周加剧。表现为锐痛，疼痛严重程度 8/10，双下肢对称，主要为小腿和足部痛。长距离行走时疼痛加剧，停止活动休息几分钟疼痛可减轻。否认上肢有类似的疼痛和乏力，否认下肢外伤史，无神经系统症状。有高血压病史 15 年，口服美托洛尔。有高脂血症病史，最近体检示 LDL 为 193 mg/dL，口服辛伐他汀治疗。吸烟史，原为 50 包 / 年，现在每天 1 包。其余系统既往正常。体格检查生命体征：体温 36.7℃，脉搏 81 次 / 分，血压 137/83 mmHg，呼吸 16 次 / 分。双肺听诊呼吸音清晰，心音规整、正常，未闻及杂音、摩擦音或奔马律。腹部检查正常。下肢检查：腿部无毛，皮肤光滑柔和，无溃疡、颜色异常、红斑。听诊未闻及杂音。触诊脉搏：双侧股动脉 2^+，双侧足背及胫后动脉 1^+。

- 最可能的诊断是什么？
- 下一步最佳诊断步骤是什么？
- 下一步最佳治疗是什么？

病例5的解答：

外周动脉疾病

摘要：67岁白人男性，有明确的高血压、高脂血症以及大量吸烟史，现在有运动相关的下肢疼痛史1个月。自诉疼痛运动后加剧，休息后缓解。体格检查发现双侧足动脉搏动轻度减弱以及与腿部动脉血流减少相关的皮肤改变，其余均正常。

- 最可能的诊断：外周动脉疾病伴跛行。
- 下一步诊断步骤：踝臂指数（ABI）。
- 下一步治疗：危险因素控制，抗血小板药物。

分析

目的

1. 学习外周动脉疾病发生的病理生理机制。
2. 掌握协助诊断的影像学检查的合理应用。
3. 能依据详细病史和体格检查来区分跛行和假跛行。
4. 熟悉外周动脉疾病的治疗原则。

注意事项

这位合并有多种疾病的67岁男性，存在运动相关的下肢痛，休息后可以完全缓解。由于他的年龄和医疗问题，我们必须考虑多个诊断。高血压、高脂血症以及吸烟史导致患者动脉粥样硬化的风险。患者迄今为止没有出现任何心脏事件，但这个事实不应阻止我们去进行进一步的外周动脉检查。由于患者年龄以及运动相关的下肢疼痛，我们也必须考虑骨关节炎的可能。如果其他检查不能确诊的话，双侧膝关节X线检查可用来明确疼痛病因。同时基于他的病史和体格检查发现，最可能的诊断是外周动脉疾病，应行多普勒ABI测量。

探讨：非冠状动脉疾病

定义

外周动脉疾病(PAD)：阻碍血液向上肢或下肢供应的一种疾病。

跛行：发生于特殊肌群的疼痛或乏力，通常停止活动可恢复正常。

踝臂指数(ABI)：踝部和臂部收缩压的比值，其价值在于可以反应疾病的存在与否以及疾病的严重性。

临床处理方法

病因

外周动脉疾病易发于 40 岁以上人群，且老年人发病率更高。全国健康和营养调查，采集 1999—2000 年的 2174 名参与者的数据，计算基于 ABI<0.90 所提示的患病率。这项研究显示随年龄增长，PAD 的发病率也随之增加。不同性别 PAD 发病率趋于一致，但 70 岁以后女性较男性发病率增加。不同人种间，非洲裔美国人比西班牙裔美国人发病率高，随着美国人口老年人比例不断增长，医生预计 PAD 的发病率也将继续增长。

外周动脉疾病危险因素与冠状动脉粥样硬化进展相关的因素类似，这个观念早已被大家接受。尤其高血压、血脂异常、糖尿病以及吸烟与 PAD 密切相关。表 5-1 提示这些危险因素与 PAD 发病率呈正相关。

临床表现

PAD 的典型症状是跛行，正如之前所说，跛行是指发生于局部肌群的疼痛和(或)乏力，休息后可缓解。疼痛是由于氧的供需失衡，之前所涉及的动脉粥样硬化危险因素可以导致动脉进行性狭窄，静息状态时代偿充分，而运动时血流供应往往不足。这导致乳酸和其他能激活局部疼痛受体的代谢产物蓄积。疼痛位置与存在狭窄的动脉分布相关，髂总动脉主干堵塞可导致髋和大腿跛行，而股动脉和腘动脉堵塞通常导致小腿跛行。如果 PAD 进展至非常严重的程度，患者可以出现静息痛和(或)皮肤溃疡的发生、发展，这预示着临界性肢体缺血，需要立即干预。

PAD 相关的跛行通常是由于动脉粥样硬化，临床医师还需识别动脉血栓栓塞、动脉瘤和直接血管损伤，这些均可以引起类似征象。可以想象，这些病因将导致下肢疼痛立即发作，由动脉粥样硬化导致的下肢疼痛相对更隐匿些。在老年人群中，与活动相关的疼痛也要考虑到骨关节炎的诊断，而骨关节炎在老年人必定存在双侧痛，更多与髋和(或)膝关节相关，而不是 PAD

表 5-1　外周动脉疾病（PAD）的危险因素	
危险因素	**相对危险度（95% 可信区间）**
吸烟	4.46（2.25~8.84）
糖尿病	2.71（1.03~7.12）
高血压	1.75（0.97~3.13）
高胆固醇血症	1.68（1.09~2.57）
高同型半胱氨酸血症	1.92（0.95~3.88）
慢性肾脏疾病	2.00（1.08~3.70）
胰岛素抵抗	2.06（1.10~4.00）
C- 反应蛋白	2.20（1.30~3.60）

（*Reproduced, with permission from, Braunwald' s Heart Disease：A Textbook of Cardiovascular Medicine. Robert O. Bonow and Eugene Braunwald，editors. 9th ed Philadelphia，PA：Elsevier，Saunders；2012.*）

出现的这种特殊的小腿痛。另外，PAD 是典型的停止活动而疼痛缓解，而骨关节炎的不适则可能持续，并且逐渐加重，甚至是极微小的活动也可能引发疼痛。

最后要考虑的鉴别诊断是神经源性跛行或假跛行，这种情况是由于椎管狭窄所致，而它可以与 PAD 表现相仿，二者临床表现的细小差别可以提示病因不同。椎管狭窄通常导致神经根受压，这会引起患者主诉神经根痛放射至臀部或腿。另外，这种痛更多是和姿势有关，而不是活动相关，当脊柱伸展时最常发生，如照此姿势保持不动可有严重的神经源性跛行，而 PAD 患者单纯站立不会出现这种疼痛。当俯屈位坐于固定式自行车时，神经源性跛行的患者能完成长时间体力活动，而 PAD 患者由于之前提到的血管失衡，不能耐受长时间体力活动。

鉴别诊断

与任何心血管疾病一样，初步诊断讨论应包括详尽的病史和体格检查。应询问有关病史，注意高血压、糖尿病、血脂异常、吸烟史和既往心血管事件史。应进行完整的心血管检查，包括杂音听诊和远端脉搏减弱。这两项都存在就增加了 PAD 的可能性，特殊的解剖学部位可能与患者疼痛部位相关。另外，光滑、胫无毛和肌肉萎缩帮助确诊 PAD 和血管病因。

如果医生怀疑 PAD，下一步诊断应测量踝臂指数（ABI）。ABI 是一个很简单且具成本效益的方法，可用于判断疾病的严重性和指导治疗。如之前所说，它是踝部收缩压与臂部（肱动脉）收缩压的比值。一个标准的气套囊套在踝部，充气至收缩压以上。同时，一个多普勒超声探头置于足背和胫动脉上，用于气囊放气过程中测量血循环（收缩压）。同样，臂收缩压用传统方法以听诊器听诊第一声 Korotkoff 音来测量。重要的是，记住要测量双侧踝臂值，以避免任何单侧异常误差的可能性。健康人踝部收缩压高于臂部收缩压，记住 ABI 正常值范围是 0.9~1.3。ABI 值 <0.9 考虑诊断 PAD，可以进行二维超声、CT 或磁共振血管造影术（MRA）以了解特殊的动脉病理学变化。

治疗

如之前所谈到，PAD 继发于一些危险因素，这些危险因素也引起心血管发病率和死亡率增加。因此初步治疗是改变生活方式以控制这些危险因素，这不仅改善 PAD 症状，而且可以降低致死性心血管事件的总体风险。戒烟对于减轻症状、提高总生存率有明显益处；终止吸烟的 PAD 患者 5 年生存率约是继续吸烟 PAD 患者的 2 倍。而目前文献证实强化胰岛素治疗对 PAD 风险没有影响，但医生赞成仍应以 HbA_{1c} 目标值 <7.0% 来给予恰当的管理，从而减少微血管并发症和总体功能紊乱。同样，高血压是 PAD 发生的危险因素，目前没有确切的研究证实血压管理能延缓 PAD 的进展。然而，积极血压管理能显著减少心肌梗死的风险和总的心脏并发症，因此使用 β 受体阻滞剂和 ACEI 仍是合理的。

多项研究已经证实，他汀治疗血脂异常可以明显缓解 PAD 症状。一项随机、双盲试验，纳入 354 名 PAD 的跛行患者，观察应用阿托伐他汀（10 或 80 mg/d）和安慰剂之间的差异。12 月时高剂量阿托伐他汀组无痛行走时间显著提高 [63% vs 安慰剂组的 38%（81 vs 39 秒）]，两种剂量阿托伐他汀组均明显提高社区体力活动。目前专家共识建议 PAD 患者的理想 LDL-C 水平应 <100 mg/dL。

这些理论是围绕生活方式改善，PAD 的药物治疗通常包括抗血小板药物和（或）西洛他唑。当前资料显示抗血小板药物对 PAD 症状有极微小的改善，然而仍鼓励其应用，主要是为了减少心肌梗死等普通心脏事件以及卒中的发生。西洛他唑是一种磷酸二酯酶抑制剂，抑制血小板聚集，同时也作为动脉扩张剂，使 PAD 症状明显缓解。一项针对 2491 例患者的 meta 分析显示西洛他唑应用后最大和无痛行走距离较安慰剂有显著提高。

总体来说，糖尿病、高血压、血脂异常的强化治疗，药物治疗同时鼓励戒烟，对 PAD 有益并且总体减少心血管事件。如果更多的并发症出现和（或）这些方法无效，应考虑血管成形术和支架介入治疗。

并发症

除了之前提到的心血管事件(心肌梗死、卒中、心力衰竭)可能是由于重叠PAD危险因素外,要考虑的另外一个严重问题是PAD进展至临界性肢体缺血。1%~2%的50岁以上PAD患者出现临界性肢体缺血,其定义的一个条件是"动脉血流不足以满足静息时肌肉或组织的代谢需求",症状包括静息痛、坏疽以及未愈合的下肢溃疡(图5-1)。这些患者应立即被转至血管介入专科医师处,并考虑外科或经皮血运重建,以阻止进一步的并发症,例如截肢术。

相关病例

• 参见病例1(急性冠状动脉综合征/STEMI),病例2(急性冠状动脉综合征/NSTEMI)和病例4(慢性稳定型冠心病)。

思考问题

5.1 一名患者就诊于初级保健医生,他有外周动脉疾病引起跛行的症状和体征,以下哪一项是理想的初步诊断方法?

A. 血管造影术

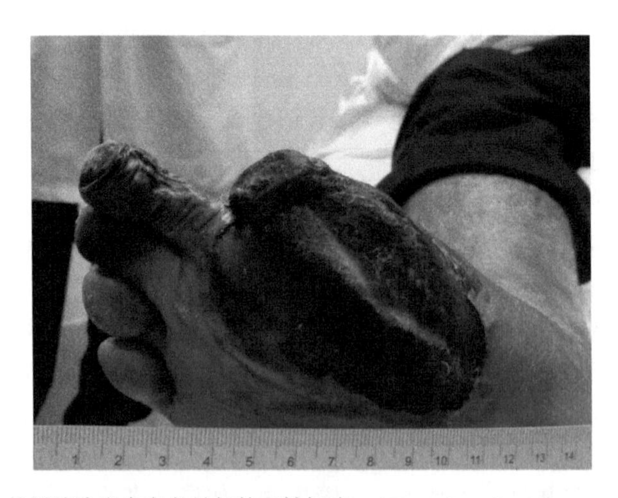

图5-1 一个外周动脉疾病患者足部的干性坏疽。(*Reproduced, with permission, from Mehdi Shishehbor, DO.*)

B. 踏车行走试验

C. 心脏超声

D. 踝臂指数

5.2　典型的腓肠肌跛行过程中疼痛发生的病理生理机制是什么？

A. 由于血流不足使氧供需失衡，导致毒性代谢产物的蓄积

B. 由于前后腔室腿肌的肥大导致伤害感受器功能亢进

C. 动静脉瘘

D. 继发于糖尿病的微血管病变

5.3　对于 PAD 患者，阻止疾病进一步发展的理想 LDL 目标值是多少？

A. <170 mg/dL

B. <200 mg/dL

C. <140 mg/dL

D. <100 mg/dL

5.4　以下症状哪一个明确提示在典型跛行基础上的假跛行诊断？

A. 大腿和小腿部位的疼痛

B. 活动引起的膝关节痛

C. 下坡而不是上坡行走时剧烈的后背和腿痛

D. 休息时胸痛

5.5　一位 67 岁男性被诊断为外周动脉疾病。对这名患者来说，改善以下哪项危险因素是合适的？

A. 戒烟

B. 糖尿病

C. 血脂异常

D. 以上全是

答案

5.1　D　踝臂指数作为一个简单且具成本效益的工具，可用于判断有无 PAD 和（或）严重性。动脉造影术是金标准，基于踝臂指数结果的基础上可以进行（然而动脉造影术是具有侵入性的检查）；如果 ABI 结果不确定，可行踏车行走试验。心脏超声对 PAD 的直接诊断无用。

5.2　A　由于动脉粥样硬化和血管狭窄，在高体力活动期间血流不充

分，因而氧的供应少于氧的需求，导致乳酸和其他代谢产物蓄积，从而引起疼痛。实际上腓肠肌疼痛是主诉，它不是由于肌肉肥大，而是血流不足。尽管糖尿病必然会使肌肉脉管系统的微循环恶化，但它不是疼痛感的原因。同样，动静脉瘘和继发于糖尿病的微血管病变不是PAD疼痛的病因。

4.1 D 美国心脏病学会和STAHC Ⅱ 建议PAD患者的血脂异常应积极治疗，因为PAD是心血管疾病的一个危险因素。

5.4 C 神经源性或假跛行是由于椎管狭窄导致。因此姿势改变，换言之，上坡行走过程中发生的向前俯屈，增加了脊柱直径，从而可缓解疼痛。下坡行走过程中发生脊椎伸展，椎管变窄，引起继发性疼痛。另一方面，继发于PAD的疼痛不与位置相关，而只是和体力活动量相关。假跛行的患者通常主诉背部和臀部疼痛，然而PAD的疼痛更通常位于大腿和小腿。活动加重的膝关节疼痛是骨关节炎的标志。静息痛强烈提示PAD晚期。

5.5 E 所列所有因素均明显增加PAD进展的风险，医生和患者都应该积极努力去限制患者暴露于这些危险因素中。

临床精粹

- 外周动脉疾病有很高的发病率和死亡率，应尽力查找潜在的危险因素。
- 外周动脉疾病提示系统性动脉粥样硬化，因此患者有较高的卒中、心肌梗死和心绞痛风险。
- 在详细病史和体格检查后，踝臂指数是初步诊断检查的最好选择，并可指导进一步治疗。
- 在药物治疗同时，积极管理糖尿病、高血压、血脂异常，鼓励戒烟，对PAD有效，也可使心血管事件总体下降。

参考文献

Creager MA, Libby P. Peripheral artery disease. In: Bonow O, Braunwald E, eds. *Braunwald's Heart Disease: A Textbook of Cardiovascular Medicine*. 9th ed. Philadelphia, PA: Elsevier, Saunders; 2012: 1338–1356.

Criqui MH, Vargas V, Denenberg JO, et al. Ethnicity and peripheral artery disease: The San Diego Population Study. *Circulation*. 2005;112:2703.

Hiatt WR, Goldstein J, Smith SC Jr, et al. Atherosclerotic Peripheral Vascular Disease Symposium II: nomenclature for vascular diseases. *Circulation*.

2008;118:2826.

Hirsch AT, Allison MA, Gomes AS, et al. American Heart Association Council on Peripheral Vascular Disease; Council on Cardiovascular Nursing; Council on Cardiovascular Radiology and Intervention; Council on Cardiovascular Surgery and Anesthesia; Council on Clinical Cardiology; Council on Epidemiology and Prevention. A call to action: women and peripheral artery disease: a scientific statement from the American Heart Association. *Circulation*. 2012;125(11):1449–1472.

Holman RR, Paul SK, Bethel MA, et al. 10-year follow-up of intensive glucose control in type 2 diabetes. *N Engl J Med*. 2008;359:1577.

Lu JT, Creager MA. The relationship of cigarette smoking to peripheral artery disease. *Rev Cardiovasc Med*. 2004;5:189.

Mohler ER 3rd, Hiatt WR, Creager MA. Cholesterol reduction with atorvastatin improves walking distance in patients with peripheral artery disease. *Circulation* 2003;108(12):1481–1486.

Pande RL, Hiatt WR, Zhang P, Hittel N, Creager MA. A pooled analysis of the durability and predictors of treatment response of cholesterol in patients with intermittent claudication. *Vasc Med*. 2010;15(3):181–188.

Selvin E, Erlinger TP. Prevalence of and risk factors for peripheral arterial disease in the United States: results from the National Health and Nutrition Examination Survey, 1999–2000. *Circulation*. 2004;110(6):738–743.

Skyler JS, Bergenstal R, Bonow RO, et al. Intensive glycemic control and the prevention of cardiovascular events: Implications of the ACCORD, ADVANCE, and VA diabetes trials: a position statement of the American Diabetes Association and a scientific statement of the American College of Cardiology Foundation and the American Heart Association. *Circulation*. 2009;119:351.

病例 6

急性主动脉瓣反流

男性患者，55岁，长期患有高血压，因胸痛到急诊科就诊。患者早晨还感觉状态良好，但当与朋友一起抬重物时，突然感到胸部撕裂样疼痛。患者述胸部及背部均剧烈疼痛。此前无发热、寒战。主要体征：心率140次/分，仰卧位，自然呼吸状态，左上臂血压120/60 mmHg，右上臂血压100/55 mmHg，呼吸26次/分，脉搏氧浓度92%，体温正常。患者躺在检查床上显得很痛苦，一直手抓着胸部。心脏听诊心律规整，心尖搏动无移位，左侧胸骨旁低位可闻及第3心音及短的舒张期杂音。患者呼吸困难，两下肺可闻及细小的水泡音。腹部和四肢检查正常，实验室指标中除白细胞稍高外（11 000/mm^3），其余均正常。心电图表现为窦性心动过速及非特异性ST-T改变。胸片显示纵隔增宽及因肺水肿引起的两肺透光性降低。

- 最可能的诊断是什么？
- 下一步最佳诊断步骤是什么？
- 下一步最佳治疗方案是什么？

病例6的解答：
急性主动脉瓣反流

摘要：55岁男性，高血压病史较长，举重物后引发剧烈胸背部疼痛。主要体征：心动过速（140次/分）、两上肢血压相差明显（左侧120/60 mmHg，右100/55 mmHg）、轻度低氧血症。心脏听诊左侧胸骨旁低位可闻及第3心音及短的舒张期杂音，两下肺可闻及细小的水泡音。

实验室检查：除白细胞稍高外（11 000/mm^3），其余均正常。心电图表现为窦性心动过速及非特异性ST-T改变，胸片显示纵隔增宽及因肺水肿引起的两肺透光性降低。

- 最可能的诊断：由主动脉夹层引起的急性主动脉瓣闭合不全。
- 下一步诊断性检查：超声心动图及CTA检查。
- 下一步治疗方案：稳定血流动力学治疗并立即进行外科评估。

分析

目的

1. 理解为什么急性左侧瓣膜反流会引起明显血流动力学损害。
2. 理解如何根据临床表现识别急性左侧反流性瓣膜病。
3. 掌握急性左侧反流性瓣膜病的诊断流程。
4. 理解治疗急性左侧反流性瓣膜病的关键是稳定血流动力学并立即进行外科评估。

探讨：
急性主动脉瓣反流

定义

瓣膜反流：因为瓣叶关闭欠佳引起血液在心脏腔室间反向流动。

降低后负荷：采用药物或器械介入干预降低后负荷，即收缩期射血时左心室室壁张力。急性反流性瓣膜病时，由于体循环血管阻力适应性增高引起后负荷升高。后负荷增高限制每搏量输出、加重反流程度，所以最终是有害的。急性左侧反流性瓣膜病治疗的关键是立即给予降低后负荷。

主动脉球囊反搏（IABP）：球囊反搏装置可以向衰竭的左心室提供短暂的支持。球囊可经皮通过股动脉置于降主动脉胸段，工作状态与心脏循环相适应。收缩期球囊放气缩小，降低后负荷；舒张期球囊充气，使动脉压升高，从而加强舒张期冠状动脉的血液灌注。

临床处理方法

病因

急性左侧反流性瓣膜病严重影响血流动力学，可以迅速导致整个心血管功能的崩溃，所以临床上必须对急性左侧反流性瓣膜病做出快速诊断。正常心脏，氧合血通过肺静脉从肺流入左心房，舒张期再通过二尖瓣流入左心室，接着在收缩期通过主动脉瓣离开心脏排入外周。准确理解急性左侧瓣膜功能不全的病因和机制是制订适合该疾病治疗方案的关键。

由于主动脉根部内径或完整性突然变化，引起瓣尖不能有效闭合，即可造成急性主动脉瓣反流。主动脉瓣内膜炎、人工瓣功能不全、急性主动脉夹层及胸部创伤是导致急性主动脉瓣反流的主要原因。二尖瓣的任何一部分功能异常均可引起二尖瓣反流：二尖瓣前瓣、后瓣、二尖瓣环、腱索、乳头肌（图 6-1）。一般引起急性二尖瓣反流的致病因素包括：心内膜炎、乳头肌缺血或心肌梗死、瓣膜黏液样变引起的腱索断裂以及胸部外伤。

病理生理

急性左侧反流性瓣膜病可因引起前向血流量突然下降导致左心容量负荷急剧升高。每搏量的下降直接导致外周低灌注和心源性休克。而左心容量急剧升高将造成肺瘀血，引起低氧血症。与慢性瓣膜闭合不全不同，左心房、左心室没有充足的时间适应左心容量负荷的显著变化，所以患者很难耐受急性严重的瓣膜闭合不全，该类患者临床状况很差；而慢性瓣膜闭合不全患者可以症状很轻，甚至无症状存活很多年。

在严重的急性主动脉瓣闭合不全患者，舒张期大量血液突然反流入左心室，引起体循环灌注压急剧下降，会引起机体适应性改变：心动过速、血管收缩。随着心动过速发生，紧接着产生左心室舒张压升高，这是因为舒张期缩短，二尖瓣提前关闭，使无效前负荷增加，结果导致每博量和心输出量明显降低，又因为外周血管阻力升高，使其进一步降低。另外，由于二尖瓣功能不良，升高的左心室舒张压，逆行依次传导到左心房、肺静脉，引起肺水肿，最终导致低氧血症。低氧血症会加重组织缺血和酸中毒，使情况恶化。如果不及时干预，很快进展为心源性休克甚至死亡。

在急性二尖瓣反流时，收缩期非顺应性左心房突然接受过多的容量负荷，将导致急性肺水肿。收缩期左心室射血时，因每搏量的一大部分流入左心房，前向射血量显著降低，这就导致心输出量降低及外周组织灌注不良。如果同时存在主动脉瓣反流，机体通过提高心率和外周血管阻力，暂时提升心输出量。升高的外周血管阻力不可避免地进一步使心输出量降低，加重低

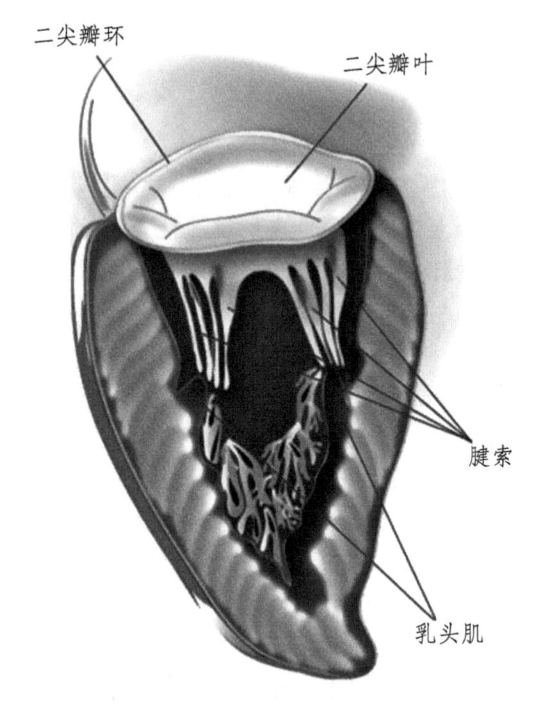

图 6-1 二尖瓣解剖。心内膜炎时最易累及二尖瓣叶及腱索。乳头肌经常在心肌缺血或梗死时受累。二尖瓣环则在急性二尖瓣反流时不受累。(*Reprinted with permission, Cleveland Clinic Center for Medical Art & Photography ©2013. All rights reserved.*)

氧血症,组织酸中毒,这样恶性循环,最终导致心源性休克甚至死亡。

临床表现

急性左侧反流性瓣膜病患者症状、体征主要为低前向血流的表现,如极度衰弱、意识变化、呼吸困难及晕厥。许多患者呼吸做功增加,甚至发展为呼吸衰竭,表现为呼吸加速、呼吸窘迫或需要辅助肌肉帮助呼吸。如果主动脉夹层是引起瓣膜功能不全的原因时,患者典型的主诉是突发、撕裂样胸部疼痛,并向背部及腹部放射。二尖瓣或主动脉瓣感染性心内膜炎患者则经常表现为发热、寒战。

急性左侧瓣膜反流患者,体格检查主要为血流动力学受损的表现,如低血压、心动过速、出汗、肢冷及肺瘀血。急性二尖瓣反流患者,心尖冲动通常无移位,但搏动增强。听诊可闻及第 1 心音减弱,宽的第 2 心音分裂,这是由于后负荷降低、主动脉瓣提早关闭所致。有时还能听到第 3 心音和较响的第四心音。在急性二尖瓣反流患者,由于较高的左心房压,及随之而来的左心室驱动压力下降,经典的、吹风样、全收缩期的杂音持续时间较短,强度较弱,有些患者甚至听不到。检查颈部及胸部会发现，颈静脉压升高、肺部吸气时细小的水泡音。

急性主动脉瓣反流，不同于慢性主动脉瓣反流，通常无高动力循环的表现，脉压正常或稍大，心尖搏动无移位。主动脉夹层患者，两上肢血压不一致，由于二尖瓣提前关闭，第 1 心音减弱或听不到。当出现肺动脉高压时，肺动脉瓣第二音亢进，经常能听到第 3 心音。在反流量过大的主动脉瓣反流患者，舒张期杂音可较轻或听不到。

鉴别诊断

实验室检查，在心内膜炎所致急性左侧反流性瓣膜病患者，外周血白细胞明显增多，余无明显异常。心电图通常表现为窦性心动过速及非特异性 ST-T 改变。二尖瓣反流及主动脉瓣反流患者，胸片均表现为肺水肿。主动脉夹层患者表现为纵隔增宽或心界扩大。

超声心动图：经胸或经食管超声均是该病的主要诊断手段。通过超声检查可判断瓣膜功能不全的严重程度及发病原因。另外还可以提供左心室功能及主动脉根部解剖的详细信息。当怀疑主动脉夹层时，CTA 检查有助于明确诊断。

治疗

急性左侧反流性瓣膜病患者，在施行外科手术前需要进行稳定血流动力学的治疗。静脉内用药可有效地降低后负荷，如硝普钠可降低左心室舒张压，从而改善前向心输出量。静脉使用正性肌力药物，能帮助重症患者在实施外科手术前，有足够的前向血流以维持生命。应该在发病后立即组织心胸外科会诊，尤其是当主动脉夹层和创伤导致的瓣膜功能不全时。当怀疑感染性心内膜炎时，应在使用抗生素前进行血培养。在重度二尖瓣反流患者，主动脉内球囊反搏（IABP）可作为等待手术期间的暂时性替代治疗措施。IABP 置入在重度主动脉瓣反流患者是禁忌。

相关病例

- 参见病例 1（急性冠状动脉综合征 /STEMI）和病例 3（心源性休克）。

思考题

6.1　55 岁住院的男性患者，突发气短。该患者 3 天前刚刚诊断为冠心病下壁ST段抬高型心肌梗死。入院时冠状动脉造影显示冠状动脉右优势，右冠状动脉远段闭塞，PCI治疗未成功。近几天，患者情况一直较好。现突然发病，气短、极度不适，未述胸痛，体格检查：心率140次/分，血压90/60 mmHg。颈静脉搏动呈双相，颈静脉压升高，大约为14 cmH_2O，高于右心房压。患者表现为呼吸困难，两下肺野可闻及细小水泡音，心尖冲动无移位。心脏听诊，第1心音较弱，可闻及第3心音，心尖部可闻及一个新出现的短的收缩期杂音。超声显示重度二尖瓣反流。导致心功能急性失代偿的原因是什么？

A. 二尖瓣叶穿孔

B. 再发心肌缺血

C. 后内侧乳头肌断裂

D. 前外侧乳头肌断裂

6.2　25岁女性患者因摩托车事故被送到急诊科，心率120次/分，血压85/55 mmHg，自然呼吸周围空气，氧饱和度89%。胸片显示肺水肿，心脏超声显示重度二尖瓣反流。下列哪一项措施为禁忌？

A. 使用硝普钠

B. 使用去氧肾上腺素

C. 使用多巴酚丁胺

D. 植入IABP泵

E. 立即进行外科评估

6.3　65岁，男性，患有主动脉瓣二瓣畸形，因晕厥到急诊科。患者自述，在过去的2天里一直感觉不太好，食欲下降，自觉发热、寒战。体格检查：心率115次/分，血压95/45 mmHg，体温升高，心脏检查，在左侧胸骨旁较高位可闻及短的舒张期杂音。下列哪一项在该患者为禁忌？

A. 进行血培养后，使用广谱抗生素

B. 使用硝普钠

C. 使用正性肌力药

D. 植入IABP泵

E. 立即进行外科评估

答案

6.1　C　该患者发生继发性二尖瓣反流，是因为后内侧乳头肌断裂所致，该组乳头肌仅由后降支动脉供血。正好患者近期发生了下壁心肌梗死，右冠远段闭塞，未进行再血管化（后降支无血液灌注），存在发生上述并发症的高危因素。而前外侧乳头肌由前降支的分支对角支和回旋支的分支钝缘支同时供血，该患者未发生此两支血管病变，故排除前外侧乳头肌断裂致二尖瓣反流。

6.2　B　去氧肾上腺素，是选择性的 α_1 受体激动剂，使用后会增加后负荷，使二尖瓣反流病情恶化。

6.3　D　该患者可能是感染性心内膜炎累及二瓣化的主动脉瓣，导致重度主动脉瓣反流。而 IABP 在重度主动脉瓣反流时是禁忌的。

临床精粹

- 急性左侧瓣膜反流血流动力学改变不同于慢性瓣膜反流，因为急性病变时，左心房、左心室没有时间进行适应性的重构。
- 超声是诊断该类疾病的主要手段，并且能够提供瓣膜功能不全的严重程度及发生机制的相关信息。
- 二尖瓣反流和主动脉瓣反流发病原因不同，但治疗手段相似：降低后负荷、血流动力学支持、充分通气以及外科急诊手术。

参考文献

Carabello BA, Crawford FA. Valvular heart disease. *N Engl J Med*. 1997;337:32–41.

Fauci AS, Braunwald E. *Harrison's Principles of Internal Medicine*. 17th ed. New York, NY: McGraw-Hill; 2008:1465–1480.

Griffin BP, Callahan TD, Menon V. *Manual of Cardiovascular Medicine*. 4th ed. Philadelphia, PA: Lippincott Williams & Wilkins; 2013:238–295.

Piérard LA, Lancellotti P. The role of ischemic mitral regurgitation in the pathogenesis of acute pulmonary edema. *N Engl J Med*. 2004;351:1627–1634.

Sabatine MS. *Pocket Medicine*. 3rd ed. Philadelphia, PA: Lippincott Williams & Wilkins; 2008:121–123.

病例 7
慢性主动脉瓣反流

55 岁男性患者，到初级医疗中心就诊。自述既往体健，不服药，从事会计工作，近些年从未看过医生。这次是因为疲乏，不能再坚持和妻子进行晨跑，妻子催促他到诊所就诊。他过去锻炼很规律，但去年一年运动耐力下降，本以为是由于年龄的原因，但是，近几个月上述情况加重了，每上两层楼即感到气短，睡觉不舒服，现在夜里需要垫 3 个枕头才能睡。医生对病史进行系统回顾后无阳性发现。体格检查：心率 85 次 / 分，坐位血压 140/60 mmHg，在检查室内来回走动无不适表现。颈动脉可触及水冲脉，心尖搏动增强，并向左侧移位。心脏听诊，第 1 心音较弱，可闻及第 3 心音，身体前倾时，左侧胸骨旁较高位置可闻及逐渐减弱的舒张早期杂音，肺部及腹部检查正常，双下肢小腿中部以下可见轻度凹陷性水肿。

- 最可能的诊断是什么？
- 下一步最佳诊断步骤是什么？
- 下一步最佳治疗方案是什么？

病例7的解答：

慢性主动脉瓣反流

摘要：55岁男性，既往体健，因进行性的劳累后呼吸困难和活动耐力下降就诊，最近发生过端坐呼吸。体格检查：水冲脉明显，心尖冲动增强，并向左侧移位。心脏听诊：第1心音较弱，可闻及第3心音，左侧胸骨旁较高位置可闻及逐渐减弱的舒张早期杂音，双下肢小腿中部以下可见轻度凹陷性水肿。

- 最可能的诊断：慢性主动脉瓣闭合不全。
- 下一步诊断性检查：心电图及超声心动图检查。
- 下一步治疗方案：如果反流严重进行外科评估。

分析

目的

1. 理解为什么慢性左侧反流性瓣膜病患者多年无症状。
2. 如何通过体格检查识别慢性左侧反流性瓣膜病。
3. 掌握慢性左侧反流性瓣膜病的诊断流程。
4. 认识外科手术在治疗慢性左侧反流性瓣膜病中的地位。

探讨：

慢性主动脉瓣反流

定义

瓣膜反流：因为瓣叶关闭欠佳引起血液在心脏腔室间反向流动。

二尖瓣脱垂：收缩期二尖瓣叶或瓣尖脱入左心房2mm以上。

离心性肥厚：空腔脏器体腔扩大的同时伴有腔壁增厚。

左心室造影：注射一种不透射线的物质，使左心室显影。

主动脉造影：注射一种不透射线的物质，使主动脉显影。

瓣环成形术：对功能不良的心脏瓣膜进行外科手术重建。

临床处理方法

病因

慢性左侧反流性瓣膜病患者可多年无症状，但在此期间，持续存在的反流会造成不可逆的左心室收缩功能不全，因此如何识别该病很重要。在正常心脏，氧合血通过肺静脉从肺流入左心房，通过二尖瓣流入左心室，接着在收缩期通过主动脉瓣离开心脏排入外周。准确地理解左侧瓣膜功能不全的病因及机制是制订适合该病治疗方案的关键。

二尖瓣的任何一部分(二尖瓣前叶或后叶、二尖瓣环、腱索、乳头肌)不正常均会引起慢性二尖瓣反流。二尖瓣粘液样变性、心内膜炎、心肌缺血是引起二尖瓣功能不良的主要原因,但也存在其他致病因素(见表 7-1)。二尖瓣脱垂是引起二尖瓣反流的另外一种情况。主动脉瓣叶或主动脉根部不正常会造成慢性主动脉瓣反流,二瓣化主动脉瓣、风湿性心脏病、感染性心内膜炎是引起瓣叶功能不良的主要原因。长期高血压则是造成主动脉根部疾病的主要原因,引起慢性主动脉瓣反流的其他致病因素亦见表 7-1。

病理生理

两种慢性左侧瓣膜反流均会引起左心室舒张末期容量增加。慢性左心室容量负荷过重会引起室壁张力增高,继而刺激心肌细胞重构,造成左心室离心性肥厚。心室扩张能够在不增高左心室舒张压的情况下,维持足够的前向心输出量。左心室的这种不良状态可以代偿数年,但是长时间持续的左心室扩大和心肌间质纤维化最终将导致左心室收缩和舒张功能不全。两种反

表 7-1 左侧反流性瓣膜病的病因

慢性二尖瓣反流	二尖瓣黏液样变性 感染性心内膜炎 心肌缺血 风湿性心脏病 先天性心脏病 扩张性心肌病 伴有 SAM 现象的肥厚梗阻型心肌病
慢性主动脉瓣反流	**瓣叶功能不良** 二瓣化主动脉瓣 风湿性心脏病 感染性心内膜炎 瓣膜炎 **主动脉根部疾病** 高血压 主动脉瘤 主动脉夹层 马方综合征 主动脉炎

流性瓣膜病均可见左心房扩大，与主动脉瓣反流相比，由于左心房容量负荷更重，二尖瓣反流患者的左心房更易扩大，所以更容易发生房颤。

临床表现

随着左心室功能不全的发展，患者表现出典型的充血性心衰的症状。如果能够在左心室功能不全出现前即给予治疗是最好的，所以按时体检并监测左心室大小和功能，对这种疾病的长期管理显得尤为重要。检查可见心尖搏动增强并向左侧移位，胸前可触及震颤。心脏听诊可闻及第1心音较弱，同时由于收缩期进入主动脉血流减少，主动脉瓣提前关闭，可以听到宽的第2心音分裂，有时还可以听到第3心音。高调、吹风样的全收缩期杂音在心尖部最响，并向腋下传导。向前传导的杂音在胸骨处听诊，向后传导的杂音在脊柱处听诊。伴有三尖瓣反流时，吸气不会使杂音增强，但是用力握手会使杂音增强。由二尖瓣脱垂或乳头肌功能不良引起的二尖瓣反流，杂音不是全收缩期的，而且可闻及收缩中期喀喇音。

慢性主动脉瓣反流患者，脉压增宽是典型表现，由此引起的经典体征见图7-1。外周动脉检查可见重搏脉或双跳脉，心尖搏动增强并向左侧移位。心脏听诊：因二尖瓣提早关闭，第1心音较弱，经常可闻及第3、第4心音，尤其在患者身体前倾时更易听到。主动脉瓣反流的严重程度与杂音持续的时间相关，而与杂音的强度无关。有时心尖部可闻及舒张期隆隆样杂音，被称为Austin Flint杂音。该杂音可能是因为主动脉瓣反流影响二尖瓣前向血流所致，其确切机制尚不清楚。

鉴别诊断

慢性左侧反流性瓣膜病患者实验室检查通常无明显异常发现。慢性二尖瓣反流及主动脉瓣反流心电图均可有左心室肥厚及左心房扩大的表现，前者还可表现房颤，后者则可发生电轴左偏。两者胸片均可见心脏扩大，慢性主动脉瓣反流可见扩张的主动脉结和主动脉根部。

经胸或经食管超声心动图是该病的主要诊断手段。通过超声检查可判断瓣膜功能不全的严重程度及发病机制，另外还可以提供左心室功能及主动脉根部解剖的详细信息。慢性二尖瓣反流患者心导管检查显示肺毛细血管楔压曲线上V波突出。左心室和主动脉造影也可提供左心室功能及瓣膜疾病严重程度的信息。冠状动脉造影可帮助诊断出同时伴有冠状动脉疾病的患者。心脏磁共振对诊断也有帮助，尤其是对于慢性主动脉瓣反流者，因为磁共振能够准确检测左心室大小和主动脉瓣根部内径。

治疗

有症状的严重慢性左侧反流性瓣膜病患者，应考虑外科手术治疗。慢性

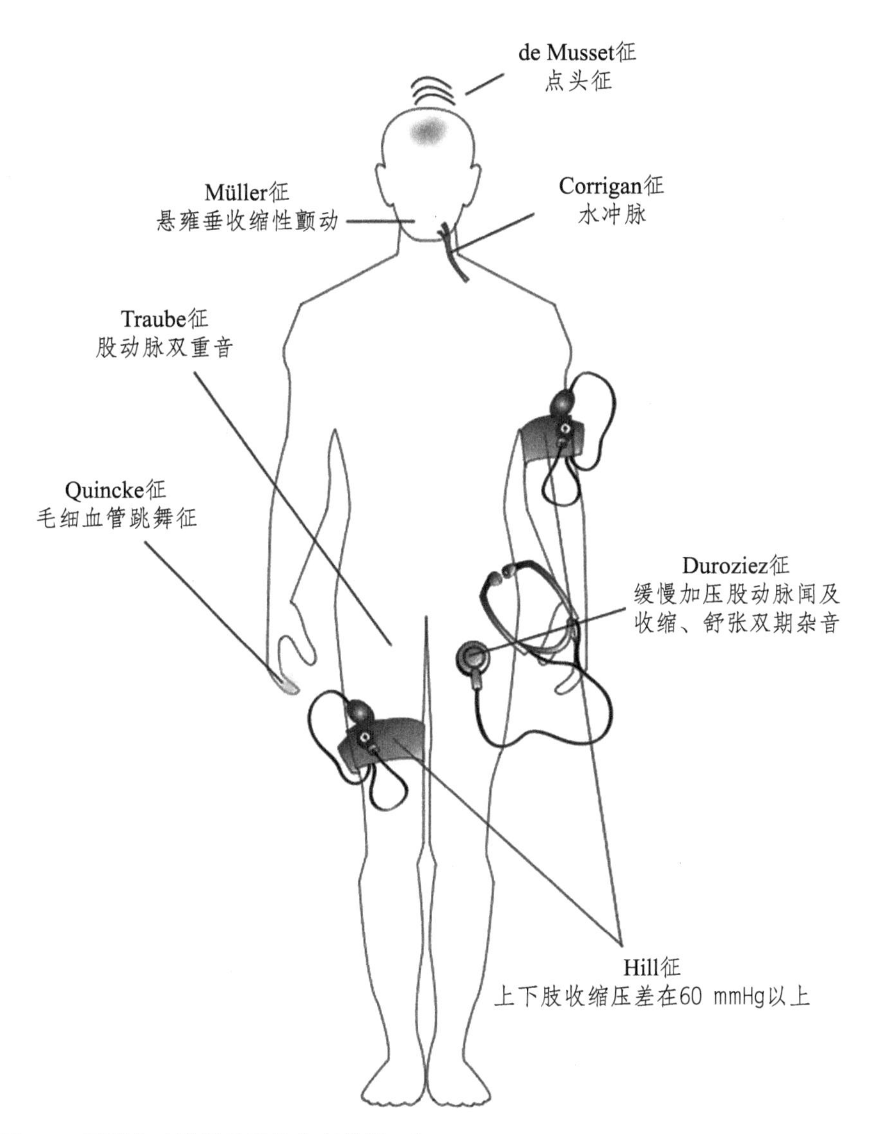

图 7-1 严重主动脉瓣反流的专有体征。(*Reprinted with permission,Cleveland Clinic Center for Medical Art & Photography © 2013. All rights reserved.*)

二尖瓣反流患者,如果因二尖瓣黏液样变性或风湿性心脏病致瓣膜本身功能不全,可进行瓣膜修复术或瓣膜置换术。如果二尖瓣反流继发于左心室功能不全(即由缺血性心脏病或扩张性心肌病引起的功能性二尖瓣反流),应先给予强化基础疾病的内科治疗,因为外科手术虽然能矫正二尖瓣反流,但不能改善左心室收缩功能和临床症状。有时区分功能性二尖瓣反流和由瓣膜本身病变所致的二尖瓣反流，对临床医生来说是一个挑战，可能需要采取更进一步的检查，如经食管超声或心脏磁共振检查来评估左心室功能。

无症状的严重反流性瓣膜病，手术时机的选择比较复杂。无症状患者的治疗目标是在左心室重构致永久性左心室功能不全发生以前进行干预（表7-2）。出现呼吸困难、活动耐力下降等症状的严重二尖瓣或主动脉瓣反流，是外科手术的适应证。当二尖瓣反流患者出现房颤或肺动脉高压时，也可考虑外科手术治疗。不管有无症状，严重的主动脉瓣反流患者，当左心室射血分数 <50% 或伴有需要进行外科手术的其他疾病时，也应进行主动脉瓣手术。

需要手术的严重二尖瓣反流患者，更适宜行瓣膜修复术而不是瓣膜置换术。因为多项研究揭示瓣膜修复术后有更好的左心室功能及存活率。二尖瓣修复术通常进行二尖瓣环的成形术，通过减小二尖瓣环内径，改善瓣叶的关闭状态。二尖瓣置换术是用机械瓣或生物瓣置换病变瓣膜。选择人工瓣还是生物瓣要在衡量机械瓣长期抗凝与生物瓣使用寿命较短的利弊后决定。生物瓣的预期使用寿命很难预测，它会因瓣膜的位置、类型及患者的临床特征不同而有很大的变化。有些严重主动脉瓣反流如二瓣化主动脉瓣，也可以进行瓣膜修复，但大部分患者还是应该接受机械瓣或生物瓣置换。

无症状或左心室正常的严重二尖瓣反流患者，如所在医疗机构进行二尖瓣修复的成功率在90%以上，可考虑进行二尖瓣修复术。

严重慢性瓣膜功能不全不适合手术的患者应予以内科治疗，严重二尖瓣反流治疗的目标包括：降低前负荷、控制血压及保持窦性心律。与急性二尖瓣反流不同，持续的降低后负荷的效果还不太清楚。伴有高血压或存在降低后负荷适应证，如左心室收缩功能不全的患者，应用ACEI或ARB是合理

表7-2 无症状主动脉瓣或二尖瓣严重反流的手术适应证

瓣膜	左心室收缩末径（mm）	左心室舒张末径（mm）	左心室射血分数（%）
主动脉瓣	≥55	≥75	≤50
二尖瓣	≥45	≥65	30~60

无症状或左室正常的严重二尖瓣反流患者，如所在机构进行二尖瓣修复的成功率在90%以上，可考虑进行二尖瓣修复。

的。但这些药物在血压、左心室功能正常的严重慢性二尖瓣反流患者还未证明有益。严重主动脉瓣反流患者，通常推荐使用 ACEI、肼苯哒嗪、钙离子拮抗剂行扩血管治疗。主动脉根部显著扩张，尤其是马方综合征患者，应及时使用 β 受体阻滞剂和（或）ARB。慢性左侧反流性瓣膜病患者应定期检查超声心动图，监测瓣膜功能不全、左心室功能受损及左心室扩大的进展情况。

相关病例

- 参见病例 6（急性反流性瓣膜病）。

思考题

7.1　70 岁男性患者，患有风湿性心脏病伴重度二尖瓣反流，因明显疲劳到急诊科就诊。下列哪一项不属于该病的体检特征？

A. 心尖搏动向左侧移位

B. 第 1 心音较弱

C. 宽的第 2 心音分裂

D. 左侧胸骨旁低位全收缩期杂音，吸气时增强

E. 颈动脉轻搏动

7.2　60 岁女性，二瓣化主动脉瓣伴慢性主动脉瓣反流，最近的一次超声心动图显示重度主动脉瓣反流，但左心室功能及大小均正常，升主动脉内径正常。该患者在社区活动活跃，否认充血性心衰症状，但患者坚决要求行外科换瓣手术。下一步该怎样治疗？

A. 再次明确告知患者待出现症状后再来手术

B. 进行超声心动图跟踪检查，严密监测左心室功能减退及左心室扩张的发生

C. 使用 ACEI 减缓病情进展

D. 建议行外科主动脉瓣修复术

E. 建议行外科主动脉瓣置换术

7.3　50 岁男性，继发于二尖瓣黏液样变性的重度慢性二尖瓣反流，无症状，到诊所进行常规跟踪随访检查。患者是一名律师，工作一直很忙。患者自述无充血性心衰的症状。此次检查较前次检查无变化，超声心动图显示，左心室射血分数受损，为 45%。下一步治疗方案是什么？

A. 3个月后复查超声心动图
B. 开始使用ACEI
C. 行二尖瓣修复术
D. 行二尖瓣生物瓣置换术
E. 二尖瓣机械瓣置换术

答案

7.1 D 二尖瓣反流的全收缩期吹风样杂音，应该特征性的在心尖部听到，而且吸气时不增强。此选项所描述的杂音应该是三尖瓣反流的杂音。

7.2 B 无症状的重度主动脉瓣反流，应予以定期的超声心动图检查，严密监测左心室功能不全及左心室扩大的发生。

7.3 C 无症状、左心室功能受损、重度原发的二尖瓣反流，二尖瓣修复术较二尖瓣置换术更被推荐，因为多项研究已表明，瓣膜修复术后，患者左心室功能及存活状态更好。

临床精粹

- 慢性左侧反流性瓣膜病可以多年无症状，定期体检和超声心动图检查对这类患者的诊断和治疗非常重要。
- 慢性左侧反流性瓣膜病患者的体检表现，可由负荷过重激发左心室重构所致。
- 超声心动图是诊断此类疾病的主要手段，该项检查可提供瓣膜功能不全的严重程度与机制的相关信息。
- 有症状的重度慢性反流性瓣膜病应考虑外科手术治疗。
- 多项研究表明二尖瓣修复术后左心室功能及存活状态更好，二尖瓣修复术较二尖瓣置换术更被推荐。

参考文献

Carabello BA. The current therapy for mitral regurgitation. *J Am Coll Cardiol*. 2008; 52:319–326.

Carabello BA, Crawford FA. Valvular heart disease. *N Engl J Med*. 1997;337:32–41.

Enriquez-Sarano M, Tajik AJ. Clinical practice. Aortic regurgitation. *N Engl J Med.* 2004; 351:1539-1546.

Fauci AS, Braunwald E. *Harrison's Principles of Internal Medicine.* 17th ed. New York, NY: McGraw-Hill; 2008:1465–1480.

Griffin BP, Callahan TD, Menon V. *Manual of Cardiovascular Medicine.* 4th ed. Philadelphia, PA: Lippincott Williams & Wilkins; 2013:238–295.

Sabatine MS. *Pocket Medicine.* 3rd ed. Philadelphia, PA: Lippincott Williams & Wilkins; 2008:121–123.

Sapira JD. Quincke, de Musset, Duroziez, and Hill: some aortic regurgitations. *South Med J.* 1981;74:459–467.

病例 8
肥厚型心肌病

患者男性，21 岁，进行常规入职体检。无明显不适且无任何疾病，未服用药物或违禁药物。在回顾症状时描述，9 个月前与朋友打排球之后发生了一次短暂晕厥，自认为晕厥是由于脱水导致，未予以重视。无心血管疾病家族史，但父亲 40 岁时不明原因死亡。体格检查：血压 116/72 mmHg，脉搏 58 次 / 分，呼吸 16 次 / 分，体质指数 28 kg/m^2。无颈静脉怒张，颈动脉搏动明显，胸骨下端左缘闻及 2/6 级收缩末期心脏杂音。Valsalva 动作增强杂音，下蹲、平卧左腿被动抬起、等长握力运动时杂音减弱。可闻及 S_4 奔马律。心电图显示窦性心动过缓和左心室肥大。

- 最可能的诊断是什么？
- 下一步最佳诊断步骤是什么？
- 患者的最佳治疗策略是什么？

病例8的解答：
肥厚型心肌病

摘要：21岁健康男性，无不适主诉，有不明原因晕厥，颈动脉搏动升支明显，胸骨下端左缘闻及2/6级收缩期杂音，Valsalva动作时增强，下蹲、平卧左腿被动抬起、等长握力运动时减弱。可闻及S_4奔马律。心电图显示窦性心动过缓和左心室肥大。既往系统回顾和家族史增加心源性猝死的风险。

- 最可能的诊断：肥厚型心肌病（HCM）。
- 最佳诊断步骤：经胸超声心动图。
- 最佳治疗策略：植入型心脏复律除颤器（ICD）。

分析

目的

1. 认识肥厚型心肌病（HCM）的临床表现和检查结果。
2. 理解肥厚型心肌病的病理生理机制和左心室负荷对流出道梗阻影响程度的变化。
3. 复习肥厚型心肌病的诊断方法、治疗和相关并发症。

注意事项

这位21岁无症状男性患者在常规体检中发现有收缩期杂音，最常考虑的诊断包括原发性瓣膜异常（如主动脉二瓣化畸形、主动脉瓣狭窄、二尖瓣脱垂）、血流相关的良性杂音、HCM、室间隔缺损和主动脉缩窄。此患者体检结果符合HCM的诊断。HCM的收缩期杂音是由于室间隔肥厚导致左心室流出道（LVOT）梗阻和血流异常所致。严重情况下，二尖瓣前叶收缩期前向运动（SAM）进入LVOT也会加重左心室流出梗阻，如果二尖瓣关闭受到影响，可能并发二尖瓣反流（MR）。Valsalva动作和蹲下起立动作时，静脉回流瞬时减少，室间隔和二尖瓣靠拢，因此湍流和杂音加重。HCM的二尖瓣SAM机制尚未完全阐明，但心室内血流异常和流体力学效应可能是这一现象的原因。

站立蹲下动作和左腿被动抬起瞬时增加静脉回流（前负荷），进而使左心室腔增大容量增加，使LOVT梗阻和湍流相对减轻，心脏杂音减弱。握力运动增加后负荷，进而降低左心室流出道压力阶差，因此，HCM杂音减弱。经胸超声心动图可以明确诊断HCM。

探讨：肥厚型心肌病

定义

肥厚型心肌病(HCM)：心肌肥厚（弥漫性或节段性），排除引起心肌肥厚的心源性或全身性疾病，如高血压或主动脉瓣狭窄。

二尖瓣前叶收缩期前向运动(SAM 现象)：收缩期，闭合的二尖瓣前叶向室间隔运动。在 HCM 中，SAM 导致左心室流出道梗阻。

临床处理方法

介绍

肥厚型心肌病是常见的基因遗传性心血管疾病，表现为编码心肌纤维蛋白的基因发生突变引起心肌细胞排列紊乱。属常染色体显性遗传，然而只有 50% 的患者有家族史，大部分是因为基因突变所致。HCM 的男性和女性发病率相似。虽然性别和猝死无关，但女性较男性更容易进展为严重心衰。许多种族中都有 HCM 的报道，但在非洲裔美国人中尚未发现。

青年人中包括运动员，肥厚型心肌病是最常见的猝死原因。伴有弥慢性或节段性心肌肥厚和流出道梗阻，在任何年龄段都可导致心衰相关的残疾。大部分患者病程良性，但也可导致明显的并发症，包括晕厥、心律失常、心肌缺血、心力衰竭和中风。高危患者年死亡率高达 3% ～ 6%。

病理生理

肥厚型心肌病依据安静或负荷时左心室流出道压力阶差，分为梗阻型和非梗阻型。肥厚的位置和程度不同，HCM 患者可出现以下一个或更多的症状。

左心室流出道梗阻：很多 HCM 患者室间隔肥厚明显不对称造成 LOVT 狭窄。二尖瓣或乳头肌移位也会导致梗阻。LOVT 压力阶差与 SAM 时二尖瓣向肥厚的室间隔移动导致的流出道狭窄的程度有关，SAM 现象也导致二尖瓣反流，反流呈轻 - 中度，反流方向向后。因此，左心室需增大压力克服流出道梗阻，LOVT 梗阻远端压力下降会引起主动脉瓣提前关闭。

与固定的主动脉瓣和瓣下主动脉瓣膜性狭窄不同，HCM 的动力性梗阻程度易受心肌收缩力和负荷情况影响。左心室未完全充盈时，因为室间隔与二尖瓣不易分开导致梗阻程度加重。心肌收缩力增加，LOVT 梗阻也加重，因为收缩力增加致梗阻严重。

不同年龄的 HCM 表现不同。年轻患者多数为弥漫性肥厚，而老年患者多为节段性室间隔基底部肥厚，呈S型室间隔肥厚。二者可能是两个不同的病程；年轻患者80%存在HCM相关的基因突变，而S型室间隔肥厚者仅仅不到10%。存在基因突变的青少年发育期心肌肥厚常常进展或恶化，HCM也存在心尖肥厚。

老年左心室向心性肥厚患者的收缩可产生与HCM的LVOT相似的梗阻。左心室后负荷增加如高血压或主动脉瓣狭窄的患者可无LVOT梗阻。这些患者在治疗高血压（特别是使用利尿剂或扩血管药物）或主动脉瓣置换术后，已消失的流出道梗阻可能突然加剧（“左心室自杀”）。

舒张功能不全：多数HCM患者有舒张功能不正常，无论心室容积正常或减小，心室充盈受损，充盈压力增加。非梗阻型收缩功能正常的HCM，舒张功能减退可能是其发生心衰的主要机制。

心肌缺血：HCM患者存在钙代谢异常和心肌缺血，这与心肌肥厚、左心室瘢痕组织形成、重塑和心肌病进展有关，因此影响临床病程。经PET证实的活动性心肌缺血是心衰加重和心源性死亡的决定因素。

临床表现

HCM的临床病程各异。儿童期和青年期可无症状。有症状的患者通常为胸痛，可能为典型或非典型的心绞痛。患者也可能出现心衰症状，如呼吸困难、疲劳、端坐呼吸、阵发性夜间呼吸困难、腿肿。其他症状可能表现为心律失常，包括心悸、晕厥先兆/晕厥、头晕。猝死（可能继发于室性心律失常）可能是无症状患者的首发表现。

体格检查

肥厚型心肌病患者有典型的颈动脉搏动上升支。动脉搏动波上升支迅速呈双峰样，早期收缩波后由于出现动力性梗阻，之后紧跟晚期收缩波（呈“尖峰和圆顶”波形）。通常肺部听诊清晰。潜在心衰患者可能闻及啰音。最强搏动点搏动有力、持续，射血期在双相搏动出现前可闻及第四心音（形成三峰波）。颈静脉压力通常正常。最早怀疑HCM是因为，在体检或参加运动前偶然在胸骨左下端边界和心尖闻及中等音调收缩期杂音。增加静脉回流的动作（如抬腿），会使杂音减弱，减轻前负荷（如Valsalva动作）使杂音增强（见表8-1）。

鉴别诊断

HCM的鉴别诊断比较广泛，包括运动员心脏、高血压相关的肥厚、主动脉瓣狭窄、限制性和浸润性心肌病如Fabry病和淀粉样变。

表 8-1 心肌各参数的变化对 HCM 的 LOVT 压力阶差的影响

参数变化	生理原因	药物原因	对 LOVT 梗阻的影响
降低收缩力	心动过缓	β 受体阻滞剂，非二氢吡啶钙通道阻滞剂，丙吡胺	减轻
增加收缩力	心动过速，室性早搏	洋地黄，β 受体激动剂，正性肌力药物	加重
增加后负荷	握拳，下蹲，高血压	α- 激动剂（去氧肾上腺素）	减轻
降低后负荷	血容量不足，败血症，低血压	硝普钠，肼苯哒嗪，ACE 阻滞剂，二氢吡啶类钙拮抗剂	加重
增加前负荷	下蹲，水化	β 受体阻滞剂，盐皮质激素	减轻
降低前负荷	Valsalva 动作，站立，脱水	硝酸甘油，利尿剂	加重

诊断

心电图有典型的异常，表现为 QRS 电压升高与左心室肥厚和 ST-T 变化一致，包括侧壁胸前导联 T 波倒置，左心房扩大，深而窄的 Q 波，侧壁胸前导联 R 波减少。

超声心动图（见图 8-1）通常能明确诊断，显示左心室质量增加，左心室

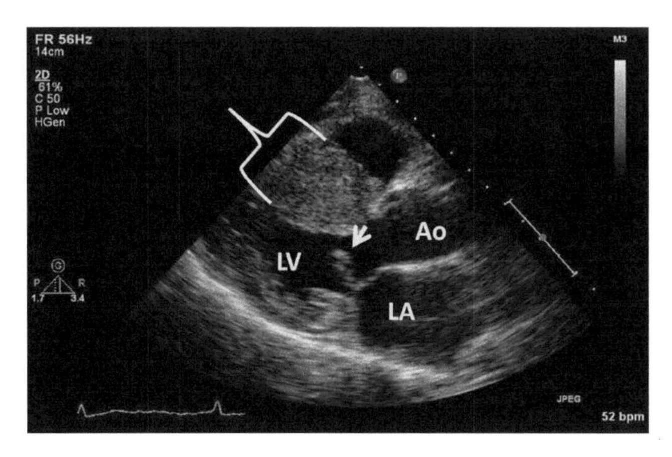

图 8-1 HCM 的超声心动图。胸骨旁长轴收缩期图像显示了室间隔明显肥厚（括号示）的患者，二尖瓣前叶收缩期前向运动（SAM）表现（箭头示）。（*Reproduced, with permission, from Michael Faulx, MD.*）

不对称肥厚（尤其室间隔），射血分数正常或升高，舒张功能不全，左心室容积减小，心房扩大。心肌发生明显肥厚前组织多普勒超声心动图测量心肌收缩和舒张速度，对预后具有重要提示意义。运动负荷超声心动图可以有效检测不稳定梗阻。与HCM相比，运动员的心脏多为向心性肥厚，肥厚不明显（厚度≤15 mm），左心室腔扩大（舒张期末期直径>55 mm），很少左心房明显扩大，左心室舒张功能正常。高血压和Fabry疾病导致室壁向心性肥厚。

如果HCM无法确诊和区分其他病因时，心血管磁共振成像（cMRI）可提供诊断信息。cMRI主要检测肥大区域和纤维化，这些因素与心律失常和心源性猝死的风险增加有关。

治疗

无症状的患者建议避免剧烈运动或竞技类体育活动。这些患者还应筛查心源性猝死的危险因素。无症状的患者不主张手术切除肥厚的室间隔。很多药物可以松弛心肌、减缓心率，使心脏泵血更有效，这些药物包括β受体阻滞剂、钙通道阻滞剂或抗心律失常的药物丙吡胺和胺碘酮，液体超负荷可谨慎使用利尿剂。

对于难治性、进展性心衰的患者，可以手术切除肥厚的室间隔。复杂的HCM手术包括二尖瓣修复和位置异常的乳头肌重新定位以缓解梗阻。不宜手术切除的患者中，一部分患者可经导管向肥厚间隔段的冠状动脉左前降支的间隔支注入酒精，使局部肥厚心肌坏死，减轻室间隔肥厚（酒精消融室间隔）。手术并发症包括心脏传导阻滞，需要植入永久心脏起搏器。右心室起搏诱导左心室非同步化激活减轻LVOT梗阻的作用还不清楚，目前仍存在争议，通常不如手术有效，但有时用于老年人，可避免更多的侵入性治疗。

一些心律异常的HCM患者存在心源性猝死的风险，植入型心脏复律除颤器可监测并通过精确放电恢复正常心律。这些患者需植入植入型心脏复律除颤器（ICD）。推荐植入ICD的高危患者见表8-2。对于终末期心衰的

表8-2 HCM患者ICD植入适应证
有一名或多名家庭成员因HCM猝死，既往有心脏骤停病史
发作持续室性心动过速或心室颤动
运动试验血压不能随运动量的增加上升
不明原因晕厥
超声心动图显示左心室显著肥厚（>3 cm）

HCM 患者，心脏移植是唯一适用的治疗方法，心脏移植要在肺动脉高压、肾功能不全、静脉血栓栓塞发生之前进行。

相关病例

• 参见病例 1（急性冠状动脉综合征 /STEMI）和病例 2（急性冠状动脉综合征 /NSTEM）。

思考题

8.1　19 岁男性，无既往疾病史，在父亲 45 岁猝死后接受检查，无症状，不吸烟，未服用违禁药品。体检无发热，血压 120/60 mmHg，脉搏 60 次 / 分，呼吸 14 次 / 分。无颈静脉怒张。闻及 2/6 级收缩中期杂音，Valsalva 动作吸气会增强杂音。出现颈动脉搏动上升支陡峭。心电图显示窦性心律和胸前导联 QRS 高电压。室间隔对称肥厚，左心室舒张末期室间隔厚度为 36 mm。下面哪项是最合适的处理？

A. 室间隔酒精消融

B. 电生理检测

C. 检测运动前后血压变化

D. 植入 ICD

E. 使用胺碘酮

8.2　32 岁男性，因 30 分钟前摩托车车祸到急诊抢救。他记不清车祸现场，额头裂伤。刚到的时候，血压 165/90 mmHg，脉搏 80 次 / 分。头部 CT 无明显变化。1 小时后血压下降至 70/45 mmHg，脉搏增加至 110 次 / 分。补充盐溶液后，血压升高至 75/50 mmHg，尽管使用了多巴胺，血压仍持续下降。医学报警手环显示，他有 HCM 疾病史。患者在体检中发现，胸骨左缘可闻及 3/6 级收缩中期杂音。心电图显示窦性心律，QRS 高电压，T 波倒置。TTE 揭示左、右心室腔变小，左心室过度收缩，室间隔不对称肥厚，二尖瓣 SAM 延长，中度 MR。除输注盐水和中断多巴胺，下面哪个选项是最适当的治疗？

A. 肾上腺素

B. 去甲肾上腺素

C. 米力农

D. 多巴酚丁胺

答案

8.1 D 心源性猝死的两个主要危险因素：一级亲属过早猝死的家族病史和左心室壁厚≥ 30mm，HCM 患者植入 ICD 指征。

8.2 B HCM 的 LVOT 梗阻患者影响收缩力因素（如多巴胺、多巴酚丁胺）导致血流动力学崩溃，应禁用。去甲肾上腺素是一种 α- 受体激动剂并可以通过收缩外周血管增加后负荷，进而减轻 LVOT 压力阶差和升高血压。米力农使血管扩张，降低血压。

临床精粹

- 肥厚型心肌病是常见的基因遗传性心血管疾病。
- 青年人心源性猝死发生较多。
- 从无症状到心衰表现各异。
- 可能有家族史。TTE 用于第一阶段的筛查。
- 用 cMRT 诊断和判断预后增多。
- 心源性猝死的高危 HCM 患者应植入 ICD。

参考文献

Carasso S, Rakowski H. Hypertrophic Cardiomyopathy. In: Klein AL and Garcia MJ, eds. *Diastology: Clinical Approach to Diastolic Heart Failure*. Philadelphia, PA. Elsevier, Saunders; 2008:287–299.

Gersh BJ, Maron BJ, Bonow RO, et al. 2011 ACCF/AHA guideline for the diagnosis and treatment of hypertrophic cardiomyopathy: executive summary: a report of the American College of Cardiology Foundation/American Heart Association Task Force on Practice Guidelines. *J Thorac Cardiovasc Surg*. 142(6):1303–1338.

Maron BJ. Hypertrophic cardiomyopathy. In: Bonow O, Braunwald E, eds. *Braunwald's Heart Disease: A Textbook of Cardiovascular Medicine*. 9th ed. Philadelphia, PA: Elsevier, Saunders; 2012:1582–1594.

病例 9
心包疾病

23 岁的年轻女性患者因为 4 天来胸骨后尖锐、间歇性的胸痛在急诊科就诊，深呼吸时胸痛加重。平卧时疼痛也加重，前倾坐位疼痛稍缓解。最近 1 周，她出现干咳、咽痛、肌痛，既往无特殊病史并且没有服用药物。体检时，体温为 37.8℃（100 ℉），血压为 118 / 54 mmHg，脉搏 90 次 / 分，呼吸频率 22 次 / 分钟，外周血氧饱和度 97%。患者出现发汗、口咽部红肿。心脏听诊可闻及三级沙沙的摩擦音，在胸骨左缘最响，但没有心脏杂音或奔马律。双肺听诊呼吸音正常，未闻及干湿性啰音。无颈静脉怒张和胸壁压痛。实验室检查显示细胞计数正常和生化正常。心肌酶初始值阴性。12 导联心电图如图 9-1 所示。胸片显示两肺无浸润影，心影正常。

- 最可能的诊断是什么？
- 该患者最可能的病因是什么？
- 对于该患者最好的治疗方案是什么？

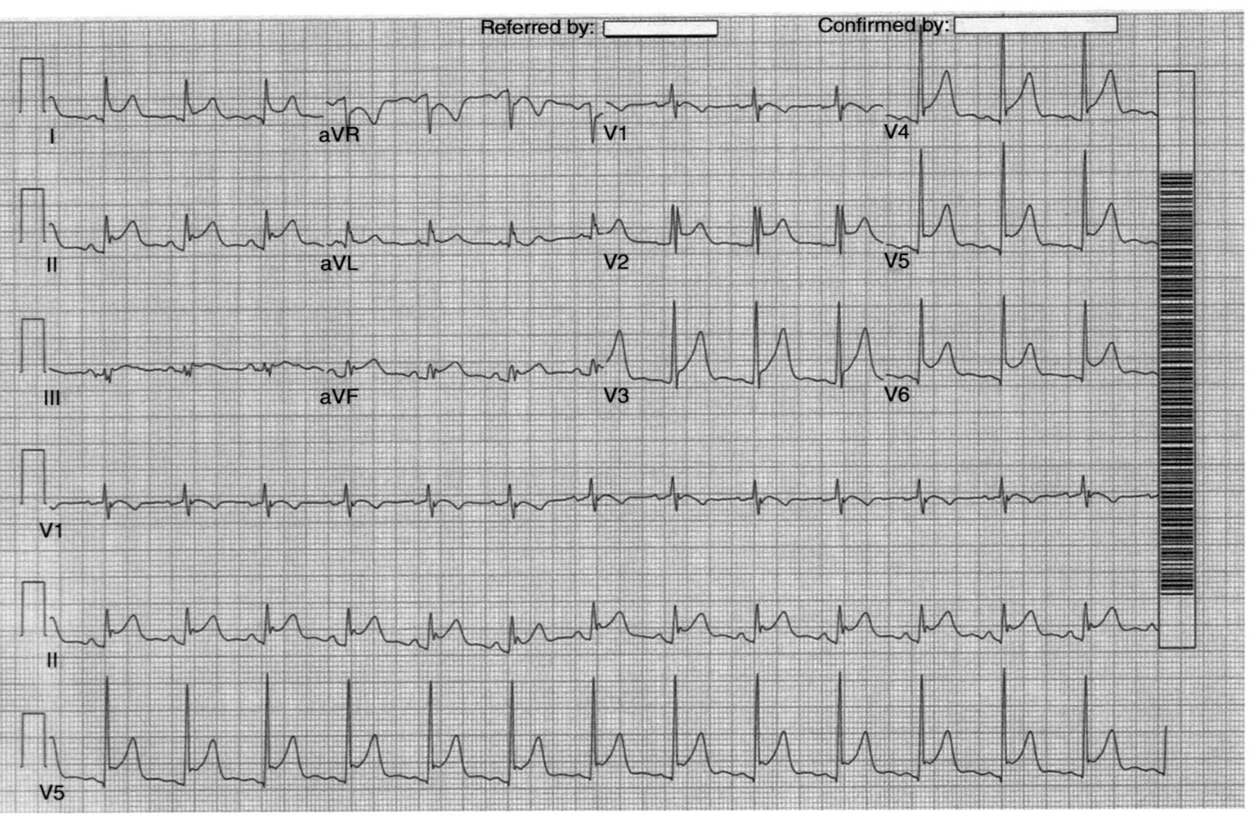
Referred by:
Confirmed by:
I
aVR
V1
V4
II
aVL
V2
V5
III
aVF
V3
V6
V1
II
V5

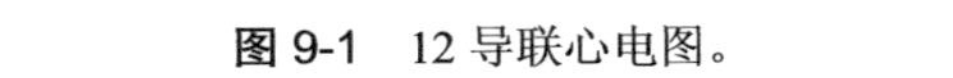
图 9-1 12 导联心电图。

病例 9 的解答：
心包疾病

摘要：23 岁年轻女性表现出胸膜炎性胸痛，全身症状，低热和心动过速。心脏检查可闻及心包摩擦音。12 导联心电图显示窦性心动过速，广泛的、弓背向下的 ST 段抬高（Ⅱ、Ⅲ导联和 V_2、V_6 导联最明显），PR 段下移（除了 AVR 导联 PR 段上升明，其余导联 PR 段下移）。实验室检查，包括初始心肌酶值和胸片都正常。

- 最可能的诊断：急性心包炎。
- 最可能的病因：特发性病例，大部分病因是因为病毒，是急性心包炎最常见的病因。
- 最好的治疗方案：秋水仙碱和非甾体类抗炎药联合治疗。

分析

目的

1. 描述心包疾病的不同临床表现：急性心包炎，心包积液，心包压塞，缩窄性心包炎。

2. 认识急性心包炎的特征，思考可能引起胸痛的潜在的致命的原因：急性冠状动脉综合征，肺栓塞，气胸，胸主动脉夹层，食管破裂。

3. 辨别心包疾病的紧急情况，包括如何区分没有血流动力学变化的心包积液和心包压塞。

4. 明白血流动力学在心包疾病中的重要性，特别是心包压塞和缩窄性心包炎。

5. 掌握不同类型心包疾病的常见病因、诊断和处理。

注意事项

23 岁的女性因胸痛几天到急诊科就诊，对于任何表现为胸痛的患者首先要排除威胁生命的紧急情况：急性冠状动脉综合征、肺栓塞、气胸、胸主动脉夹层、食管破裂。

首先要明确病史，包括心脏危险因素的确定和体格检查，急性心包炎表现出的胸痛是典型尖锐的、胸膜炎性的，并且疼痛在站立时和身体前倾时缓解。体格检查中心包摩擦音（用听诊器膜片听得最清楚、在胸骨旁左缘声音最响亮的额外的沙沙声或吱吱声）的存在对诊断为急性心包炎有高度特异性。第二步是完成胸片和心电图检查，并且送检心肌酶。急性心包炎患者的胸片通常显示正常，但是如果合并有心包积液可能会显示心脏增大。它的价值主要体现在排除其他引起胸痛的疾病，比如气胸和主动脉夹层。急性心包炎的心电图特征是广泛的 ST 段弓背向下型抬高和广泛的 PR 段压低（除了 aVR 导联是 ST 段压低，PR 段抬高）。急性心包炎的心电图变化不同于急性 ST 抬高型心肌梗死，表现在几个方面：急性 ST 抬高型心肌梗死患者的心电图 ST 段是凸形的（弓背向上的），ST 段抬高典型的见于梗死血管所在区域对应的导联，并且具有相应的 ST 段变化（这些变化并不见于心包炎，除了 aVR 导联和 V_1 导联）。

尽管患急性心包炎时心肌损伤的血清生化标志物比如肌钙蛋白通常是正常的，但是水平增高时也是要引起注意的。这种情况通常发生于当炎症从心包扩散到心肌——这种患者被认为患有心包心肌炎。由于心包炎是一种炎性疾病，所以急性心包炎患者存在实验室炎症迹象是常见的。这包括升高的白细胞计数、红细胞沉降率和血清 C- 反应蛋白浓度。一旦考虑诊断为心包炎，并且其他诊断被排除，进行超声心动图检查来寻找与心包积液相关的证据或者心包压塞的迹象是评估的重要组成部分。大多数急性心包炎是原发的，并且病因可能为病毒性的。然而，在恰当的临床环境中，其他病因也需要被考虑，包括其他传染病的病因（细菌，真菌，寄生虫）、恶性肿瘤（特别是非心脏原发的转移来的肿瘤）、自身免疫性疾病、药物、纵隔辐射、代谢原因（合并尿毒症的肾衰竭，黏液腺瘤）。表 9-1 总结了心包疾病的主要原因。

鉴于心包炎明确的病因（尿毒症，恶性肿瘤），治疗中要注意的是潜在的内环境紊乱。对大多数急性原发性的（病毒性的）心包炎患者，治疗包括非甾体类抗炎药和秋水仙碱的联合治疗。非甾体类抗炎药消除炎症，秋水仙碱已被证明可以减少复发率。

探讨：

心包疾病

定义

急性心包炎：心包的炎症，是最常见的心包疾病。

心包积液：液体（血清或血液）积存在心包内，通常是因为对炎症或损伤的反应。

心包压塞：以心动过速、相对低血压迹象的奇脉和颈静脉怒张为特征的临床状态。当心包内的压力超过右心房和右心室的舒张压时发生压塞，导致右心室失去功能，不能使静脉血回流到心脏。如果心包积液发展得快并且心

表 9–1　心包疾病的主要病因	
病因	注解
1. 特发性的	大多数患者都没有发现确切的病因，据推测与病毒有关
2. 感染	病毒（柯萨奇病毒、埃可病毒、腺病毒），细菌（葡萄球菌、链球菌、肺炎双球菌），真菌（荚膜组织浆菌、曲霉菌、酵母菌病），寄生虫（包虫、内变形虫、弓形虫）
3. 恶性肿瘤	特别是从非心脏原发肿瘤（肺部或胸腔肿瘤）扩散来的转移性的
4. 自身免疫性疾病	例如：系统性红斑狼疮、类风湿性关节炎、脉管炎等
5. 心脏损伤	心肌梗死或者心脏手术
6. 药物	例如：普鲁卡因胺，异烟肼，肼苯哒嗪
7. 代谢性原因	肾衰竭合并尿毒症，黏液水肿等
8. 胸部损伤	包括医源性的（导管、心脏起搏器穿孔、心肺复苏术）
9. 辐射	因为乳腺癌、淋巴瘤等而行的纵隔放射治疗

包来不及产生适应性变化，在积液量相对少的情况下（200 mL）压塞也会发生。另外，缓慢增加的心包积液可能超过了 1 L 却没有导致心脏压塞发生。

缩窄性心包炎：与心包压塞的结果相似，但是却有呼吸时右心室和左心室的收缩压变化与心包压塞时不一致的特征的临床状态。缩窄性心包炎的发生是由于心包受损伤后，比如心包炎或者辐射，心包形成瘢痕和纤维化。纤维化的心包表现的就像心脏周围不受控制的“止血带”，突然限制心脏舒张和充盈。

临床处理方法

心包是围绕心肌的一个弹性纤维囊，它由两层组成，脏层和壁层，这两层被心包腔分开。正常情况下，这个腔容纳 15~50mL 的血浆超滤液。心包疾病有 4 种临床表现：①急性心包炎；②无血流动力学改变的心包积液；③心包压塞；④缩窄性心包炎。

急性心包炎诊断的确立需要存在以下标准中的至少两个：典型的胸痛、心包摩擦音、广泛的 ST 段抬高和新出现的或者恶化的心包积液。任何影响心包的条件都可以使心包积液发展。最关键的一步是评估它的血流动力学影响，包括临床和超声心动图，寻找心包压塞的证据，这是一个医疗危急情况。心包压塞的特征包括呼吸困难、低血压、心动过速、颈静脉怒张和奇脉（压力差 >10 mmHg）。缩窄性心包炎比任其他何心包疾病过程都复杂，大多数出现于急性心包炎或者心脏手术之后。患者出现进行性呼吸困难、水肿、腹水和恶病质。典型的检查结果包括颈静脉高压、奇脉、Kussmaul征和心包叩击音。

心包疾病的主要病因总结在表9-1中，需要强调的是，任何这些与心包有关的疾病过程，都可以表现为这4种临床表现中的一个或多个。例如：病毒感染可以表现为急性心包炎、心包积液、心包压塞或缩窄性心包炎。

临床表现

急性心包炎：急性心包炎的患者通常表现为胸膜炎性的胸痛，当患者坐位或者身体前倾的时候缓解。可能伴有呼吸困难、心悸和出汗。此外，与潜在的病因有关的症状和迹象也可能会表现出来，例如：病毒性心包炎的患者也可能会表现出发热和类似流感的症状。体格检查中，窦性心动过速通常会出现。听诊时最具特征的是心包摩擦音，这是一个粗糙的声音，用听诊器的膜件听的最清楚，在胸骨左缘声音最响。

不影响血流动力学的心包积液：正常的心包是有顺应性的，当心包积液缓慢增加时，它可以扩张来使心包腔的体积增大而不使心包腔内的压力显著增加。这就解释了慢性、大量的心包积液是怎样在不影响血流动力学的情况下形成的。在此种情况下，患者将没有任何特定于心包积液的症状和体征，这经常是被偶然发现的。

心包压塞：当心包积液发展得迅速时，心包没有时间扩张并容纳积液，这将导致心包腔的压力显著增高，压迫心腔和严重影响血流动力学，导致结果和心源性休克相似。患者表现为急性胸痛、呼吸困难、呼吸急促。体格检查可能有很多发现：窦性心动过速、低血压、颈静脉高压、奇脉（深吸气时心脏收缩压降低）。心包压塞是一种医疗危急情况，需要迅速干预。

缩窄性心包炎：当缩窄性心包炎发生时，增厚的、缺乏弹性的心包不扩张，表现得就像僵硬的盒子一样。当心容积扩大时压迫心腔，阻碍心脏充盈。患者通常出现体液负荷过重的症状（外周水肿、腹水甚至全身水肿）和心输出量减少的症状（呼吸困难、疲劳）。体格检查可发现颈静脉高压、奇脉、Kussmaul征、心包叩击音（轻微的发生在第3心音之前的一个突出的心音）、水肿、腹水、恶病质。

鉴别诊断

疑似心包疾病的患者应行心电图、胸片、超声心动图检查来进行初步评估。

心电图：急性心包炎典型的心电图改变包括新的广泛的、典型凹向上的

ST 段抬高（因为发炎的心包）和 PR 段下降，在心包积液和心包压塞患者的心电图中，可以看到 QRS 波低电压（因心脏和心电图导联之间的液体存在导致）和有时出现的电交替。在缩窄性心包炎患者的心电图中没有特别的发现，除了普通的非特异的 ST 段和 T 波改变。

胸部 X 线：通常急性心包炎的患者是正常的，伴或不伴有心包压塞的心包积液的患者通常显示出心脏扩大和清晰的肺野。虽然不常见，但是心包钙化的存在高度提示缩窄性心包炎。

超声心动图：在心包疾病的评估中起重要作用，如果怀疑心包压塞则应急查超声心动图。急性心包炎患者通常正常，除非伴有心包积液。它在心包积液的确定和评估血流动力学影响中起重要作用（图 9-2）。心包压塞的超声心动图的特征是心腔的塌陷（当心包内压力超过心腔的压力时，通常是右侧心腔），明显的心源性呼吸变化及静脉充盈（反映了心室间相互依赖性，由于心包积液的限制，左心室和右心室的血流动力学直接相互影响），下腔静脉充血（在吸气时，下腔静脉直径的扩张或者极小的缩小反映了中心静脉压的显著升高）。超声心动图对评估缩窄性心包炎也是有帮助的。如果没有发现特殊结果，一个完全正常的超声心动图实际上就排除了缩窄性心包炎的诊断。缩窄性心包炎的特征性表现包括增厚的心包、下腔静脉和肝静脉的扩张且吸气时静脉塌陷减轻，呼吸时心室充盈呈明显的变化，和在心脏舒张早期心室的反常的被动的充盈。

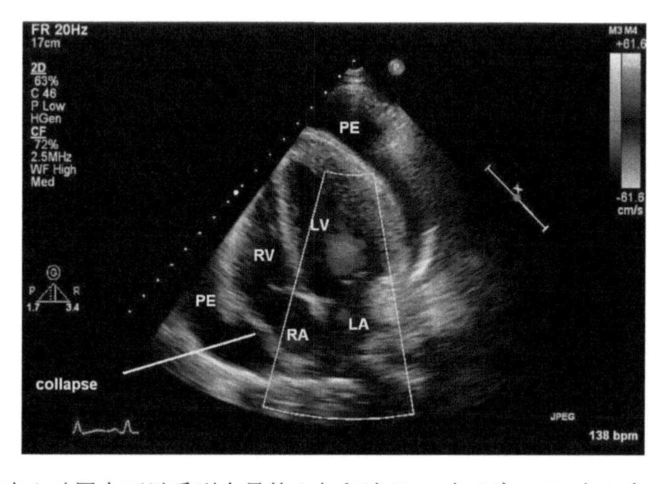

图 9-2　超声心动图中可以看到大量的心包积液（LA，左心室；LV，右心房；PE，心包积液；RV，右心房）。

当怀疑是缩窄性心包炎时，其他检查也是需要的。心脏磁共振成像（cMRI）因为它的敏感性和特异性越来越多地被用来确认诊断。心脏磁共振成像的特征包括心包增厚和下腔静脉的扩张。

治疗

急性心包炎：对于大多数患有特发性心包炎的患者来说，治疗包括非甾体抗炎药（消除炎症）和秋水仙碱（已经被证明可以降低复发率）的联合治疗。对于心肌梗死后患急性心包炎的患者，阿司匹林是被推荐的非甾体类抗炎药。糖皮质激素可以用来治疗自身免疫性心包炎，对透析无反应的尿毒症性心包炎，和禁忌用非甾体类抗炎药治疗的患者。

心包积液：首先要评估它对血流动力学的影响，包括临床上和超声心动图。并且排除心包压塞。无临床症状的血流动力学稳定的心包积液的治疗需要重点关注潜在的紊乱的治疗，这样的结果是不需要抽水就可以解决积液。然而，抽取积液可以用来诊断。

心包压塞：需要紧急引流。补充液体和正性肌力药物的应用应该同时进行，直到心包积液被完全消除。

缩窄性心包炎：心包切除术（心包切除的手术）是缩窄性心包炎明确的治疗方案。

思考题

9.1 一位54岁的男性患者因为两天来进行性呼吸困难在急诊科初诊。7天来他出现间歇性的胸膜炎性的胸痛。体格检查：体温37.7℃（99.9℉），血压84/46，脉搏130次/分，呼吸频率是28次/分，正常环境下血氧饱和度是91%。心脏听诊心音低沉。肺部听诊可闻及正常呼吸音。12导联心电图显示窦性心动过速和广泛的低电压。床旁超声心动图显示大量心包积液，心房心室舒张压正常，左心室收缩压正常。

下列哪项处理最合适？

A. 心导管检查术

B. 肺活量

C. 紧急心包穿刺术

D. 左氧氟沙星

9.2 一位62岁的男性患者因为进行性呼吸困难和下肢肿胀7个月就诊。他的既往史中重要的是15年前因为患淋巴瘤进行胸部放射治疗，目前处于缓解期。他没有吸烟史和酗酒史。体格检查中，生命体征稳定。颈静脉怒张，吸气时颈静脉充盈。心脏听诊可闻及舒张早期杂音，但是没有额外心音和奔马律。肺部听诊正常。腹部检查显示存在腹水，下肢 3+ 凹陷性水肿。心电图显示正常的窦性心律，非特异性的广泛地 ST-T 改变。尿常规正常。胸片显示心包钙化，肺野清晰。

下列哪项是最可能的诊断？

A. 肝硬化

B. 缩窄性心包炎

C. 肾病综合征

D. 缺血性心脏病

9.3　一位 34 岁的女性患者因为胸膜炎性胸痛 3 天来急诊科就诊。她一周前曾患流感。体检中，她的体温是 37.8 ℃（100 ℉），血压是 114/54，脉搏 110 次 / 分，呼吸频率 24 次 / 分。心脏听诊可闻及心包摩擦音。肺部听诊无异常。12 导联心电图显示窦性心动过速和广泛的 ST 段弓背向下抬高。胸片显示心影扩大无浸润。首次心肌酶检验无异常。

下一步最合适的是什么？

A. 开始抗生素应用

B. 胸部 CT 平扫

C. 紧急心脏介入

D. 心脏超声心动图

答案

9.1　C　这个患者的临床和超声心动图证明存在心包压塞。心包穿刺术是合适的紧急治疗。

9.2　B　缩窄性心包炎是最可能的诊断，有液体超负荷的临床表现（凹陷性水肿，腹水）和心输出量低（进行性呼吸困难），胸部放射病史（心包疾病的危险因素），体格检查发现心包叩击音（明显的舒张期杂音），和胸片显示心包钙化。

9.3　D　这个患者表现出急性心包炎的症状和体征。下一步最好是行超声心动图检查来寻找有无心包积液，胸片显示心影扩大最有可能是心包积液导致的。

临床精粹

- 胸膜炎性胸痛时应该考虑急性心包炎，特别是在体格检查中发现心包摩擦音。
- 超声心动图在评估急性心包炎时是很重要的，它用来寻找存在相关的心包积液或心包压塞的证据。
- 心包压塞的临床表现与心源性休克相似。怀疑患者有心包压塞时应该行心电图，胸片和超声心动图检查。治疗是立刻清除心包积液。
- 缩窄性心包炎表现出液体超负荷和心输出量下降的症状和体征。超声心动图是一项重要的检查。但是由于缺乏特异性结果，心脏磁共振成像越来越多地被用于确立诊断。

参考文献

Imazio M, Bobbio M, Cecchi E, et al. Colchicine as first-choice therapy for recurrent pericarditis: results of the CORE (COlchicine for REcurrent pericarditis) trial. *Arch Intern Med*. 2005;165:1987.

Imazio M, Bobbio M, Cecchi E, et al. Colchicine in addition to conventional therapy for acute pericarditis: results of the COlchicine for acute PEricarditis (COPE) trial. *Circulation*. 2005; 112:2012.

Lange RA, Hillis LD. Clinical practice. Acute pericarditis. *N Engl J Med*. 2004;351:2195.

Little WC, Freeman GL. Pericardial disease. *Circulation*. 2006;113:1622.

Spodick DH. Acute cardiac tamponade. *N Engl J Med*. 2003;349:684.

病例 10

重度主动脉瓣狭窄

一位 67 岁男性患者，有高脂血症及高血压病史，晕厥后送入急诊室。询问病史，患者述除草时突然眼前一黑就失去了意识，除此之外，他还曾经在过去的 3 个月内发生过 2 次上述晕厥症状。过去 1 年内，他感觉偶尔在劳累之后感觉胸部不适。平时他服用赖诺普利以及辛伐他汀治疗高血压及高脂血症。体格检查：血压 146/87 mmHg，心率 102 次 / 分、心律不齐，呼吸频率正常 14 次 / 分。听诊：在右侧胸骨上缘可闻及收缩末期III / VI级杂音，该杂音掩盖住了第 2 心音并且向颈动脉传导。其颈动脉搏动明显减弱，听诊时颈动脉波峰值明显滞后于心音。

- 最可能的诊断是什么？
- 为明确诊断，下一步应该做哪些检查？
- 最合理的治疗方案是什么？

病例10的解答：
重度主动脉瓣狭窄

摘要：该67岁男性，反复发作晕厥，并有劳力性呼吸困难及胸部不适，这些表现都提示瓣膜病变的可能性。除此之外，其体格检查显示严重的主动脉瓣狭窄。根据其临床表现及体格检查结果，该患者有瓣膜置换术的手术适应证。

- 最可能的诊断：重度主动脉瓣狭窄。
- 下一步需要做的检查：心脏超声心动图检查（TTE）。
- 最好的治疗方案：主动脉瓣置换。

分析

目的

1. 理解瓣膜狭窄病变的基本病理基础及临床表现，包括主动脉瓣狭窄、二尖瓣狭窄、肺动脉瓣狭窄以及三尖瓣狭窄。

2. 理解主动脉瓣狭窄以及二尖瓣狭窄的诊断及自然演变过程。

3. 理解主动脉瓣狭窄以及二尖瓣狭窄的药物治疗、经皮介入治疗以及外科手术治疗方案。

注意事项

该67岁男子表现为典型的重度主动脉瓣狭窄。瓣膜狭窄可以分为左侧狭窄（主动脉瓣及二尖瓣瓣膜狭窄）以及右侧狭窄（肺动脉瓣及三尖瓣瓣膜狭窄）。在本病例的学习中，我们分别进行讨论。在临床实践中，主动脉瓣狭窄是最常见的瓣膜狭窄，本病例将重点进行讨论。

探讨：
瓣膜狭窄

定义

后负荷：左心室收缩时室壁产生的张力。简而言之，就是心脏搏动所要对抗的负荷。主要代表全身动脉系统血管的阻力。但是，在主动脉瓣或者二尖瓣狭窄的情况下，该负荷变化相对固定。

前负荷：舒张末期左心室或者右心室的容积。简而言之是指由于心脏的充盈，心室壁受牵拉所产生的负荷。因此，在容量负荷增加的情况下前负荷增加；相反，机体缺水或者低血容量的情况下，前负荷降低。

瓣膜狭窄：由于瓣叶张开受限，所引起的瓣膜口狭窄，继而引起血流受阻。

临床处理方法

主动脉瓣狭窄

病因：主动脉瓣狭窄（AS）是成人最常见的引起左心室流出道受阻的狭窄类型。最常见的三大病因包括主动脉瓣叶钙化性病变、先心病合并钙化以及风湿热所致后遗症。尽管在全球范围内风湿性疾病是最常见的病因，但西方国家例如北美和西欧来讲，钙化性疾病是最常见的病因。

未控制的感染，例如 A 型链球菌造成的感染，是风湿性瓣膜疾病的主要病理生理机制。机体针对链球菌产生的抗体，能够攻击瓣膜，造成瓣膜连接处的粘连以及随后的狭窄。而主动脉瓣膜钙化病或者先天性二瓣主动脉瓣，脂质逐渐沉积、炎症细胞侵袭和随后的钙化，都是造成瓣膜狭窄的原因。最终，钙化的瓣叶变厚变硬，在收缩期无法完全打开。在血流机械应力以及剪切力对瓣膜的逐渐作用下，该疾病呈现进展性。虽然 AS 同动脉粥样硬化有很多相同的危险因素，但是临床研究表明，使用治疗动脉粥样硬化的药物（例如他汀类）并不能延缓轻度 AS 的进展。

健康人主动脉瓣开放的有效面积（AVA）为 3.0~4.0 cm^2。主动脉硬化定义为瓣膜狭窄面积 <3.0 cm^2，但 >1.5cm^2，流速≤ 2.5 m/s。主动脉狭窄定义为 AVA<1.5 cm^2，流速 >2.6 m/s。当 AS 很严重，AVA<1.5 cm^2 时，血流才会受阻，AVA<1.0 cm^2，才会出现典型症状。主动脉狭窄的严重程度是根据瓣膜面积以及跨瓣膜压力差，如表 10-1 所示。

当 AS 引起明显血流动力学变化的时候，左心室的后负荷明显增加，因此长时间可以造成左心室肥厚（LVH）。这将导致左心室顺应性的下降，左心室舒张末压力增高，进而促进舒张性心力衰竭的发生（简而言之就是左心

表 10-1　主动脉瓣狭窄分级

参数	轻度	中度	重度
主动脉瓣口面积（cm^2）	1.5~3.0	1.0~1.5	<1.0*
平均压力差（mmHg）	<20	20~40	>40
压力差峰值（mmHg）	<35	35~60	>60
主动脉流速（m/s）	2.6~2.9	3.0~4.0`	>4.0

* 当 AS 面积小于 0.6~0.7 cm^2 为极重度。

室充盈受限）。舒张性心力衰竭以及心内膜的缺血可以导致左心室功能降低，最终降低左心室射血分数。

临床表现：能够理解AS的病理生理，那么对于其临床表现就很容易理解了。当舒张性心力衰竭发生的时候，由于冠状动脉充盈不足，左心室肥厚所需要的血液供应远远超过了正常情况下毛细血管的供血量，因此引起心绞痛。当狭窄、左心室肥厚以及舒张性心衰加重的时候，就会引起劳力性呼吸困难和左心衰。另外，由于动脉瓣狭窄造成了心输出量的下降，很难满足劳力所需。因此在运动的时候，由于外周血管扩张，血压会骤降，从而导致脑灌注降低引起晕厥。

体格检查：AS的杂音一般描述为收缩期的“喷射样”杂音；在右侧第二肋间心脏基底部听诊最清晰，该杂音可向颈动脉传播。该杂音在心脏收缩时开始“喷射”，之后一般会变强，然后在收缩末期变弱（渐强渐弱）。当主动脉瓣口面积（AVA）变小时，该杂音的峰值向S_2侧移动，最终可以削弱S_2。另外，还可以触及左心室震颤，心尖搏动点还可以左移。除此之外，由于左心室流出道受阻，颈动脉搏动减弱，其上升支明显滞后于听诊时收缩期心脏射血（称为脉沉细而缓慢）。因此体格检查时如果发现脉沉细而缓慢、中期到末期的收缩期喷射性杂音和第2心音强度减弱，则高度提示重度AS。

鉴别诊断：AS的杂音有可能和动脉硬化、或者是肥厚型梗阻型心肌病（HCM）的杂音相混淆。动脉硬化的杂音和AS的杂音有些相似之处；但是前者并不向颈动脉传导，而且并不能消除第2心音。HCM的杂音和AS更加难以区分，但是如果做减轻前负荷的动作（例如从座位突然站起）时，HCM的杂音明显增强；而增加前负荷时（如做Valsalva动作或者抬高双腿），HCM所引起的杂音明显降低。而AS的杂音不具备上述两种表现。

诊断方法：通过使用超声心动图评估AVA、平均或者最高血流差值、瓣膜结构（例如双瓣膜或者三瓣膜）。AS患者中，有80%以上同时合并主动脉反流，此时超声心动图有很大诊断价值。另外，主动脉根部、升主动脉等以及主动脉缩窄都能够通过超声心动图评估。这对于双瓣主动脉的患者来说，诊断价值尤为重要，因为主动脉根部疾病和主动脉狭窄有很强的关联性。

另外，心电图（左心室肥厚）、CXR、食管超声对于诊断AS有很大的帮助。心脏导管可以用来测量瓣膜口面积，对于换瓣手术能否与冠状动脉搭桥术同时进行有很大的指导意义。

治疗：药物治疗AS效果不佳，到目前为止，还没有能逆转主动脉狭窄的有效药物。AS早期，如果患者同时并发高血压，将导致AS患者提前出现相关症状。因此,早期可以适当并审慎的应用血管紧张素Ⅱ受体转化酶抑制剂,但要避免出现血压大幅波动。尽管在严重主动脉狭窄时心输出量并非完全被阻断,但患者在AS进展的过程中,会因为心输出量受限以及低血压而产生明显症状,在这种情况下,尤其要避免低血压。对于房颤的患者来讲,快速的心室率必然会降低舒张期左心室的充盈,从而造成肺水肿,如果使用β受体阻滞剂控制心率,则患者会获益匪浅。心衰患者必要时可以使用利尿剂,但要非常小心,防止出现低血容量的情况,因为患者还需要相当的血容量来维持有效的心输出量。同样,这一类患者如果要使用硝酸盐类或者血管舒张剂的时候,一定要特别小心。

由于药物治疗AS的局限性,外科手术或者导管介入成为主要的治疗手段。主动脉瓣膜球囊成形术可以应用于那些不能耐受外科常规瓣膜成形术或者经导管瓣膜置换术的患者。主动脉瓣膜球囊成形术中,一般通过股动脉方法置入动脉鞘,通过导丝导入球囊并置于主动脉狭窄处。之后在右心室置入快速起搏导管,快速起搏右心室以终止心脏血流输出,与此同时扩张球囊将主动脉狭窄处扩张开。但是这种球囊成形术仅仅能够暂时改善患者的相关症状,而且持续时间仅仅能维持6个月。因此这种手术仅仅是为了缓解患者症状,为之后的永久性治疗做铺垫。

由于主动脉瓣膜球囊成形术的局限性,主动脉瓣置换成为目前标准治疗AS的方案。该手术的适应证,包括发作性症状的患者、要进行CABG和其他心血管手术的患者,以及左心室射血分数小于50%的患者。另外,那些在应激性检查的过程中出现症状、而平常无症状的患者也可考虑行主动脉置换术。通过外科开胸或者经皮介入手术,将生物瓣膜(尸体、牛或猪)或者机械瓣膜材料(金属)送入心脏置换狭窄的瓣膜。患者行生物瓣膜置换术后仅需要3个月的抗凝治疗,而金属瓣置换术后的患者,常需要终身服用抗凝药物(双叶碟瓣需要将国际标准化比值INR维持在2~3,侧倾碟瓣或笼球瓣膜需要将INR维持于2.5~3.5)。生物瓣膜的唯一劣势在于不如机械瓣稳定,尽管无法确切衡量置换术后瓣膜的稳定性,但是,经统计生物瓣瓣膜置换术后的患者再手术率为25%,远远高于机械瓣的5%。

对于那些无法耐受外科手术的AS患者,经导管瓣膜置换术(TAVR)是最佳的选择。PARTNER(主动脉经导管置换术)临床试验表明:对于严重AS患者,TAVR效果优于药物治疗,但是与外科手术治疗相比,无明显差异。由于TAVR也是经导管手术,其手术流程与经导管球囊成形术类似,唯一不同的就是,在球囊成形之后,带有伸缩支架的生物瓣膜随后会被释放到病变部位（可见图 10-1）。经股动脉入路是最常用的入路，另外，锁骨下动脉入路或者外科穿刺心尖入路也可以。

预后：先天性二叶瓣畸形的患者，能够长期无症状生存，直到出现瓣膜钙化狭窄并导致阻塞症状。如果不考虑 AS 潜在的病因，AS 患者一旦出现以下症状，其生存率较低：心绞痛（5 年），晕厥（3 年），心衰（2 年）。AS 患者瓣膜置换术后将明显延长生存周期和改善生活质量。

二尖瓣狭窄

病理生理：二尖瓣狭窄（MS）是由于瓣叶的增厚以及活动受限引起的血流流入左心室受阻，因此左心房、肺血管以及右心系统压力增大。随着左心房的扩大，易发房颤。大多数患者，MS 的发生均由风湿热引起（见上述 AS 章节）。其次就是先天性二尖瓣狭窄。严重的二尖瓣瓣环钙化较少见（见于晚期肾脏疾病）。正常二尖瓣口面积为 3.0~4.0 cm^2，瓣口 1.5~2.5 cm^2 为轻度狭窄，1.0~1.5 cm^2 为中度狭窄，<1.0 cm^2 为重度狭窄。二尖瓣狭窄的分级以及跨瓣血流分级见表 10-2。

临床表现：典型的 MS 杂音为舒张期“开瓣音”（OS），随后紧跟着可以

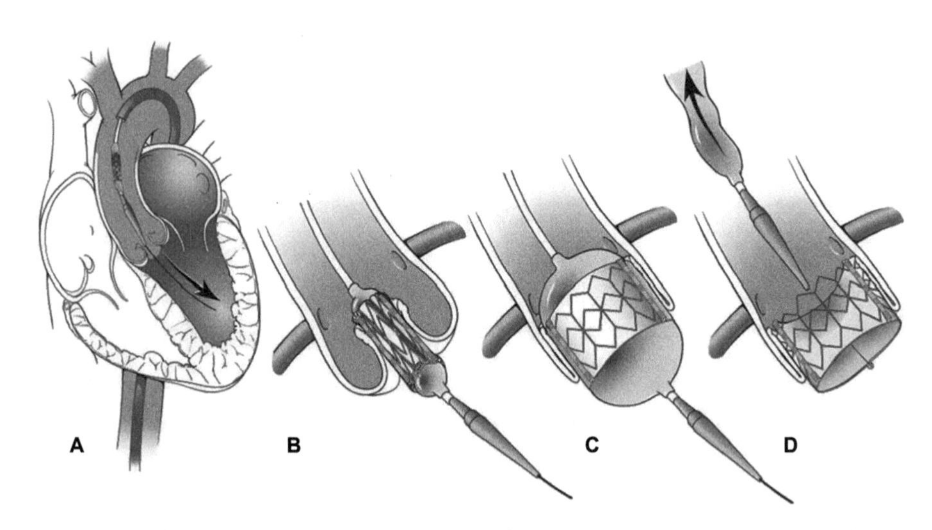

图 10-1 经导管主动脉瓣置换术（TAVR）。经过股动脉入路，置入引导鞘管，将球囊及生物瓣膜（压缩在一起，生物瓣膜环绕在瘪球囊外）送至升主动脉（A）。在透视或者超声引导下，球囊及生物瓣膜送至病变主动脉处（B）。右心室电极高速起搏的过程中，迅速扩张球囊并释放生物瓣膜，后者将病变瓣膜推向血管壁并塑型（C）。之后球囊抽气回缩，将导管撤出，留下生物瓣膜（D）。（*Reprinted with permission, Cleveland Clinic Center for Medical Art & Photography © 2013. All rights reserved*）

表 10-2　二尖瓣狭窄分级

参数	轻度	中度	重度
二尖瓣瓣口面积（cm^2）	1.5~2.5	1.0~1.5	<1.0
平均压力差（mmHg）	<5	5~10	>10
肺动脉收缩压（mmHg）	<30	30~50	>50

听到低调的舒张期隆隆样杂音，在心尖部听诊最明显。在安静的诊室体格检查时，使用钟形听诊器在左侧卧位呼气末听诊，可听到非常明显的 MS 杂音。在 MS 进展过程中，左心房的压力升高，S_2 后可以很快听到 OS，因此 S_2-OS 间期越短，MS 越严重。

MS 患者临床常见左心系统心力衰竭。慢性的 MS 常导致肺动脉高压、右心肥厚从而最终发展成为右心衰。因此，MS 患者最常见的症状就是呼吸困难、咯血、房颤、血栓栓塞、声音嘶哑以及感染性心内膜炎。严重的 MS 时，心输出量降低，外周血管反应性收缩，引起双颊呈现粉紫色，称之为“二尖瓣面容”。在孕妇，由于前负荷增加、心率加快、心输出量增加，这些都会加大静息状态的跨瓣压力差，从而导致相应症状。

鉴别诊断：左心房黏液瘤、其他心脏肿瘤以及先天性异常均可以造成左心房流出道受阻，从而产生类似于 MS 的症状。除此之外，放射性心脏病以及曾经行瓣膜置换者，均可以使患者发展成为 MS。

诊断方法：诊断 MS 的方法类似于 AS。首选心脏超声，因为超声可以计算跨瓣压力以及瓣口面积，另外它还可以测量左心房大小、肺动脉压力以及右心功能。心电图提示左心房扩大、电轴右偏以及右心劳损。胸片作为常规，可以判断左心房扩大以及二尖瓣钙化。如果超声效果不佳，可以使用心脏导管，检测心内压力以及准确测量跨瓣压力。

治疗以及预后：药物治疗 MS 主要使用利尿剂及限盐来控制血容量，从而缓解左心系统心衰症状。如果患者存在房颤，则应使用 β 受体阻滞剂控制心室率，同时可以应用地高辛提高射血分数，降低患者入院率。如果患者既往有血栓栓塞史，那么要终身使用抗凝药物并维持 INR 于 2~3，有些研究也建议加用小剂量的阿司匹林。ACC/AHA 指南建议在严重的 MS 以及左心房扩大的患者，无论其既往有无血栓栓塞史，均要使用抗凝药。

当患者 MS 重度狭窄、症状明显或者肺动脉高压（静息肺动脉收缩

压 >50 mmHg，或者运动时 >60 mmHg)，均应采取介入或者外科手术方式治疗。与AS相反，经导管瓣膜成形术适用于大部分MS患者，因为其预后及稳定性都较好。但该介入方式不适用于先天性MS患者或者有重度(3~4^{+})二尖瓣反流的患者。后者应进行外科手术治疗。如果患者瓣膜解剖结构允许的话，可以反复在同一患者做多次介入或者外科手术治疗。

预后：MS的自然病程较长，将近20~40年，因此很多患者无明显症状。如果有严重的MS，建议不要怀孕，因为手术风险很大。MS的病死率取决于心衰的进展情况或者房颤导致的相关并发症，如血栓形成。

肺动脉狭窄

病理生理学：肺动脉狭窄在成人很少见，多见于先天性心脏病。正常的三瓣叶肺动脉瓣有可能部分或者全部与其他瓣叶融合、变厚从而使瓣口面积缩小。肺动脉狭窄(PS)常与其他先天性心脏病有关(例如法洛四联征)。对于成人来讲，PS多见于类癌综合征。

临床表现：PS的杂音有点类似于AS的喷射样杂音，但不同的是PS杂音常在左侧肋骨上缘闻及，而且吸气时更加明显。同AS一样，PS的杂音峰值稍晚，而且在PS加重时杂音增强。除此之外，可见右心室抬举、P_2增高，在PS加重时，可闻及第2心音固定分裂。严重的肺动脉狭窄的症状，主要是劳力性呼吸困难、易疲劳、胸痛以及晕厥。

诊断方法：首选超声。使用超声多普勒检测，严重的PS可见跨瓣压力差大于50~60 mmHg，平均跨瓣压力差大于30~40 mmHg，或者峰值速度大于4 m/s。心电图可见右心劳损(右心室肥大，电轴右偏，右束支传导阻滞，右心房扩大或者肺型P波)。同样，胸片(CXR)显示右心房增大。必要时可以使用右心导管检查或者进行换瓣手术。

治疗及预后：超声多普勒检查，无症状患者如果跨瓣压力差大于60 mmHg或者平均压力差大于40 mmHg，则建议使用经导管球囊成形术。有症状的患者，上述指标分别降低10 mmHg，即峰值大于50 mmHg，或者平均值大于30 mmHg，则使用经导管球囊扩张术。如果同时合并肺动脉反流、肺动脉发育不全或者瓣上-瓣下肺动脉狭窄，则建议外科开胸治疗。

三尖瓣狭窄

概述：三尖瓣狭窄(TS)并不常见，常继发于或者合并于其他瓣膜病变、类癌综合征或者风湿性心脏病，在成人尤其少见。

三尖瓣狭窄的杂音及临床表现类似于 MS。刚开始出现开瓣音,随后出现低调的舒张期杂音,但不同于 MS 的是,在胸骨左下缘可以听到杂音,并且吸气时更加明显。血流经过三尖瓣时受限,导致右心房压力增大,颈静脉怒张并伴有明显 A 波及缓慢的 y 降支。最主要的 TS 临床表现是右心系统衰竭。如同其他瓣膜病变一样,首选超声进行诊断。严重的 TS 表现为瓣口面积小于 1.0 cm^2。同 MS 一样,大多数 TS 可以使用球囊扩张治疗,当经导管治疗不适用时,则外科手术治疗。

相关病例

• 参见相关病例 8(肥厚型梗阻性心肌病)。

思考题

10.1 一位 78 岁男性患者,两个月以来偶发劳力性晕厥。体格检查:可在胸骨右上缘闻及Ⅲ / Ⅵ晚期收缩期杂音。第 2 心音低钝。颈动脉搏动滞后。根据这些检查,最可能的诊断是什么?

A. 主动脉瓣硬化
B. 轻到中度主动脉瓣狭窄
C. 重度主动脉瓣狭窄
D. 肥厚型梗阻性心肌病
E. 重度二尖瓣反流

10.2 一位 80 岁女性患者,有多年冠心病病史(三支血管搭桥),严重的慢性阻塞性肺病(1 秒用力呼气容积为 FEV1 0.7L),有慢性肾病, 2 型糖尿病。为评估 AS 严重性就诊。她现在血流动力学稳定,但是纽约心功能评分为 3 级,有呼吸困难,日常活动受限。超声显示其 AVA 为 0.5 cm^2,跨瓣压力峰值和平均值分别为 84 mmHg 和 56 mmHg。以下哪项是最佳治疗方案?

A. 使用 β 受体阻滞剂降低后负荷
B. 经导管球囊成形术
C. 经导管主动脉瓣置换术(TAVR)
D. 重新开胸并行主动脉瓣置换术
E. 送至临终关怀

10.3 一位24岁女性患者，因急性肺水肿、房颤及快速心室率而送至医院，体格检查提示舒张早期心尖部杂音。最可能的诊断是什么？

A. 主动脉瓣反流

B. 先天性主动脉瓣狭窄

C. 二尖瓣反流

D. 二尖瓣狭窄

10.4 一位36岁女性患者，上礼拜出现面部潮红、腹痛和腹泻症状。腹部CT显示弥漫性腹部淋巴结肿大，最大在盲肠处2 cm，另有一个1 cm位于肝脏，病因不明。体格检查显示：血压90/54 mmHg，心率112次/分，心律不齐，可在胸骨左上缘闻及Ⅱ/Ⅵ级收缩期杂音，腹部右上象限压痛。最可能的诊断是什么？

A. 肝癌

B. 类癌综合征

C. 肠淋巴瘤

D. 胃泌素瘤

答案

10.1 C 体格检查符合严重AS表现。因为在狭窄严重时，杂音峰值滞后，掩盖住S_2，可以出现脉沉细而缓慢。其他瓣膜病的杂音不是这样。

10.2 C 对于那些不能耐受开胸瓣膜置换的患者，TAVR已经成为首选。药物治疗不能改善生存率或者改善重度AS的症状。球囊扩张不能持续维持患者血流动力学，只是作为即将进行球囊换瓣或者开胸换瓣手术的临时措施。

10.3 D 这是典型的孕后MS加重的临床表现，例如前负荷及脉率增加等。该患者需要小心使用利尿剂并且妊娠期间全程监护，因为MS患者怀孕的病死率极高。

10.4 B 该患者的临床表现与类癌综合征最一致。由于5-羟色胺过量分泌导致出现类癌综合征的症状，包括支气管痉挛、腹泻、出汗以及面部潮红。因为5-羟色胺在肝脏代谢，所以只有当肿瘤侵犯到肝脏时，这些症状才会表现出来。类癌综合征可以伴随右心系统瓣膜损害，例如本病例的肺动脉狭窄。

临床精粹

- 主动脉瓣狭窄定义为：重度 AVA<1.0cm^2，平均跨瓣压力差 >40 mmHg，跨瓣压力峰值 >60 mmHg。AS 导致的死亡一般发生在心绞痛症状出现 5 年内、晕厥出现 3 年内和心衰症状出现 2 年内。
- 对于不能手术的患者，TAVR 优于单纯药物治疗；重度 AS 且外科手术为高危的患者，TAVR 不劣于外科手术。
- 经皮球囊瓣膜成形术可能暂时缓解症状，但不能长期稳定，可维持大约 3~6 个月。相反，对于 MS 患者，瓣膜成形术成功率高且维持时间长。
- 风湿热是 MS 的主要病因，也可能与 AS 和右心系统瓣膜狭窄相关。
- 类癌是成人右心瓣膜狭窄的最常见病因，一般没有症状，当肿瘤转移到肝脏时就会出现症状。

参考文献

Baumgartner H, et al. Echocardiographic assessment of valve stenosis: EAE/ASE recommendations for clinical practice. *Eur J Echocardiogr*. 2009;10:1–25.

Leon MB, et al. Transcatheter aortic-valve implantation for aortic stenosis in patients who cannot undergo surgery. *N Engl J Med*. 2010;363:1597–1607.

Smith CR, et al. Transcatheter versus surgical aortic-valve replacement in high-risk patients. *N Engl J Med*. 2011;2187–2198.

病例 11
房颤和房扑

一位 54 岁男性患者，因心悸、乏力、气短 3 天就诊急诊室。该患者既往有相同的症状，但持续时间很短，并没有去看医生。无胸痛及晕厥。其病史主要是肥胖、高血压、阻塞性睡眠呼吸暂停。个人史为间断过量饮酒，无非法药物使用史。无特殊家族史。体格检查：患者无不适，心律绝对不齐，心率 110 bpm，血压 126/87 mmHg。颈静脉无怒张。除心律不齐外，心脏体格检查均正常。肺部听诊阴性，外周无水肿。

- 最可能的诊断是什么？
- 下一步最适宜的检查是什么？
- 下一步最好的治疗方法是什么？

病例 11 的解答：

房颤和房扑

摘要：54 岁男性患者，既往有肥胖、高血压、阻塞性睡眠呼吸暂停、过量饮酒史，主因心悸、乏力、气短 3 天就诊急诊室。既往有相同的症状，但持续时间短，并没有去看医生。体格检查：心律绝对不齐，心率 110 次 / 分，血压 126/87 mmHg。除心律不齐外，心肺体格检查均阴性。

- 最可能的诊断：阵发性心房颤动。
- 下一步检查：心电图，如图 11-1 所示。
- 下一步治疗：抗凝和控制心率。

分析

目的

1. 知道室上性心动过速的诊断方法。
2. 描述心房颤动和心房扑动发生机制的不同点。
3. 理解心房颤动和心房扑动患者抗凝的重要性。
4. 熟悉处理心房颤动时室率控制和节律控制的作用。

注意事项

54 岁男性患者，有多个诱发房颤的危险因素。高血压、肥胖、睡眠呼吸暂停、过量饮酒——尤其是酗酒，都与发生房颤的风险增加有关。因此，尽管也有可能是其他类型的室上性心动过速，但房颤或房扑的可能性最大。心律绝对不齐也提示这种可能性。心电图应该可以确诊，也可以区分房颤和房扑（图 11-1 和图 11-2）。首要治疗措施是预防血栓性卒中，这可能是房颤或房扑的直接后果。对于大多数给予早期节律控制的患者，需要应用华法林或新型口服抗凝药物（NOAC）进行全身抗凝治疗来预防卒中。室率控制对有限制性症状的患者也很重要，可以避免持续性心动过速对左心室功能的影响。通常采用负性肌力药物，如 β 受体阻滞剂、非二氢吡啶类钙拮抗剂地尔硫䓬，达到室率控制的目的。房颤或房扑明确发作的持续时间在 48 小时之内可以考虑紧急复律，但该患者症状发作时间已超过此时间窗。如果患者不能自行转复为窦性心律，在至少应用 3 周抗凝治疗或经食管超声心动图明确左心耳无血栓的情况下可以采取复律。治疗时，应该排除引起房颤的潜在的可逆性原因如甲状腺功能亢进，也应该完善超声心动图评估有无结构性心脏病——尤其是二尖瓣病变和左心室功能受损。有症状或体征支持冠状动脉疾病的患者可能需要行非侵入性检查排除活动性心肌缺血。

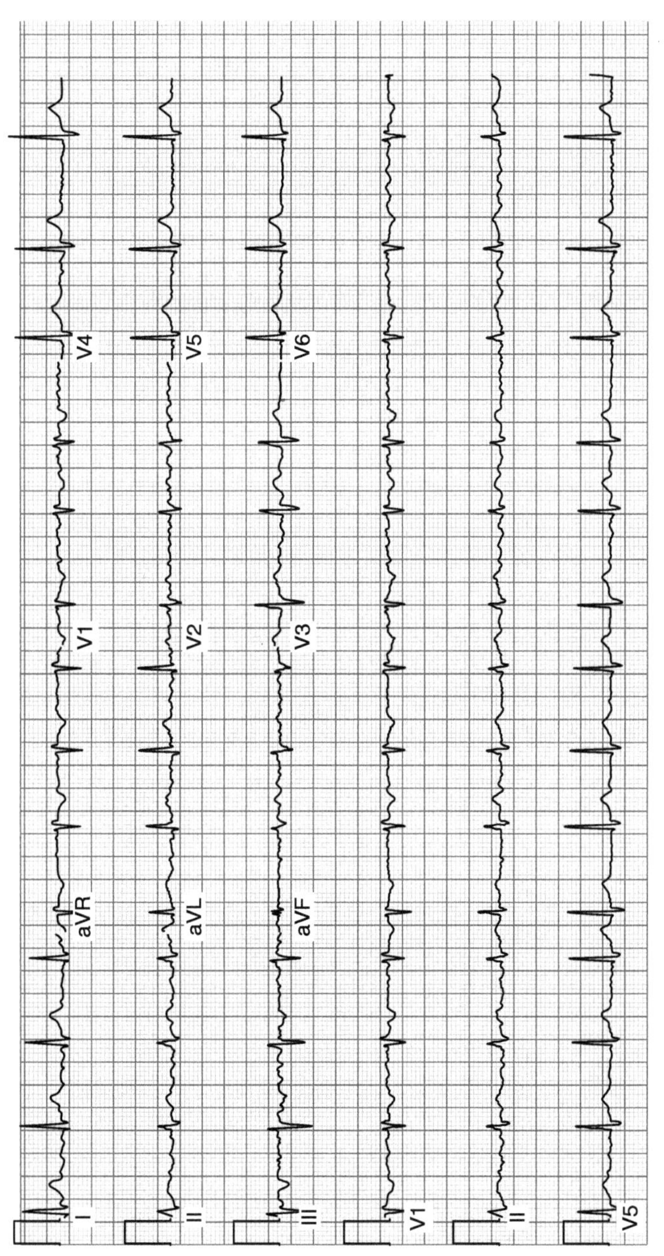

图 11-1　心房颤动。**P** 波消失，代之以表示心房颤动的细小“f 波”，心室率绝对不规则。

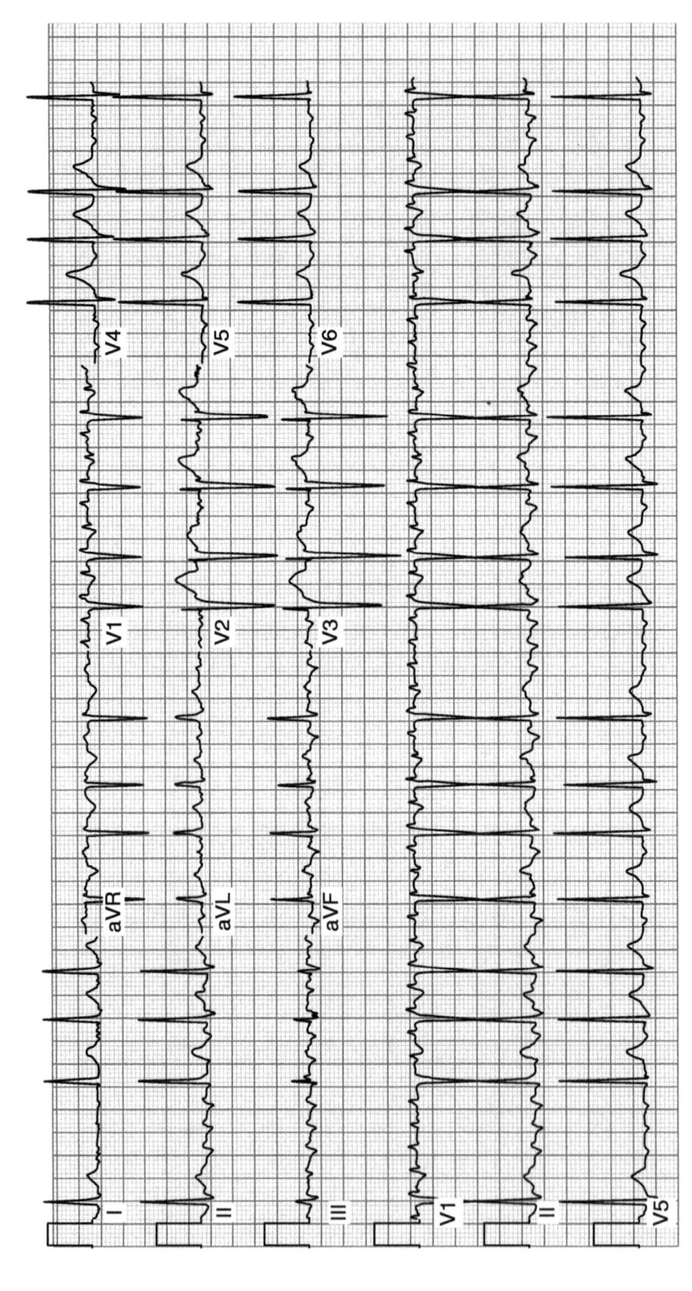

图 11-2 心房扑动。与心房颤动相比，心房活动有规律，按序出现。扑动波在下壁导联（Ⅱ、Ⅲ和 aVF）最清楚，并且在整个节律中始终一致。该患者心室率不固定，表现为有规律的不规则，QRS 波之间的间期是心房扑动周期的整数倍。

探讨：房颤和房扑的诊断方法

定义

心房颤动：以快速和不协调的心房去极化（纤维性颤动）为特点的紊乱的心房节律，心房失去收缩功能，出现无规则、通常为快速的心室率。

心房扑动：心房的结构或功能障碍导致的大折返环路的房性心动过速，其特点为心房快速收缩达 250~300 次 / 分，常伴快速且有规律的心室率，这是因为冲动在房室结以 2∶1 的形式传导。

阵发性房颤：房颤自行终止前持续时间＜ 7 天（典型的为数小时）。

持续性房颤：房颤持续时间＞ 7 天，可用电复律或药物终止。

永久性房颤：房颤持续时间＞ 1 年，或采用电复律或药物不能达到节律控制。

孤立性心房颤动：患者年龄＜ 60 岁，无心肺疾病。

室率控制：缓解房颤患者症状的一种治疗策略，通过药物或消融房室结后植入起搏器来控制心室率，而不尝试转复为窦性心律。

节律控制：恢复并维持窦性心律，通过应用抗心律失常药物、电复律和导管或外科手术消融的方法达到。

临床处理方法

病因

房颤和房扑并不是由单一病因引起。相反，存在多种诱发因素，尤其是房颤（表 11-1）。阵发性房颤被认为是起源于肺静脉开口附近的快速、反复的心房去极化，而持续性房颤需要其他病变参与，尤其是左心房病变，从而维持房颤发作。房扑较少见，但在心房扩大的情况下也可以发生，如肺栓塞、二尖瓣或三尖瓣病变及充血性心衰。典型房扑是围绕三尖瓣环折返形成的，同时有不同数量的右心房参与。典型房扑通常发生于心脏外科手术或射频消融术后，是由围绕心房切口或瘢痕的折返形成。

临床表现

房颤患者最常见的临床表现是乏力、活动耐量下降和心悸。年龄较轻患者心室率偏快，以心悸为主要症状。老年患者心率相对慢，心悸不明显，以乏力和活动受限为主要症状。有冠状动脉疾病的患者可能表现为心绞痛，是因为发生了心率加快引起的心肌缺血。心衰患者常因房室不同步和心动过速而表现为急性失代偿性心衰。大部分有症状的患者可能表现为恢复窦性心

表 11-1 与房颤发生风险增加有关的因素	
先天性	**家族史**
	充血性心衰
	W-P-W 综合征
退行性	年龄增加
	病窦综合征
左心房压力增加	高血压
	肺栓塞
	充血性心衰
	心脏瓣膜病(尤其是二尖瓣和三尖瓣)
缺血和缺氧	心肌梗死
	冠状动脉疾病
	肺部疾病
炎症反应	心包炎
	手术后(尤其是心脏和胸部手术)
	感染
内分泌系统	甲亢
	糖尿病
	嗜铬细胞瘤
	肥胖
神经系统	蛛网膜下腔出血
	卒中
药物	酒精
	茶碱

律后活动耐量改善,但也有部分患者本身无任何症状。还有部分患者表现为卒中或短暂性脑缺血发作(TIA),以及长期心动过速引起的心衰。

治疗

房颤的一线治疗是抗凝,以减少卒中和全身性栓塞的风险。房颤患者发生卒中的风险大约是普通人群的 5 倍,但通过合理的抗凝治疗可使风险降低近 2/3。肝素或低分子肝素用于新近初发房颤的住院患者。临床上，应根据临床风险评估工具，如 CHADS2（CHADS 分别指充血性心衰、高血压、年龄≥ 75 岁、糖尿病、卒中）或 CHA2DS2-VASc（血管病变病史）评分（表 11-2），进行风险分层，从而决定是否给予患者长期抗凝治疗，同时应权衡利弊，评估抗凝治疗引起大出血的风险，采用相似的风险评估工具，如 HAS-BLED【高血压、肝或肾功能异常、卒中病史、出血倾向、不稳定的 INR、老年人（年龄＞65 岁）、药物或酒精滥用】评分。患者存在一个或以上 CHADS2 危险因素首选抗凝治疗，抗凝药物包括华法林（INR 控制在 2.0~3.0）、达比加群、利伐沙班及阿哌沙班。阿司匹林可用于低风险患者，但其效果尚不明确。阵发性及持续性房颤患者的卒中风险和抗凝获益基本相同。有关房扑抗凝治疗的研究很少，但房扑常与房颤并存，因此与房颤采用相同的治疗指南。

有两种治疗策略可以用于控制心律失常：①节律控制，通过应用抗心律失常药物、电复律和基于导管或外科手术的消融来恢复并维持窦性心律；②室率控制，患者能够耐受房颤律，需要应用药物来控制心室率，对顽固性心动过速患者有时需要采用房室结消融后植入心脏起搏器来控制心室率。两种治疗策略的死亡率相同，大多数卒中发生在停用抗凝药物以后，有危险因素的患者在恢复窦性心律后也应该继续抗凝治疗，因为有无症状复发的可能。应用长程动态监测观察药物治疗患者的研究表明，即使是在随访时办公

表 11-2　CHADS2 和 CHA2DS2-VASc 评分

CHADS2	CHA2DS2-VASc
充血性心衰	充血性心衰
高血压	高血压
年龄≥ 75 岁	年龄≥ 75 岁
糖尿病	糖尿病
卒中 /TIA/ 外周动脉栓塞	卒中 /TIA/ 外周动脉栓塞
	血管病变（陈旧性心肌梗死、外周动脉疾病、主动脉斑块）
	年龄 65~74 岁
	性别（女性）

注：两种评分中除卒中 /TIA/ 外周动脉栓塞及 CHA2DS2-VASc 评分中年龄≥ 75 岁为 2 分外，其余危险因素均为 1 分。≥ 2 分是抗凝治疗的指征，≥ 1 分推荐给予阿司匹林或抗凝药物，0 分给予阿司匹林。

室心电图一直为窦性心律的患者,发生无症状的阵发性房颤也很常见。

成功维持窦性心律的患者,其生活质量和功能状态一直优于不能维持窦性心律的患者,但目前的抗心律失常药物以效果有限和毒性大为特点。尽管如此,维持窦性心律仍然是房颤导致明显症状患者的优选治疗。

可以通过β受体阻滞剂和非二氢吡啶类钙拮抗剂(如地尔硫䓬、维拉帕米)控制心室率。地高辛的作用有限,因为它的迷走效应很快被肾上腺能效应(如运动)抑制,应该很少将地高辛用作唯一控制心室率的药物。与房颤相比,通常房扑的症状更明显,心室率也更难控制,这是因为房扑是心房快速有序的进行去极化引起。如果是因为快速传导的房颤导致症状复发或血流动力学改变,进行房室结消融的同时植入心脏起搏器是一种有效的治疗策略。这种治疗策略的缺点是使患者产生永久性的起搏器依赖。左心室功能不全的患者,应该考虑双心室起搏。

节律控制时,可以应用IC或Ⅲ类抗心律失常药物恢复并维持窦性心律。IC类药物(氟卡尼或普罗帕酮)用于无结构性心脏病的患者。Ⅲ类药物索他洛尔和多非利特可用于有冠状动脉疾病的患者,但禁用于严重肾功能损害者。对于左心室功能不全的患者,多非利特和另一个Ⅲ类药物胺碘酮是唯一合理的抗心律失常药物,因为IC类药物与泵功能下降患者恶性心律失常的风险增加有关,索他洛尔有明显的负性肌力作用。胺碘酮可能是治疗房颤最有效的抗心律失常药物,但因其有明显的剂量依赖性的毒性而使应用受限,尤其对于存在甲状腺和肺部疾病的患者。决奈达隆的化学结构与胺碘酮相似,禁用于心衰和持续性房颤患者。

复律用于持续性房颤患者。复律之前应进行至少3周的抗凝治疗,以保证左心耳内无血栓,复律后继续抗凝治疗4周,无论患者基线的血栓风险如何。窦性心律时左心房恢复收缩功能,复律后的一段时间内任一栓子都有可能脱落,导致血栓风险增加。复律前未接受抗凝治疗的患者,可以通过经食管超声心动图排除左心耳血栓;但复律后仍需抗凝治疗。口服氟卡尼或普罗帕酮,或静脉注射伊布利特或胺碘酮,可以达到药物复律。电复律是由心脏科医生在患者麻醉状态下通过体外除颤器完成。双相电击经胸部传导,通过一种不完全明确的机制改变跨膜梯度,导致房颤终止、窦性心律恢复。复律后应用抗心律失常药物可以延缓房颤复发,强烈推荐应用。

导管射频消融术应用射频能量隔离肺静脉与左心房,从而防止形成房颤的电生理基础的快速脉冲传导至心房。在维持窦性心律方面,基于导管的射频消融术优于应用抗心律失常药物。阵发性房颤、左心房轻或中度扩大、无结构性心脏病患者,手术的成功率最高。这种手术耗时长、有一定的技术挑战性，对卒中和死亡率的长期影响仍在研究中。外科消融治疗房颤尽管可作为一种独立手术，但仍常与心脏手术（瓣膜手术或冠状动脉搭桥术）同时进行。外科消融的效果可能与导管消融相当，但其恢复时间和并发症明显升高，对于那些导管消融失败或拒绝行导管消融的患者，通常可以考虑单独的外科消融。

射频消融治疗房扑的技术更简单，成功率也更高（95%），优于抗心律失常药物，甚至可以作为一线治疗方案。与反复心脏复律及长期应用抗心律失常药物相比，有症状的房扑患者更应该首先评估导管消融的可能性。房扑大约每年 10% 发展为房颤，因此即使是成功进行房扑消融的患者，存在血栓栓塞风险时，也应该考虑继续抗凝治疗。

思考题

在以下阐述中选择正确答案（A~E）：

11.1 一位 83 岁的老年男性，既往有高血压、糖尿病病史，1 周前因新近初发的心悸数小时就诊急诊室，本次为咨询其治疗就诊。当时诊断为房颤伴快心室率，成功行电复律。从急诊室出院后开始应用美托洛尔、低分子肝素及华法林。今日检测 INR 2.2，口服华法林 5 mg/d。

患者目前的问题是质疑抗凝的必要性，他复律后已经恢复正常窦性心律，并且不是永久性房颤。他的一位 50 岁的侄子诊断为房扑，仅应用阿司匹林预防卒中。并且他认为自己要比一般 83 岁的男性更健康，发生卒中的风险相对较低。他想进一步了解房颤及其发生卒中的风险。作为医生，你应该告诉他以下中的哪一项？

A. 无论他是阵发性、持续性还是永久性房颤，发生卒中的风险相同。

B. 如果像他的侄子一样诊断为房扑，发生卒中的风险可能较低。

C. 他发生卒中的风险与同年龄的普通人群相同。

D. 他复律后发生卒中的风险要低于复律前。

E. 应用阿司匹林和华法林可以使他发生卒中的风险得到同等程度的下降。

11.2 一位 75 岁的老年女性，10 年前因风湿性二尖瓣病变行二尖瓣生物瓣置换术，本次为治疗其永久性房颤就诊。4 年前发现房颤，起初无症状，但过去几年出现进行性劳力性呼吸困难、脚踝水肿及乏力。这些与患者的静息平均心率从 1 年前的 89 次 / 分逐渐增加至目前 48 小时动态监测的 128

次 / 分有关。她的一级保健医生尝试应用美托洛尔，但剂量受其低血压的限制。遂加用地高辛，但心率没有得到明显改善。她接受了调整剂量的华法林来预防卒中。即使在应用胺碘酮和索他洛尔抗心律失常治疗的情况下，电复律多次仍无效。体格检查提示颈静脉怒张，绝对不规则的心动过速，双肺底湿啰音，双下肢指凹性水肿。心电图提示房颤，心率 115 次 / 分，ST 段与地高辛效应引起的改变一致。QTc 间期 520 ms。超声心动图提示左心室轻度扩大，射血分数 35%，右心室扩大伴轻度收缩功能障碍，二尖瓣瓣膜置换术后，平均压差 7 mmHg，三尖瓣微量反流，左心房明显扩大。去年行超声心动图射血分数 55%。除新发现心衰的合理药物治疗外，下一步最恰当的治疗是什么？

A. 应用多非利特控制节律。

B. 应用普罗帕酮控制节律。

C. 通过导管消融治疗房颤。

D. 通过导管进行房室结消融后植入心脏起搏器。

E. 重新行二尖瓣置换术，同时行 MAZE 手术。

11.3 下列哪项关于房扑的描述是正确的？

A. 房扑消融术比房颤更复杂。

B. 房扑与房颤发生血栓栓塞的风险相同。

C. 房扑比房颤容易控制心率。

D. 房扑相关的症状少于房颤。

E. 房扑是由紊乱的不规则的心室去极化引起。

答案

11.1 A 无论阵发性、持续性还是永久性房颤，发生卒中的风险相同。这是因为大量的阵发性房颤患者有未发现的临床复发，其中有一些持续时间可能超过 24 小时。心房收缩功能的损害在房颤复律后可以持续数天至数周，正是因为这个原因，患者复律后几周内发生卒中的风险增加。房扑被认为与房颤发生卒中的风险基本相同。对患者进行 CHA2DS2-VASc 评分，患者发生卒中的风险高于普通人群，与阿司匹林相比，应用华法林将会有更好的获益。

11.2 D 患者应用合理的心率及节律控制失败，进行房室结消融后植入心脏起搏器是最正确的选择。患者的症状最可能是由心衰引起，而心衰可能是由心动过速介导性心肌病引起。多非利特或普罗帕酮的抗心律失常治疗不可能有效，并且这些药禁用于该患者（两药分别可以引起 QT 间期延长和左心室功能障碍）。患者为长程房颤，左心房明显扩大，房颤消融也不可能有效。华法林是该患者抗凝治疗的最佳选择，因为目前没有新型抗凝药物，如利伐沙班，应用于风湿性二尖瓣病变的研究。患者二尖瓣置换术后，不需要再次开胸手术。

11.3 B　房扑是一种快速有序的节律，大部分患者围绕一个相对可预测的包括右心房和三尖瓣峡部的折返环路传导。与房颤相比，房扑的心率通常更难控制，也更少对抗心律失常药物有反应，但房扑的传导途径可预测，使其非常适合进行成功消融。有关房颤和房扑的卒中风险相同。

相关病例

• 参见病例 11（房颤和房扑）。

临床精粹

- ▶ 乏力和活动耐量下降是房颤的常见症状，尤其是老年患者。
- ▶ 阵发性和持续性房颤的血栓栓塞风险相同。
- ▶ 所有有卒中风险因素的患者都应该考虑抗凝。
- ▶ 诊断为房颤的患者，窦性心律时应该继续抗凝治疗，因为房颤复发可能无症状，也可能发生晚。
- ▶ 地高辛是三线控制心率药物，不应该单独应用。
- ▶ 如果药物治疗后房颤复发，选择房室结消融同时植入心脏起搏器对心率控制是有用的。
- ▶ 选择抗心律失常药物达到节律控制很复杂，应在专家的指导下开始应用。
- ▶ 在维持窦性心律方面，房颤导管消融优于抗心律失常药物。

参考文献

Atrial Fibrillation Investigators. Risk factors for stroke and efficacy of antithrombotic therapy in atrial fibrillation. Analysis of pooled data from five randomized controlled trials. *Arch Intern Med.* 1994;154(13):1449–1457.

Da Costa A, Thévenin J, Roche F, et al. Results from the Loire-Ardèche-Drôme-Isère-Puy-de-Dôme (LADIP) trial on atrial flutter, a multicentric prospective randomized study comparing amiodarone and radiofrequency ablation after the first episode of symptomatic atrial flutter. *Circulation*. 2006;114(16):1676–1681.

Fuster V, Rydén LE, Cannom DS, et al. ACC/AHA/ESC 2006 Guidelines for the Management of Patients with Atrial Fibrillation: a report of the American College of Cardiology/American Heart Association Task Force on Practice Guidelines and the European Society of Cardiology Committee for Practice Guidelines (Writing Committee to Revise the 2001 Guidelines for the Management of Patients with Atrial Fibrillation): developed in collaboration with the European Heart Rhythm Association and the Heart Rhythm Society. *Circulation*. 2006;114(7):e257–e354.

Haïssaguerre M, Jaïs P, Shah DC, et al. Spontaneous initiation of atrial fibrillation by ectopic beats originating in the pulmonary veins. *N Engl J Med*. 1998;339(10): 659–666.

Lip GY. Implications of the CHA2DS2-VASc and HAS-BLED scores for thromboprophylaxis in atrial fibrillation. *Am J Med*. 2011;124:111–114.

Wilber DJ, Pappone C, Neuzil P, et al. Comparison of antiarrhythmic drug therapy and radiofrequency catheter ablation in patients with paroxysmal atrial fibrillation: a randomized controlled trial. *JAMA*. 2010;303(4):333–340.

Wolf PA, Abbott RD, Kannel WB. Atrial fibrillation as an independent risk factor for stroke: The Framingham Study. *Stroke*. 1991;22(8):983–988.

Wyse DG, Waldo AL, DiMarco JP, et al. Atrial Fibrillation Follow-up Investigation of Rhythm Management (AFFIRM) Investigators. A comparison of rate control and rhythm control in patients with atrial fibrillation. *N Engl J Med*. 2002;347(23):1825–1833.

病例 12
心动过缓

一位 75 岁老年男性患者，既往有高血压、高脂血症、冠状动脉疾病病史，5 年前行支架植入术，本次因头晕、乏力持续 24 小时就诊。无阵发性晕厥、胸痛、气短及心悸症状。患者可以自己步行至诊室，能进行非常熟练的交流，但是，他觉得做这些活动与以前相比明显困难，从停车场到办公室必须停下多次来休息。平时即有乏力感。无发热，血压 110/60 mmHg，心率 30 次 / 分，呼吸 14 次 / 分。体格检查：双肺呼吸音清晰，双下肢无水肿。心脏听诊可闻及明显的心动过缓，未闻及杂音、摩擦音及奔马律。颈部检查可见间断出现的大的颈静脉搏动。外周脉搏有力。实验室检查提示血细胞计数、肾功能、电解质、甲状腺功能均正常，血清心脏标志物不高。心电图见图 12-1。

- 最可能的诊断是什么？
- 关于患者的用药史还需要知道什么？
- 下一步最好的治疗是什么？

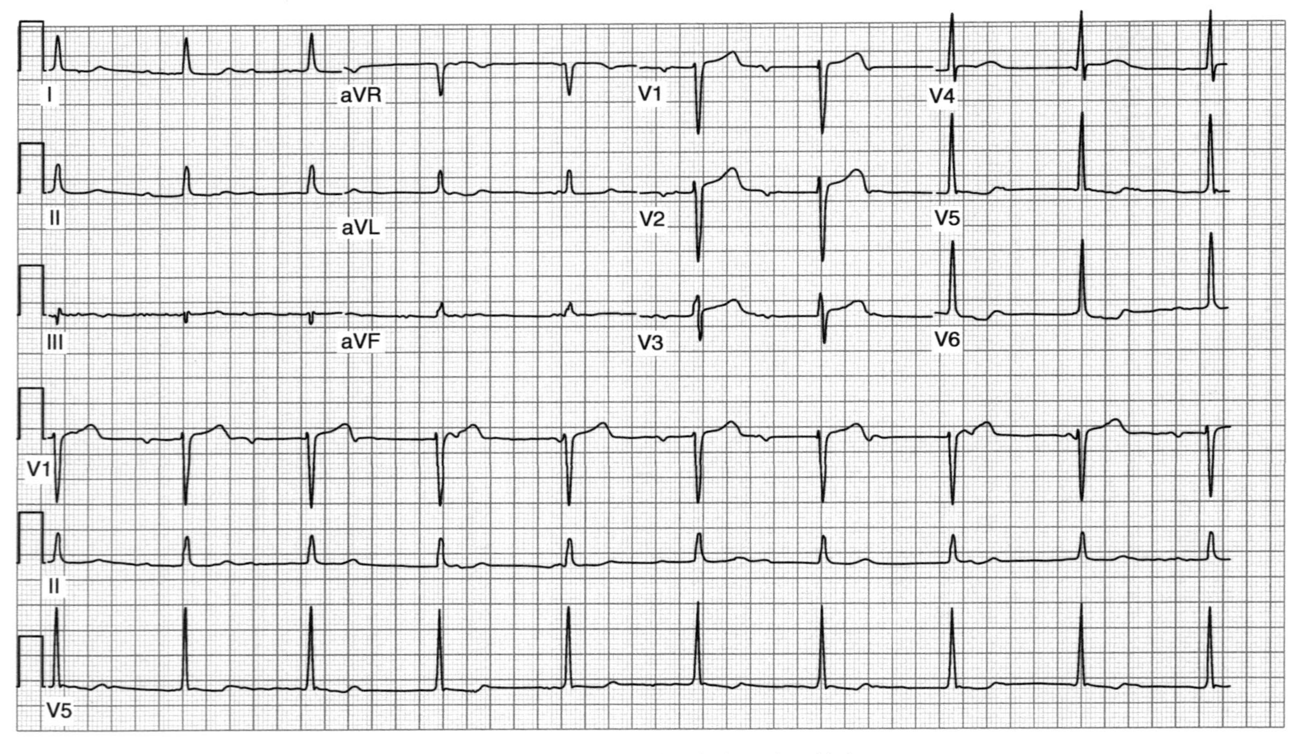

图12-1 心电图——患者的主要客观检查。

病例 12 的解答：心动过缓

摘要：75 岁老年男性，合并疾病很少，以乏力、轻度头晕 1 周就诊，无其他明显症状。体格检查重要的发现是严重的心动过缓。没有实验室证据支持肾功能损害、急性或进行性心肌缺血或梗死。心电图提示房室传导功能异常，心房（P 波）和心室（QRS 波）活动分离。

- 最可能的诊断：完全性心脏阻滞（Ⅲ度房室阻滞）。
- 关于患者的用药史还需要知道什么？患者治疗过程中应用的药物或最近的用药调整。
- 下一步治疗：心室起搏。

分析

目的

1. 知道怎样解释心电图及怎样区分不同的房室阻滞类型。
2. 作为传导功能异常患者处置的一部分，需要分辨出鉴别和评估的关键点。
3. 熟悉完全性心脏阻滞患者关键的体格检查结果。
4. 熟悉可以用于评估Ⅱ度房室阻滞中莫氏Ⅰ型和莫氏Ⅱ型的不同方法。

注意事项

75 岁老年男性，严重的窦性心动过缓 24 小时，有伴随症状（轻度头晕和乏力）。有这些症状且体格检查发现心动过缓表现的患者，首先最重要的诊断手段是心电图检查。心电图可以提供是哪种类型传导阻滞（窦性心动过缓 vs Ⅱ度房室阻滞莫氏Ⅰ型或Ⅱ型 vs 完全性心脏阻滞），如果是完全性心脏阻滞，心室活动起源于哪个位置（窄 QRS 波提示交界区逸搏，宽 QRS 波提示室性逸搏），也可以提供其他有关的信息，如活动性心肌缺血或梗死、心室内传导阻滞（右或左束支阻滞）。这份心电图中心房与心室活动分离，P 波多于 QRS 波，提示完全性心脏阻滞。另外，患者的心室率非常缓慢，引起的症状最终不能耐受。下一步立即采取的措施是植入临时心室起搏器稳定患者病情。该患者最终可能需要植入心脏永久起搏器，但可能在至少数小时内不会采取这种治疗，因此更直接的干预是必要的。植入临时起搏器时可以选择经皮胸壁起搏，但不是理想的方法，因为这种方法常引起患者不适，通常也不可靠，可以出现完全不起搏或间断失夺获。经静脉临时起搏的可靠性更好，是一种更好的起搏方法，除了最开始经静脉途径穿刺外，应进一步完成相关检查,可由经过培训的心脏科或介入科医生完成。

最后,患者稳定后可以开始基本检查。有必要详细回顾患者的用药清单及最近的治疗调整,因为许多药物(β受体阻滞剂、钙拮抗剂、地高辛、抗心律失常药物)可以引起房室阻滞,将药物减量、中断或应用药理学上的拮抗剂可以使房室阻滞得到缓解。实验室检查包括全血细胞计数(CBC)、综合代谢检测(CMP;一组有14项的常规血液化学检测)、促甲状腺激素(TSH)对排除相关器官损害是非常重要的,因为相关器官损害可以由心动过缓造成的低灌注引起,另外这些实验室检查对确定电解质或甲状腺功能异常是否为疾病病因也很重要。心脏评估应该包括连续监测CK、CK-MB、TnT或TnI以排除心肌梗死,因为活动性心肌缺血或梗死可能引起房室阻滞;还应该行超声心动图检查评估基础左心室功能、室壁运动及瓣膜异常。对已知存在严重冠状动脉疾病或因有伴随症状(胸痛、气短、心衰症状)而怀疑冠状动脉疾病的患者,进行非侵入性的应激试验或心脏导管检查评估缺血或冠状动脉的严重程度可能是必要的。

探讨:
心动过缓的诊断方法

定义

心动过缓:心室率<60次/分。

完全性心脏阻滞:心房活动与心室活动分离。

Ⅱ度房室阻滞,莫氏Ⅰ型:PR间期逐渐延长直至有一个P波不下传,导致一个QRS波脱落。

Ⅱ度房室阻滞,莫氏Ⅱ型:两次心搏之间PR间期恒定,QRS波固定脱落,典型的呈有规律地脱落(3∶2,4∶3,等)。

临床处理方法

病因

后天性房室阻滞最常见的病因是特发性纤维化及传导系统硬化,约占新发房室阻滞患者的50%。这在年轻患者中称为Lenègre病,是由于缓慢纤维化和与之相关的缓慢进展导致完全性心脏阻滞。在老年患者中称为Lev病,是由于心脏传导系统附近的纤维结构进行性钙化导致的传导系统疾病。这可能经常以右束支阻滞(RBBB)伴左前分支阻滞的双束支阻滞形式开始,然后进展为完全性心脏阻滞。

慢性病变或急性心肌梗死引起的缺血性心脏病占房室阻滞患者的 40% 以上。急性心肌梗死患者中，5% 可发展为Ⅱ度房室阻滞，6% 可发展为完全性心脏阻滞。

房室阻滞也可以由迷走神经张力增高引起（睡眠、颈动脉窦按摩、疼痛、运动训练），通常伴有缓慢的窦性心律。其他引起房室阻滞的病因包括心肌炎、心肌病、浸润性疾病、神经肌肉疾病、风湿病、甲状腺功能障碍（甲亢和甲减）、心脏肿瘤和高钾血症。先天性心脏传导阻滞在出生时诊断，与后天性相比，通常伴有快速心室率。医源性房室阻滞包括抑制房室结的药物（β 受体阻滞剂、钙拮抗剂、地高辛、胺碘酮和腺苷）、心脏手术和经皮介入术（包括经皮瓣膜置换术、室间隔酒精消融术、心律失常导管消融术和室间隔缺损封堵术）。

房室阻滞的类型

Ⅰ度房室阻滞的定义是房室传导时间延长，在心电图上表现为 PR 间期 ＞ 200 ms。Ⅱ度房室阻滞有两种类型：莫氏Ⅰ型（文氏型）和莫氏Ⅱ型。莫氏Ⅰ型房室阻滞的定义是 PR 间期进行性延长直至有一个 QRS 波脱落（图 12-2A）。脱落后的第一个搏动的 PR 间期缩短，随后的 PR 间期又进行性延长。莫氏Ⅰ型房室阻滞通常发生在房室结内；因此，增加房室传导的因素可以改善阻滞（活动、阿托品），反之，减慢房室传导的因素可以加重阻滞程度（颈动脉窦按摩）。莫氏Ⅰ型房室阻滞一般不会进展为高度阻滞（莫氏Ⅱ型或完全性心脏阻滞）。

Ⅱ度房室阻滞莫氏Ⅱ型的定义是连续搏动之间的 PR 间期固定，P 波不下传或 QRS 波脱落的发生有或无规律（图 12-2B）。莫氏Ⅱ型阻滞的发生部位低于房室结，在希 - 浦系统内。

作为发生这个水平的病变，莫氏Ⅱ型更常伴有束支阻滞（但并不常规是）。改善房室传导的因素事实上可以加重莫氏Ⅱ型阻滞，因为这减少了希 - 浦系统的恢复时间（运动、阿托品）；相反，颈动脉窦按摩可以改善莫氏Ⅱ型阻滞，因为减慢房室结传导可以使希 - 浦系统有足够时间恢复，从而使更多的搏动下传。希 - 浦系统具有不稳定性，所以莫氏Ⅱ型进展为完全性心脏阻滞的发生率很高。

Ⅱ度房室阻滞莫氏Ⅰ型和莫氏Ⅱ型在房室以 2∶1 比例传导（图 12-2C）时的鉴别是困难的。这与临床相关，因为莫氏Ⅱ型房室阻滞进展为完全性心脏阻滞的可能性高，了解其机制可能会影响临床治疗（如经静脉起搏导线的选择）。这种情况下，有一些特点可能会帮助鉴别莫氏Ⅰ型和莫氏Ⅱ型房室阻滞（表 12-1）。

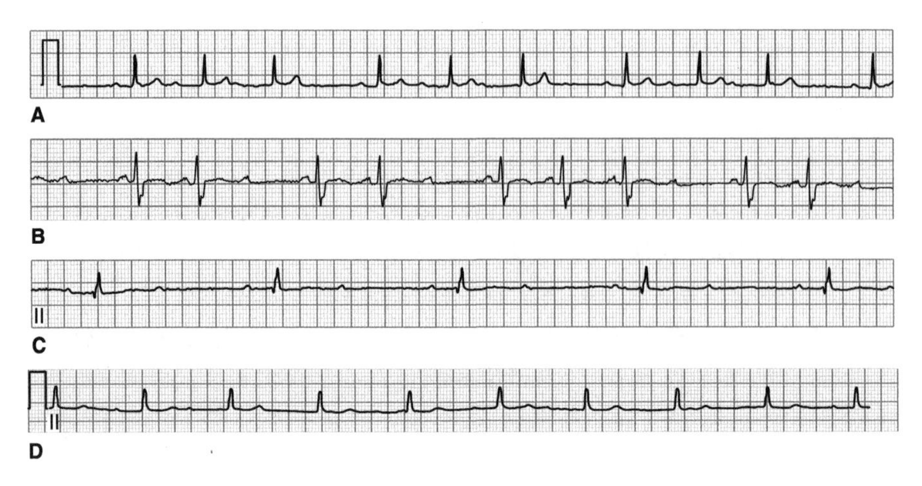

图 12-2　房室阻滞的类型：（A）Ⅱ度房室阻滞，莫氏Ⅰ型（文氏型）；（B）Ⅱ度房室阻滞，莫氏Ⅱ型；（C）Ⅱ度房室阻滞 2∶1 房室传导；（D）Ⅲ度（完全性）房室阻滞。

Ⅲ度房室阻滞（完全性心脏阻滞）的定义是心房和心室活动完全分离（图 12-2D）。通常，心脏完全阻滞时，搏动之间的 PP 间期和 RR 间期固定，但不相同。房室分离导致 PR 间期不同。心房率一般快于交界区或室性逸搏，P 波明显多于 QRS 波。

临床表现

完全性心脏阻滞和Ⅱ度房室阻滞患者可以有多种临床症状。通常患者症状与相关器官灌注下降有关。常见的具体症状有头晕、眩晕、乏力、意识模糊和晕厥。还可以表现为与活动耐量下降和心绞痛样疼痛相关的气短。心肌梗死引起的阻滞可能表现为胸痛和牵涉痛。症状发作可能是渐进性的，也可能是突发的；还有部分患者的症状不明显，直到进行体力活动时才出现，这

表 12-1　莫氏Ⅰ型（房室结）和莫氏Ⅱ型（希－浦系统）2∶1 阻滞的特点

参数	房室结（莫氏Ⅰ型）	希－浦系统（莫氏Ⅱ型）
典型的 QRS 波	窄	宽（束支阻滞）
PR 间期	长，逐渐延长	正常
对颈动脉窦按摩的反应	加重	改善
对活动的反应	改善	加重
对阿托品的反应	改善	加重

是因为体力活动时不能增加足够的心输出量来满足氧气需要。

采集病史应详细，尤其是针对患者症状开始时的病史，它可能提示了心动过缓的发病时间。相关的症状如胸痛应该评估有无缺血性心脏病的可能。有必要详细回顾用药史，尤其是对有多种合并病的患者；需要识别抑制房室结的药物，用药剂量、频率、患者的耐受性、处方的调整也应该考虑。

体格检查首先应该注意生命体征，尤其是心率（起搏以前的心率）和血压。部分患者有心动过缓而血压正常，也有部分患者有明显的低血压。颈部体格检查颈静脉搏动可能表现为与心房收缩、三尖瓣关闭相一致的“大炮A波”。肺部体格检查通常正常，但部分患者可能有与心衰相一致的表现如啰音，需要快速处理，提示更明显的疾病进展。心脏体格检查可以发现心动过缓，并且可能有强弱不等的 S_1。心房和心室收缩不协调导致容量负荷过重可能出现 S_3。还应该注意有无心脏杂音，因为瓣膜性心内膜炎可能引起反流性疾病，炎症也可以浸润传导系统。

治疗

心动过缓的首要处理与节律有关。患者症状与心动过缓或高度房室阻滞有关时，直接的处理是增加心室率，有代表性的是临时起搏。一旦病情稳定后，根据病因决定下一步治疗。基本实验室检查都应该包括评估电解质、甲状腺功能、肾功能和心肌缺血。任一项异常都应该积极治疗，因为纠正潜在疾病（高钾血症、甲功功能异常等）可能改善传导功能，从而排除需要永久性起搏。有活动性心肌缺血或梗死的证据应该进行心脏导管检查，必要时行介入治疗。现在的心脏外科手术也可能引起窦房结功能异常，出现心动过缓，尤其是交界性心动过缓，但通常可以随时间改善。

详细回顾用药史在评估心动过缓的患者中十分重要，尤其是应用多种药物的老年患者。药物可以引起房室阻滞（也可能加重房室阻滞），应该特别关注。药物调整和患者的耐受性（双倍剂量）也应该注意，器官功能的改变可能引起药物浓度升高。这时所有能做的是减量或停用药物，一旦药物浓度下降，房室传导功能可能改善。但是，个别患者需要应用适当的药物拮抗剂才能有效。

最后，有持续性心动过缓症状的患者可能需要植入永久性起搏器。植入起搏器及选择合适的起搏器类型（单腔、双腔等）时咨询心脏电生理医生是必要的。

思考题

12.1　一位 45 岁女性患者，误解了医生的处方，服用 10 片美托洛尔代替医生处方的 1 片。她表现为昏睡，心率 44 次 / 分，血压 100/60 mmHg。下列哪一项是最合适的治疗？

A. 地高辛

B. 胰高血糖素

C. 葡萄糖

D. 普萘洛尔

E. 华法林

12.2　一位 86 岁的老年男性，应用氯噻酮治疗高血压，因进行性活动耐量下降就诊。患者诉活动耐量稳定下降，后来活动数分钟即出现呼吸困难和头晕。曾就诊一级保健医生，行运动平板心电图检查尽管有气短和头晕症状，但没有诊断为心肌缺血，因为未达到目标心率（达到了预期最大心率的 60%），ST 段无偏移。心电图提示窦性心动过缓，心室率 45 次 / 分，非特异性室内传导阻滞，电轴左偏，QRS 间期 122 ms。基本实验室检查包括 TSH 正常，静息超声心动图提示双心室功能正常，无明显瓣膜病变，舒张功能障碍。下一步最合适的处理是什么？

A. 推荐起搏器植入治疗症状性心动过缓。

B. 推荐行冠状动脉造影术排除冠状动脉疾病。

C. 推荐进行 2 期心脏锻炼治疗这种失调。

D. 停用氯噻酮，因为该药可能有药物副作用。

E. 开始应用 β 受体阻滞剂治疗舒张性心衰。

12.3　下列哪项关于Ⅱ度房室阻滞的阐述最正确？

A. 莫氏Ⅰ型阻滞可能进展为完全性房室阻滞。

B. 心率加快时莫氏Ⅱ型阻滞有改善的倾向。

C. 莫氏Ⅰ型阻滞发生在房室结内。

D. 颈动脉窦按摩时莫氏Ⅱ型阻滞有加重倾向。

E. 莫氏Ⅰ型阻滞的特点是 PR 间期正常。

答案

12.1　B　胰高血糖素是 β 受体阻滞剂过量最好的解药。地高辛和普萘洛尔都是抑制房室结的药物，可以加重心动过缓。除严重低血糖外，葡萄糖对心率几乎没有影响，华法林是抗凝药物，对房室结没有影响。

12.2　A　该患者的症状性心动过缓提示变时功能不良或心率不能随活动增加。患者也存在房室结以上传导系统病变，最合适的治疗选择是植入频率应答型永久起搏器。患者无强烈提示冠状动脉疾病的症状，不需行冠状动脉造影术。心脏锻炼对患者无帮助，因为活动耐量受限于缓慢的心率。噻嗪类利尿剂如氯噻酮不会引起心动过缓，但应用 β 受体阻滞剂如美托洛尔明确可以加重患者症状。

12.3　C　莫氏 Ⅰ 型阻滞发生在房室结内，通常是因为药物或迷走神经兴奋使房室结活性受抑制引起。PR 间期逐渐延长直至有一个 QRS 波脱落，QRS 波宽度正常（提示无远端传导系统病变）。迷走神经刺激如颈动脉窦按摩可以加重阻滞程度，交感神经刺激或迷走神经抑制剂如阿托品可以减轻阻滞。莫氏 Ⅱ 型阻滞仅发生在房室结远端，常引起 QRS 波宽度轻微增加。这种阻滞仅仅能传导来自上面冲动的固定频率，所以增加心率引起阻滞加重，减慢心率使阻滞减轻。与莫氏 Ⅰ 型阻滞相比，莫氏 Ⅱ 型更容易进展为完全性心脏阻滞。

临床精粹

- 完全性心脏阻滞可能引起很多症状，包括头晕、乏力、晕厥和气短。
- 房室阻滞最常见的病因是特发性纤维化及传导系统硬化。第二最常见的病因是缺血性心脏病。
- Ⅱ度房室阻滞 2∶1 传导时，莫氏 Ⅰ 型（文氏型）和莫氏 Ⅱ 型的鉴别很复杂。改善房室传导的因素（活动、阿托品）可以改善莫氏 Ⅰ 型阻滞，加重莫氏 Ⅱ 型阻滞。
- 完全性心脏阻滞伴缓慢心室率的患者，行心电图检查后首要的处理是直接给予心室起搏，倾向于选择经静脉植入临时起搏电极，直到病因明确后改为长期起搏（植入永久性心脏起搏器）。

参考文献

Mangrum JM, DiMarco JP. The evaluation and management of bradycardia. *N Engl J Med.* 2000; 342: 703–709.

Olgin JE, Zipes DP. Specific arrhythmias: Diagnosis and treatment. In: Libby P, et al. *Braunwald's Heart Disease.* 8th ed. Philadelphia, PA: Saunders, Elsevier; 2008:913–920.

Sauer WH. Etiology of atrioventricular block. UpToDate 2014. Leonard I. Ganz, Brian C. Downey, Editors. http://www.uptodate.com.

病例 13

房室结折返性心动过速

一位 24 岁的女性患者，既往无病史，来到诊室，主诉过去 6~8 个月中间断发作间歇性心悸和轻度气短，每次持续 1~2 小时，大约每周发作 2 次，没有晕厥、胸痛、下肢水肿，无端坐呼吸及劳力性呼吸困难；仅在心悸发作时有轻度气短。

患者每周运动 4 次，每次 30 分钟，运动不受限。患者诉心悸自然发作，没有明确的触发因素，一旦心悸发作，通常需持续 1~2 小时候突然终止。大部分发作严重时，患者平躺保持放松，但心悸仍然存在。在几次发作过程中，患者自己或朋友触摸脉搏，大约都在 150~160 次 / 分。因为心悸发作常在来医院前终止，所以患者没有早来医院评估，而且患者一直“忙于”毕业工作。体格检查：面容正常，无抑郁。生命体征包括，血压 110/60 mmHg，心率 65 次 / 分。体格检查没有颈静脉怒张，肺部体格检查正常，无心脏杂音、奔马律、摩擦音。心音正常，节律、频率正常。诊室基线心电图为窦性心律，经过和患者沟通，等她再来诊所后安排进一步检查。但是 2 天后，接到患者电话，诉心悸又出现。患者立即来到诊所，重新采集心电图（图 13-1），心动过速时，患者自觉心悸，但血流动力学稳定，收缩压 105 mmHg。

- 患者病情的鉴别诊断是什么？
- 最可能的诊断是什么？
- 下一步最佳治疗是什么？

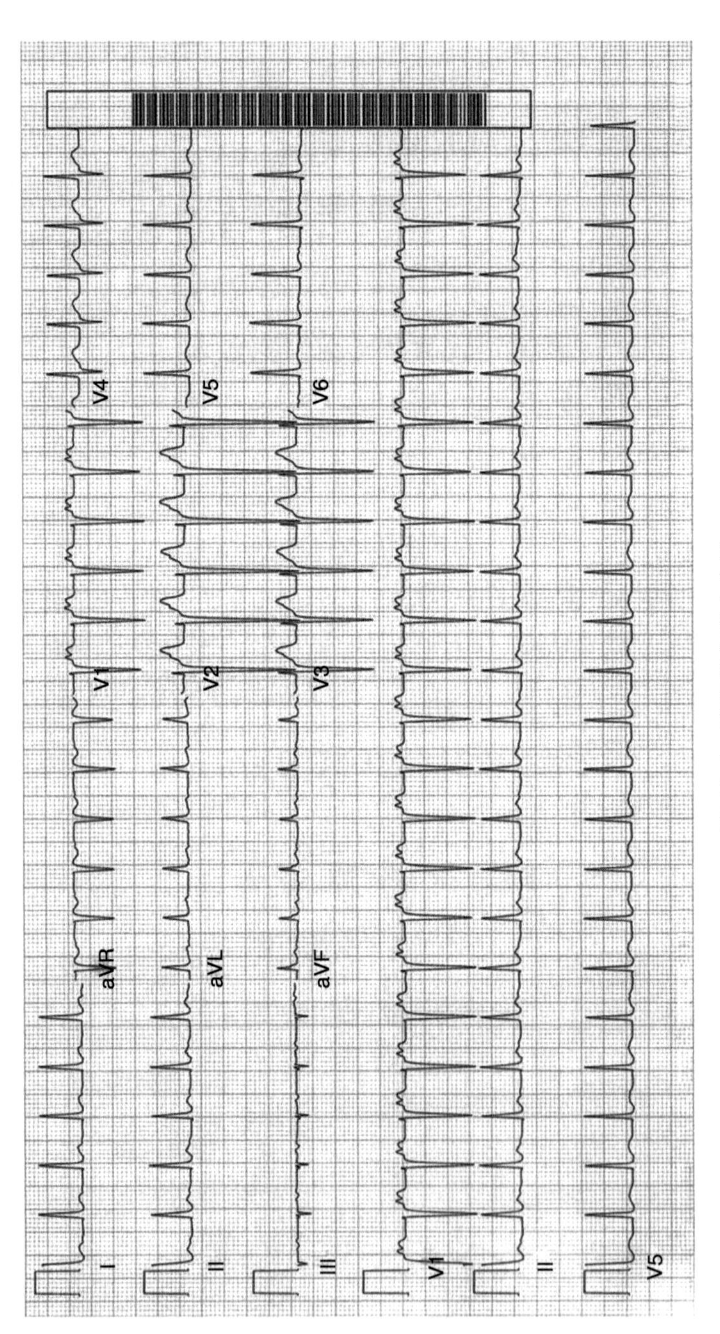

图 13-1　症状发作时心电图。

病例 13 的解答：房室结折返性心动过速

摘要：24 岁女性患者，没有既往病史，近几月出现间歇性心悸发作，每周有 2 天发作，每次持续 1~2 小时。初步评估无阳性体征，在进一步完成检查前再次发作心悸，记录到心电图显示：窄 QRS 心动过速，心动过速规则，短 RP 间期，在 V_1 导联上可见 R′，其实际是逆行 P 波（来自于房室结的心房激动），几乎和 QRS 同时出现（心室激动）。

• 鉴别诊断：房室结折返性心动过速（AVNRT）、房室折返性心动过速（AVRT）、心房颤动、心房扑动及房性心动过速。

• 最可能的诊断：AVNRT。

• 下一步治疗：采取措施证实心律失常（颈动脉窦按摩，腺苷）。

分析

目的

1. 学习如何解读窄 QRS 心动过速心电图，帮助鉴别诊断。
2. 学习运用自体动作或药物方法帮助明确诊断心律失常。
3. 学习窄 QRS 心动过速的治疗，包括导管射频消融术。

注意事项

这位 24 岁女性表现为心悸，间歇性、症状性心动过速。如同这类病例一样，患者首次就诊无症状，表现为正常节律。但是在她再次就诊时，正在发作心动过速，有心悸症状，心电图显示窄 QRS 心动过速，频率约 150 次 / 分。处理第一步是诊断心律失常，因为患者能耐受心动过速并且血流动力学稳定，所以没有必要立即转复（药物或电转复）为窦性心律。心电图对诊断非常必要，因为多种不同类型窄 QRS 心动过速心电图表现可以相似。鉴别窄 QRS 心动过速从长 RP 间期（房性心动过速、窦性心动过速、AVRT、房扑）和短 RP（AVNRT 最常见）开始，但也要考虑到有交叉重叠（房性心动过速、AVRT 和心房扑动也可以）。V_1 导联的假性 R′ 波（短 RP 间期）具有鉴别意义，使得 AVNRT 最为可能，但是，也有可能是 AVRT、房性心动过速或心房扑动。所以，可以通过自体动作或药物进行鉴别其心律失常。

刺激迷走神经的目的是减慢房室结传导，从而减慢房性心律失常下传到心室的节律，或来确定这种节律是否是依赖房室结作为折返环的一部分，如果是这种情况则心律失常会终止。这些处理步骤的第一步是进行迷走神经刺激，Valsalva 动作或咳嗽，但是患者移动或过于紧张可能干扰心电图采集。

所以，颈动脉窦按摩可能是最好的，在操作时需要连续记录心电图。假如不能进行颈动脉窦按摩（颈动脉区杂音、患者体型或住院患者中心静脉插管等），那么可应用腺苷进行药物干预，腺苷能够减缓或阻断房室结传导，可以像刺激迷走神经动作一样提供诊断答案。与其他房室结阻断剂相比（β受体阻滞剂、钙通道拮抗剂），腺苷的优点是半衰期极短（腺苷半衰期极短，实际上，假如通过患者手部静脉注射时，药物可能在到达心脏前就可能被代谢！）。如果心律失常依赖于房室结维持（折返环包括房室结），这些刺激动作能够终止这些心律失常（AVNRT，AVRT）。如果心律失常不依赖于房室结，房性心律失常持续时，这些刺激动作只能减慢冲动通过房室结传导至心室的数量而减慢心室率。因此，对心房扑动、多源性房性心动过速及房性心动过速，需进一步评估心房信号和识别心律失常。

下一步是进一步完善检查，包括全血细胞计数、基本生化和促甲状腺激素水平。有些情况下，房性心律失常（任何类型）可能因冠状动脉缺血或新近心肌梗死所致，在特定人群需要对冠状动脉疾病进行评估，特别是那些心动过速伴随胸痛的患者。另外，潜在疾病（如肺疾病）也可导致这些心律失常，在一些选择性的患者中应该对此进行评估。在初始评估和明确诊断后，最后步骤是进行心律失常的治疗，包括短期和长期治疗。如果在评估时腺苷不能终止心律失常，另外一些制剂（β受体阻滞剂、钙通道拮抗剂）可以使用。这些制剂通常抑制房性心律失常非常有效，长期治疗应该严格以药物治疗为基础。但是，大部分非房室心动过速可以通过导管消融进行治疗，在电生理室成功率超过95%。

探讨：

窄QRS心动过速临床处理方法

定义

窄QRS心动过速（NCT）：快速心律失常，心室率大于100次/分，QRS时限小于120 ms，通常是因房性或折返性激动所致。

室上性心动过速（SVT）：窄QRS心动过速通常用来描述非颤动性/非扑动性房性心律失常，最常见的就是AVNRT。

长RP心动过速：室上性心动过速时RP间期长于PR间期，鉴别诊断包括：房性心动过速、窦性心动过速、AVRT、心房扑动和不典型AVNRT。

短RP心动过速：室上性心动过速RP间期短于PR间期，最典型的是

AVNRT。

临床处理方法

病因

室上性心动过速或窄 QRS 心动过速由两种不同机制折返或自律性增高之一导致。第一种是折返，心脏中形成的不正常环路使得电激动循环路反复激动（图 13-2）。结果，形成心房、心室顺序激动，激动逆行传导至心房后心房再次激动。折返可以出现在多个部位和不同因素导致：外科手术或缺血形成的疤痕组织，自出生后即存在的心房和心室间的不正常传导组织（预激综合征旁路），解剖结构形成的折返环路（围绕三尖瓣或二尖瓣环），或房室结双径路。依赖于房室结作为折返环路一部分时，药物或刺激迷走神经动作能够减慢房室传导，有效终止心律失常。

第二种病因是自律性增加，每个心肌细胞有其自身自律性（或自发除极频率）。通常窦房结具有最高自律性，因此其频率可以驱动心脏其他部分。

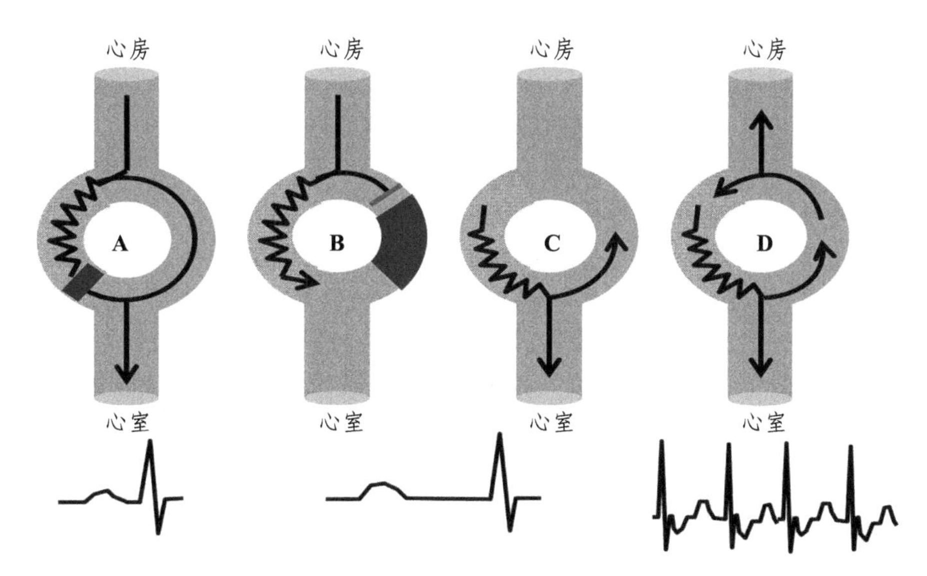

图 13-2　折返的解释。折返出现在快径路和慢径路近端、远端被共同通路相连时，折返环内的阻滞既可以前向传导，也可以逆向传导。（A）正常房室结传导，心房激动通过快径路和慢径路（曲线）同时下传，快径路将激动向远端折返环传导，因而远端折返环路产生不应期，阻断了沿慢径路向下的激动传导；（B）快径路暂时处于不应期（蓝黑区域），激动沿慢径路继续传导；（C）激动从慢径路到达折返环路远端，快径路传导恢复。激动通过快径路逆向传导开始；（D）逆向传导激动沿快径路到达折返环路近端，心房逆向激动出现，环形折返激动反复发生。

但是，如果窦房结外的其他组织自律性增加，频率超过窦房结后即可成为心脏的主导节律。自律性增加性心律失常发作起始常是突然的，不同于窦性心动过速的正常自律性增加，在运动或应激时心率逐渐升高至与耗氧量增加相适应水平。

窄 QRS 心动过速类型

窦性心动过速：心动过速来源于窦房结，心电图上表现为 P 波形态和基线心电图形态相同。通常对应激因素（运动、疼痛、贫血、感染、情绪刺激等）的反应是心率逐渐增加，如果持续存在，通常是由显著性系统性应激引起，治疗主要是纠正潜在异常。很少情况下，没有应激原时出现持续性窦性心动过速，称为不适当性窦性心动过速（IST）。

心房颤动：这种类型心律失常将会在本书其他部分讨论，但是，房颤被描述为无可辨认的房性节律（无可辨认的 P 波），常常造成不规则的室性心率。

心房扑动：也会在其他部分讨论，通常心房扑动是由三尖瓣环折返所致，在心电图下壁导联出现特征性的锯齿波。

房室结折返性心动过速(AVNRT)：心动过速是房室结内折返环路所致，由快－慢径路组成。通常 AVNRT 沿房室结慢径路前传，沿快径路逆传（图 13-2）。结果，心房在心室后迅速激动，P 波埋藏在 QRS 综合波，或心房逆行激动在 V_1 导联形成假性 R′ 波（短 RP 间期）。

不典型 AVNRT：快径路前传，慢径路逆传。所以，心房激动在前面，而不是在心室激动后面，心电图为长 RP 间期。

房室折返性心动过速(AVRT)：心房和心室之间存在不正常旁路，电信号沿房室结传导至希氏束 - 浦肯野系统。电信号沿心室通过旁道逆传至心房，完成顺向性循环。这可形成长或短 RP 间期，逆向型激动自心房通过旁道传导至心室，随后逆向经房室结从心室传导至心房。逆向型传导导致宽 QRS 心动过速。

房性心动过速：心动过速时每个 QRS 前有 P 波，这是由于心房组织发放频率增加（自律性增加），而不是窦房结。但是，P 波形态不同于窦性节律 P 波，RP 间期（长或短）依不正常激动的起源可以变化。

多源性房性心动过速：每个 QRS 前均有 P 波存在，但是，心动过速有多个起源。所以，可以记录到 3 个或多种形态 P 波，每一起源点至房室结的距离不同，因而 PR 间期常不同。这种异常通常由系统性疾病引起，特别是肺源性疾病（慢性阻塞性肺病、肺栓塞、肺炎等）。

临床表现

患有室上性心动过速的患者通常以心悸为表现，但是，根据心律失常频率和合并症的不同亦可出现更严重的症状，可以表现为气短，可能为心动过速所致，也可能因心悸产生的焦虑导致，甚至可能表现为胸痛，特别是在患有冠心病的患者；在高风险的人群发生胸痛，应该是需要评估可能存在缺血性疾病的一个信号，部分患者也可发生晕厥。

心律失常通常是自发出现，患者描述突然心悸或感觉心脏剧烈跳动，部分患者运动可诱发心律失常发作，心律失常持续时间从仅仅几秒钟到数小时，或极端患者持续数天。患者常描述心悸突然终止，或描述屏气、咳嗽（刺激迷走神经动作）时，心律失常可终止。

在很少情况下，心动过速持续时间长可能诱发心力衰竭症状，使左心室收缩功能（心动过速性心肌病）降低，在这种情况下，通常转复心律失常、恢复窦性数周可使左心室功能恢复。

如上所述，诊断特定心律失常，需要识别一种心律失常或其他心律失常的心电图特征。但是，在这些心律失常间心电图表现重叠使其诊断作用受限，或因快速心率使心房激动难于识别。有时，应用刺激迷走神经动作或腺苷连续记录心电图也不能识别心律失常，在这种情况下，咨询心脏电生理专家，可能的话，进行电生理检查则可能确定心律失常类型，也可进行治愈性消融。

治疗

治疗应该分为短期和长期治疗策略。当患者室上性心动过速发作时，短期治疗应该在初始心电图采集和诊断后设法终止心律失常。腺苷可以迅速静注终止心律失常，也可以选择刺激迷走神经动作，这些措施应用于折返性心律失常。如果腺苷无效，或心律失常由自律性增高导致，那么应用静脉 β 受体阻滞剂或钙通道拮抗剂可能终止心律失常。长期管理策略应该包括口服静脉 β 受体阻滞剂或钙通道拮抗剂，有严重症状或经常发作的患者除了药物治疗外，应该选择导管射频消融，成功率很高。

相关病例

- 参见病例 11（房颤和房扑）。

思考题

13.1　下列哪项对 AVNRT 患者长期治疗策略是不恰当的？

A. 美托洛尔

B. 地尔硫䓬

C. 腺苷

D. 导管消融

13.2　一位45岁的男性患者来到急诊室就诊，主诉心悸发作30分钟，伴随胸痛，初始评估收缩压为80 mmHg。在心电图采集后你首先应该采取的评估和处理措施为：

A. 再次证实

B. 通知导管室进行冠状动脉造影

C. 美托洛尔静注

D. 迅速电复律

13.3　一名患者因心悸来诊室就诊，心电图发现为规则窄 QRS 心动过速。连续记录心电图并行颈动脉窦按摩后，下面哪种心律失常可能为颈动脉窦按摩所终止？

A. 房性心动过速

B.AVNRT

C. 窦性心动过速

D. 多源性房性心动过速

E. 心房扑动

F. 心房颤动

答案

13.1　C　腺苷仅有短期治疗效果，不能用于长期治疗。

13.2　D　这名患者有胸痛和血流动力学不稳定，提示可能因心动过速所致心肌氧耗增加引起冠状动脉缺血或心肌梗死，所以需要迅速电复律。

13.3　B　AVNRT 是唯一上述所列的心律失常依赖房室结维持的心动过速，所以按摩动作可以终止。

临床精粹

- 窄 QRS 心动过速应该采集心电图进行评估，鉴别心律失常是规则或不规则（房颤），是长 RP 或短 RP 心动过速。
- 腺苷或迷走神经动作同时连续记录心电图可帮助识别心律失常。房室结依赖性心律失常可能终止，而非房室结依赖性心动过速会持续，通过减慢心室下传频率以便 QRS 波群减少后 P 波形态能够更好地进行评估。
- 在稳定患者，不需要迅速复律为窦性心律（药物或电），有时间进行迷走神经刺激动作和正确识别发作的心律失常。但是，血流动力学不稳定或有紧急体征（胸痛）应该迅速复律。
- 多源性房速常常继发于非心脏性疾病导致的系统性应激，特别是肺源性病因。

参考文献

DiMarco JP, Sellers TD, Berne RM, West GA, Belardinelli L. Adenosine electrophysiologic effects and therapeutic use for terminating paroxysmal supraventricular tachycardia. *Circulation*. 1983; 68:1254–1263.

DiMarco JP, Sellers TD, Lerman BB, Greenberg ML, Berne RM, Belardinelli L. Diagnostic and therapeutic use of adenosine in patients with supraventricular tachycardia. *J Am Coll Cardiol*. 1985;6(2):417–425.

Kwaku KF, Josephson ME. Typical AVNRT–an update on mechanisms and therapy. *Cardiac Electrophysiol Rev*. 2002;6(4):414–421.

病例 14
心源性猝死(SCD)

一位 17 岁男性少年，因在足球场上晕倒被送至急诊室。这位少年经历了 30 分钟刻苦训练，刚刚完成短距离疾跑后突然摔倒在地，教练发现他呼吸和脉搏消失，立即对其进行了心肺复苏。很快，这位少年意识恢复，目前感觉良好。除了既往训练中曾由于脱水出现一次晕厥发作外，这位少年无其他病史。少年是被收养的，无家族史。体格检查：血压 118/76 mmHg，心率 58 次 / 分，律齐，$SPO_2$99%。听诊可闻及收缩晚期杂音，于左侧胸骨边缘杂音最响。Valsava 动作时杂音增强。心电图见图 14-1。

- 最可能的诊断是什么？
- 下一步最好的诊断方法是什么？
- 下一步最好的治疗方法是什么？

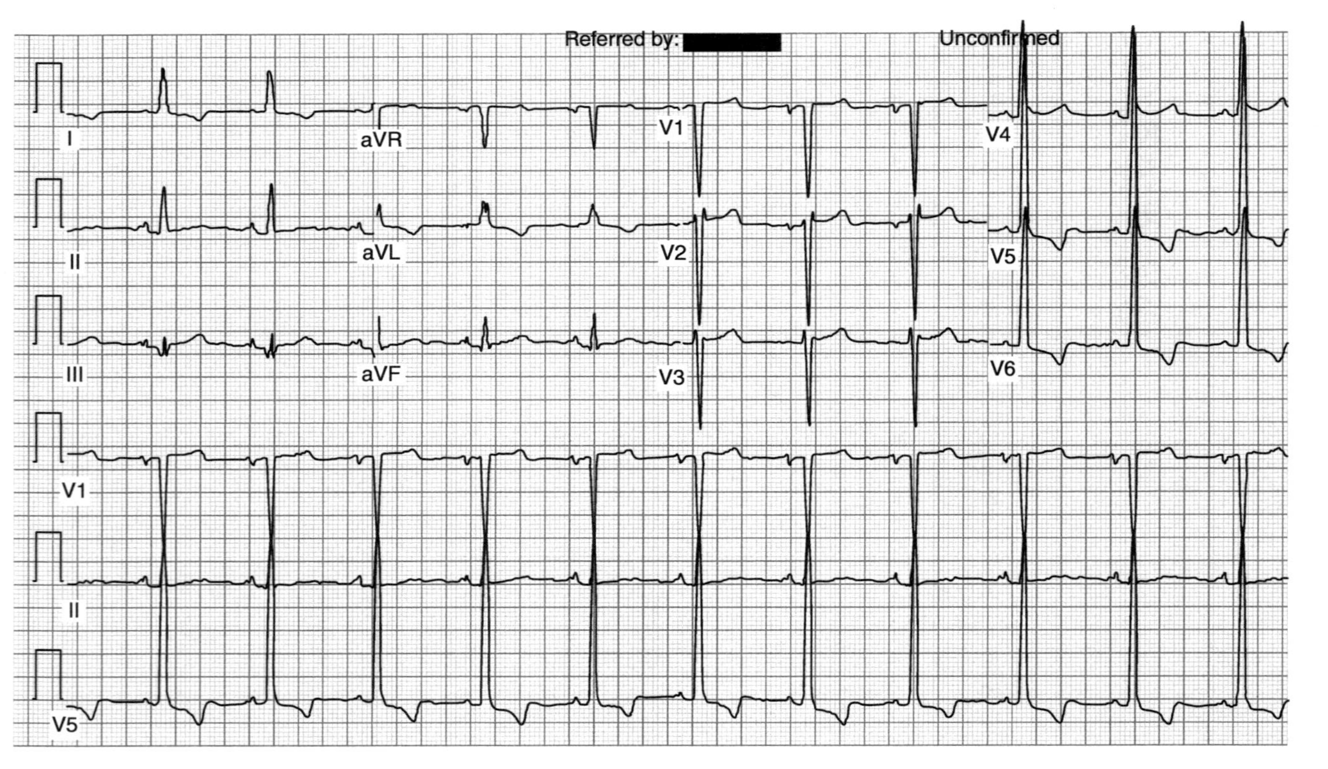

图 14-1 该病例的心电图。（*Reproduced, with permission, from Michael Faulx, MD.*）

病例 14 的解答：心源性猝死（SCD）

摘要：17 岁男性少年，既往无病史，曾有 2 次运动中晕厥发作史。本次晕厥发作时呼吸和脉搏消失，提示严重的心律失常发作，心律失常可自行恢复正常。体格检查提示心室流出道梗阻，心电图提示显著的左心室肥厚。

• 最可能的诊断：继发于肥厚型心肌病的突发心脏事件。

• 下一步诊断：超声心动图。

• 下一步治疗：β 受体阻滞剂，心脏电生理检查考虑植入 ICD（植入式心脏除颤器）。

分析

目的

1. 了解心源性猝死的定义及其流行病学。
2. 描述诱发高风险 SCD 的病情。
3. 总结对于射血分数降低的患者如何进行危险分层和 SCD 预防。

注意事项

年轻人晕厥发作通常由良性病变引起，然而，某些晕厥的特定特征提示是严重室性心律失常。运动中的晕厥发作，可能提示室性心律失常或左心室流出道梗阻，本病例中这两种情况都可能存在。对于年青、健康男性的晕厥发作，没有迷走神经触发因素，通常提示为心源性。本病例心电图和体格检查都提示肥厚型心肌病，而肥厚型心肌病与晕厥和心源性猝死的高风险相关。

探讨：突发心脏骤停的幸存者

定义

心源性猝死（SCD）：有（或无）明确诊断的心脏疾病患者，由于心脏骤停死亡，其死亡的方式和事件是意料不到的。从症状出现到意识丧失，通常在心脏骤停后 1 小时内很快死亡。尽管患者接受药物治疗后可能生存更长时间，然后去世，但这种情况仍被认为发生了 SCD。

突发心脏事件（SCA）：突然的、意想不到的心脏输出停止，导致意识丧失。这几乎是永恒不变的由于心动过速或心动过缓型心律失常造成的。突然心脏事件（SCA）特指一个事件中，患者由于自身自发的除颤而幸存，有时也被称作流产的猝死。

临床处理方法

病因

美国SCD的发病率接近460 000例/年，占全部死亡人数的10%~15%。SCD通常男性常见，30岁以上发病率增高，这是由于冠状动脉疾病的发病率增高引起的。虽然高危人群中SCD的绝对风险较高，但有很多SCD发生在无已知危险因素的患者中。致死的心脏节律可能是室颤（VF）、室速（VT）、心脏停搏或无脉的电活动。

在美国，冠心病占SCD事件的80%，有时SCD是CAD的首发表现。SCD可能是心肌梗死时的急性心肌缺血所致，但更普遍的原因是陈旧性心肌梗死造成的心肌组织瘢痕引发的室速或室颤。其他原因可能是缺血性心肌病导致的严重充血性心力衰竭相关的缓慢型心律失常。陈旧性心肌梗死导致左心室射血分数下降的患者为SCD的高危人群。

扩张性（非缺血性）心肌病（DCM）所致的SCD近10%。DCM导致SCD的发病机制与缺血性心肌病类似，即瘢痕相关的室速、室颤和严重心力衰竭相关的缓慢型心律失常。肥厚型心肌病（HCM）是最常见的基因相关性心脏病，年发病率为1/500，大多数但不是所有的HCM患者均有左心室流出道压力梯度，HCM导致SCD的年发生率为1%，可由以下危险因素预测：既往SCA、SCD家族史、非持续性室速、晕厥发作、运动中血压下降、室间隔厚度≥30 mm。就是说，大多数患者无或症状很少，对预期寿命并不知晓。的确，很多SCD患者未被诊断。致心律失常性右心室发育不良/心肌病（ARVD/C）是一种以心衰、室性心律失常和SCD为特征的罕见基因性心肌病，基因突变原因与桥粒相关。心电图表现为右束支传导阻滞（RBBB），V_1~V_3导联T波倒置，可见epsilon波，超声心动图和心脏MR可见阶段性右心室运动异常。

离子通道病是心脏离子通道基因障碍，可以使看起来是正常心脏的患者发生SCD。最常见的病因为长QT间期综合征（LQTs），其发病率为1∶2000，临床特征为异常的长QT间期。主要危险是尖端扭转引发的晕厥或SCD。到目前为止，已发现至少12个LQTs易感基因，涉及钾离子、钠离子和其他离子通道。由于基因型不同，LQTs的心电图、激发心律失常的方式（运动、听觉刺激、睡眠）、治疗效果等也不相同。LQTs可能是婴儿猝死综合征（SIDs）的常见原因，应用β受体阻滞剂治疗是常规方法。晕厥或SCA患者尽管应用了β受体阻滞剂和植入ICD和（或）左心脏交感神经消融术，但是，由于药物可延长 QT 间期，或药物之间相互作用导致患者出现获得性长 QT 间期，也可能导致 SCA 或 SCD 发生。

处方上述药物时应特别注意，特别是处方具有高危风险的老年女性。Brugada 综合征是常染色体显性遗传障碍，由编码心脏钠离子通道的 SCN5A 基因突变所致，可导致多形性室速或室颤和 SCD 的风险增加。心电图表现不完全性右束支传导阻滞伴 V_1~V_3 导联 ST 段弓形隆起，可能是瞬时的或只有在药物激发时是明显的（图 14-2）。心律失常通常发生在睡眠时，有自发 Brugada 心电图图形或既往有 SCA 或晕厥史的患者发生 SCD 的风险最高，这类患者应该植入 ICD；对于无症状的患者 ICD 的作用还存在争议。对经选择性的患者，药物治疗仅限于奎尼丁。儿茶酚胺多形性室性心动过速（CPVT）是由于兰尼碱受体突变所致，兰尼碱受体可控制钙离子从内质网释放，在情绪应激或身体应激时，由于兰尼碱受体突变导致了双向性室速发生。这类患者发生 SCD 风险高，治疗药物为 β 受体阻滞剂、氟卡尼丁和 ICD。

一些 W-P-W 综合征患者也使 SCD 风险增加。SCD 和室上性心动过速无关，但当房颤通过旁路快速传导至心室变为 VF 时，SCD 就会发生。这种 SCD 的年发生率为 0.05%~0.1%，可应用运动试验、动态心电图监测和侵入性电生理检查对 W-P-W 患者进行危险分层。SCD 主要的心源性和非心源性原因见表 14-1。

临床表现

SCA 和 SCD 的临床特征都表现为突然的摔倒和循环丧失。当急性缺血是病因时经常有前驱症状，但是大多数其他病因通常无前驱症状。大多数 SCA 和 SCD 事件发生在院外，如家庭、工作场所、公共场所。从 SCA 发病至给予基本生命支持（BLS）的时间，如 CPR 和应用自动体外除颤仪（AED）除颤，对随后的生存与否具有预测价值。患者发生 SCA 时如果旁边有人，可能会启动实施 CPR 及寻求帮助，比未被发现的患者更可能幸存。这使得大家开展教育和培训公众学习 BLS，并且在 SCA 高发且易被目睹的公共场所安放 AED，例如，机场幸存率的提高与上述措施相关。当前 BLS 指南强调连续的、高质量的心脏按压是提供循环支持的最有效的途径，并且对连续性心脏按压的干扰要减小到最小。

治疗

SCA 幸存者的治疗首先考虑血流动力学支持，并且发现及纠正诱发疾病的原因。AED 记录的心电图非常珍贵，应该恢复并仔细地保留为将来回顾时用。情绪抑郁的患者发生心脏事件后，低温治疗可改善精神状态，提

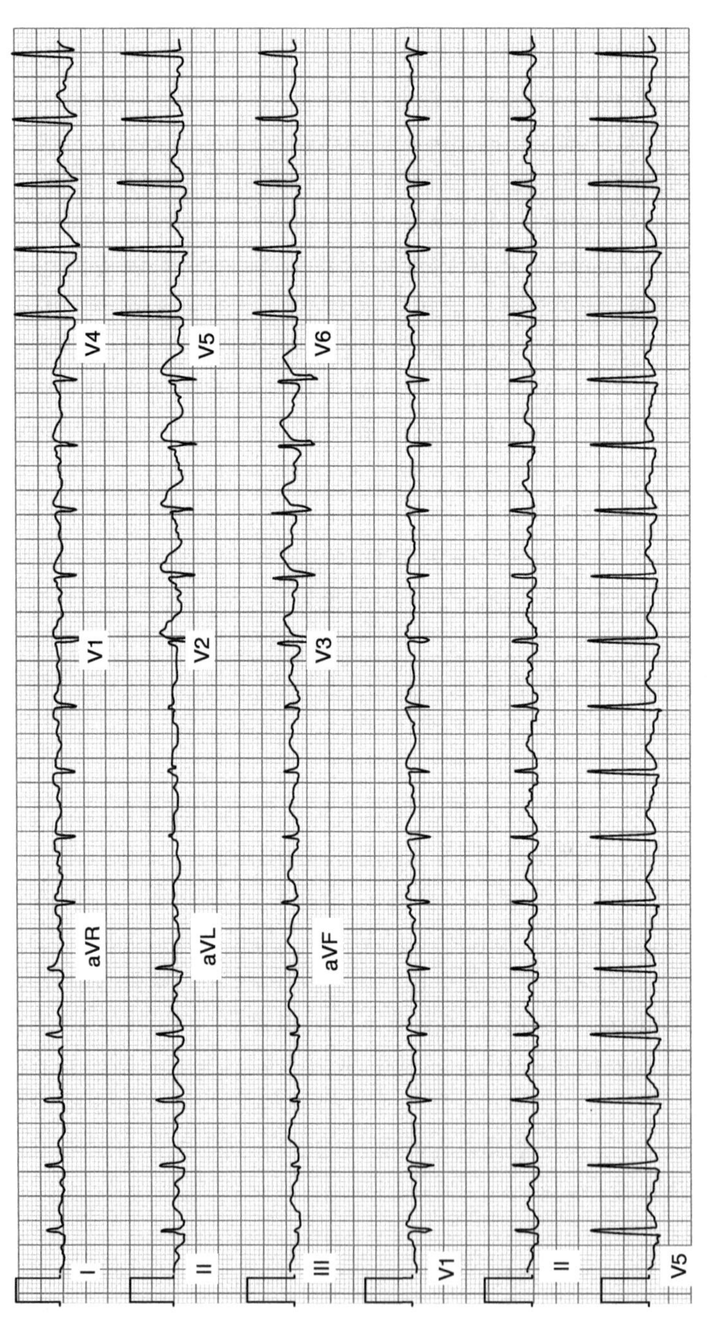

图 14-2 典型的 Brugada 综合征心电图。（*Reproduced, with permission from, Thomas Callahan, MD.*）

表 14-1 增加 SCD 风险的临床情况

心源性	非心源性
冠状动脉疾病	神经性
急性心肌梗死	癫痫
慢性缺血性心肌病	遗传性肌萎缩
冠状动脉扩张	Friedreich 共济失调
冠状动脉炎(多发性动脉结节,川崎综合征)	呼吸系统
冠状动脉夹层	哮喘
冠状动脉痉挛	阻塞性睡眠暂停
瓣膜和大血管	大块肺栓塞
重度主动脉瓣狭窄	肺动脉高压
重度二尖瓣反流	内分泌和代谢
人工瓣瓣膜功能不全	糖尿病
主动脉夹层	肢端肥大症
电生理	电解质紊乱
完全性心脏传导阻滞	酸碱紊乱
预激综合征 W-P-W	肾脏
特发性室颤	慢性肾病
离子通道病	血透
长 QT 间期综合征	精神心理
Brugada 综合征	抑郁
儿茶酚胺多形性室速	焦虑
心动过速	神经性厌食
心肌	激情
扩张性心肌病	情景
肥厚型心肌病	强度锻炼、运动
致心律失常右心室心肌病	药物
浸润性疾病(淀粉样变,类肉瘤)	抗心律失常药物
应激性心肌病	典型和非典型抗精神病药
心肌炎	延长 QT 药物及其药物间相互作用
先天性	吸烟
艾森曼格	可卡因
心室功能不全	
外伤	
心脏压塞	
心脏震荡	

高成功复苏后的生存率。反复发生的心律失常可静脉应用胺碘酮或利多卡因。病因如果为心动过缓，可临时经皮起搏，其后植入永久性心脏起搏器。如果心电图提示急性心肌缺血，或患者或在场人员可提供心肌缺血的证据，建议立即对患者进行冠状动脉造影检查。对于难以处置、长时间的心肺复苏，应明确有无电解质异常。并应常规进行毒物和心肌损伤标志物检测。

对于急性心脏停搏后的管理，SCA 幸存者应在心脏病专家或心脏电生理专家监管下进行详细的评估。12 导联心电图可以提示急性或陈旧性心肌缺血、传导异常、传导旁路、肥厚型心肌病或离子通道病。超声心动图可评估左心室功能、瓣膜异常和心肌病。心脏 MRI 是特别有用的工具，可作为超声心动图的补充，用于评估肥厚型心肌病和致心律失常性右心室发育不良。药物可用于评估 Brugada 综合征、LQTS 和 CPVT。基因检测适用于某些特殊疾病，可提供大量基因突变，包括很多目前未知的基因突变，但是阴性预测价值低。

植入型心脏除颤仪（ICD）是 SCA 幸存者治疗方法的主要进展。与心脏起搏器的设计相近，ICD 由植入在上胸部的 1 个主机（包括电池和线圈），与 1 根或多根绝缘的电极相连，经锁骨下静脉到达心脏。ICD 可持续监测心脏节律，检测室速或室颤，能够发送抗心律失常起搏或除颤以终止恶性心律失常。多个随机对照试验显示，与抗心律失常药物比较，ICD 有更高的存活率。胺碘酮和索他洛尔用于减少 ICD 患者的心律失常，但是不推荐单独使用上述药物预防 SCD。

对于缺血性心肌病或非缺血性心肌病的患者，与二级预防一样，抗心律失常药物对于 SCD 的一级预防无效。对于此类患者，由于左心室射血分数（LVEF）是最强的预测未来 SCD 发生的独立因素，LVEF 可作为一个危险分层工具。对于那些缺血性或非缺血性心肌病的患者，尽管遵照指南推荐的药物进行治疗，患者的 LVEF 仍≤ 35%（正常 LVEF>55%），应对这类患者植入 ICD。几个随机临床试验的随访观察发现，对于 LVEF ≤ 35% 患者，植入 ICD 可使死亡率降低 1/4 ～ 1/3。目前，在心衰和作为 ICD 一级预防的患者中，大约 10% 的患者进行了恰当的 ICD 植入，在 ICD 植入后第一年内，有少数轻微的 ICD 不恰当放电（因某个节律而放电，而非室速 / 室颤而放电）。心肌梗死后 40 天内或手术后 3 个月内或经皮血管重建 3 个月内，很少进行 ICD 植入术，从而等待 LVEF 的改善，临床试验未提示在这些时间段内 ICD 治疗可获益。

突发心脏骤停的预后仍然很差。仅一半的心脏事件尝试了复苏，不到

10% 的患者幸存出院。在美国境内突发心脏事件的预后有显著的地域差异，原因可能与一些社区努力培训居民 CPR 技术，配置了急救设备(EMS)有关。如果发生心脏事件的初始节律是室速或室颤(因此可以用除颤治疗，命名为“可电击的节律”。如果 SCA 被旁人发现，并进行了 CPR，其预后可显著改善。

未来预防和治疗 SCA 的方向着眼于“初始预防”，是指在人群中干预并降低冠状动脉疾病的危险因素及其发病，以 LVEF 为中心对具有已知 SCA 危险因素的患者进行危险分层是有价值的。

相关病例

• 参见病例 1(急性冠状动脉综合征 /STEMI)，病例 2(急性冠状动脉综合征 / NSTEMI)和病例 8(肥厚型梗阻性心肌病)。

思考题

14.1　一位 55 岁中年男子因胸痛发生心脏事件，恰巧被路人发现并及时使用 AED 成功进行处置后送至急诊室。复苏成功后心电图显示下壁导联 ST 段抬高 3 mm，急诊冠状动脉造影示急性血栓形成造成右冠近段闭塞。患者接受了血栓抽吸术和 PCI 介入治疗及支架术，术后病情平稳。出院前超声心动图提示左心室收缩功能保留伴下壁运动减弱，LVEF55%。出院后患者服用美托洛尔、赖诺普利、阿托伐他汀、阿司匹林和替格瑞洛治疗。下列哪一项描述适合该患者作为心脏事件的二级预防？

A. 该患者出院前接受 ICD 植入术。

B. 该患者在心脏事件 3 个月后行 ICD 植入术。

C. 该患者应接受电生理检查来评估植入 ICD 的必要性。

D. 该患者应接受抗心律失常药物治疗

E. 该患者无须其他措施来管理心律失常。

14.2　关于院外突发心脏事件(SCA)哪项描述是正确的？

A. 旁观者进行 CPR 与降低 SCA 生存率相关。

B. 初发的室速 / 室颤与降低的 SCA 生存率有关。

C. CPR 不影响 SCA 结果。

D. 在公共场所配置 AED 与降低 SCA 幸存有关。

E. 低温治疗可改善复苏后情绪抑郁患者的神经状态。

14.3 一位30岁的心肌病女性患者常规复诊。10个月前她因失代偿性心力衰竭住院，诊断为扩张性心肌病，LVEF仅为10%。接受药物治疗，包括卡维地洛、雷米普利、螺内酯、呋塞米。药物治疗后其LVEF恢复至25%，但是最大程度的药物治疗后其LVEF不再改善。现在患者自我感觉良好，诉中等量体力活动时感觉轻度呼吸困难。今日体格检查无异常。心电图示窦性心律，心率60次/分，QRS94 ms。上次就诊时和患者讨论了ICD的作用。今天患者超声心动图显示左心室扩大，LVEF23%。对该患者有关ICD治疗哪项描述是正确的？

A. ICD治疗可改善劳力性呼吸困难症状。

B. ICD治疗能降低死亡率。

C. ICD治疗允许她停服当前的一些药物。

D. 就生存率而言，ICD治疗等同于胺碘酮治疗效果。

E. ICD植入后12个月内，ICD治疗可能导致至少1次放电。

答案

14.1 E 该患者不需要有关心律失常的额外管理。尽管该患者表现有可除颤的心律失常（VT/VF），这种心律失常是急性下壁心肌梗死的部分临床表现，而心肌梗死被迅速和成功再血管化。没有再发室性心律失常，并且收缩功能正常，该患者应属于再发心律失常的低危人群，没有必要进行额外的心律评估或考虑植入ICD。抗心律失常治疗还没有确定能降低幸存于心脏骤停患者的病死率。

14.2 E 对于心脏事件后有精神状态改变的患者，给予24~36小时低温治疗。由于大众对心脏病认识的提高以及公共场所AED治疗的有效性，近年来院外心脏事件的生存率已提高。同时，由于首发的心律失常为可除颤的室速或室颤，连续未中断的CPR也改善了最终结果。

14.3 B 期待患者受益于ICD植入。ICD植入并没有改善患者心衰症状，除非患者植入了CRT。该患者有轻度心衰症状，QRS间期正常，不属于CRT治疗范围。作为SCD一级预防而植入ICD的心衰患者，在ICD植入后第一年内，近乎10%患者接受了ICD的正确放电除颤。

临床精粹

- 如果患者死亡，应用术语心源性猝死(SCD)，否则应用心脏骤停(SCA)。
- 大多数 SCD 事件发生于冠状动脉疾病患者；这类患者应接受超声心动图检查了解 LVEF 和进行风险评估。
- 连续、高质量的 CPR，继之高级生命支持(ACIS)以及进一步诊断和治疗，根据个体环境进行急救，是 SCA 管理的首要问题。
- 对心脏骤停后幸存者，病情短暂和无法证实有可逆原因的，应该给予 ICD 治疗。
- ICD 用于一级预防，适用于心衰患者以及 LVEF ≤ 35% 患者的医学治疗。
- ICD 用于一级预防，在选择性患者中可使死亡率下降 0.25%~33%。

参考文献

Buxton AE. Risk stratification for sudden death in patients with coronary artery disease. *Heart Rhythm.* 2009;6:836–847.

Connolly SJ, Hallstrom AP, Cappato R, et al. Meta-analysis of the implantable cardioverter defibrillator secondary prevention trials. *Eur Heart J.* 2000;21(24):2071–2078.

Epstein AE, DiMarco JP, Ellenbogen KA, et al. American College of Cardiology Foundation; American Heart Association Task Force on Practice Guidelines; Heart Rhythm Society. 2012 ACCF/AHA/HRS focused update incorporated into the ACCF/AHA/HRS 2008 guidelines for device-based therapy of cardiac rhythm abnormalities: a report of the American College of Cardiology Foundation/American Heart Association Task Force on Practice Guidelines and the Heart Rhythm Society. *J Am Coll Cardiol.* 2013;61:e6–e75.

Hazinski MF, Nolan JP, Billi JE, et al. Part 1: Executive summary: 2010 international consensus on cardiopulmonary resuscitation and emergency cardiovascular care science with treatment recommendations. *Circulation.* 2010;122(16 Suppl 2):S250–S2575.

The Hypothermia After Cardiac Arrest Study Group. Mild therapeutic hypothermia to improve the neurologic outcome after cardiac arrest. *N Engl J Med.* 2002;346:549–556.

Myerburg RJ, Castellanos A. Cardiac arrest and sudden cardiac death. In: Libby P, Bonow RO, Mann DL, Zipes DP, eds. *Braunwald's Heart Disease: A Textbook of*

Cardiovascular Medicine. 9th ed. Elsevier, Sauders, Philadelphia, PA; 2011:chap 41.

The Public Access Defibrillation Trial Investigators. Public-access defibrillation and survival after out-of-hospital cardiac arrest. *N Engl J Med.* 2004;351:637–646.

病例 15
宽 QRS 心动过速

一位 45 岁男性患者，因心悸、头晕就诊急诊室。无晕厥、胸痛、劳力性呼吸困难、端坐呼吸、下肢水肿、恶心、呕吐及出汗。数周来症状间断发作，一般持续时间小于 1 分钟，但今日症状已持续发作数小时。既往史包括冠状动脉疾病、陈旧性下壁心肌梗死支架植入术后、高血压、高脂血症、糖尿病、40 包 / 年的吸烟史和中重度慢性阻塞性肺疾病。服用药物包括阿司匹林、阿托伐他汀、琥珀酸美托洛尔、赖诺普利、二甲双胍、吸入性长效 β 受体激动剂和抗胆碱能支气管扩张剂。体格检查：精神可，焦虑面容。血压 105/68 mmHg，心率 175 次 / 分，血氧饱和度 93%，无发热。颈静脉无怒张。肺部体格检查双肺可闻及散在分布的呼气相喘鸣音，但无湿性啰音。心脏体格检查提示心动过速，无杂音及摩擦音。腹部、肌肉骨骼、神经系统和皮肤体格检查无异常。实验室检查包括钾、镁、床旁肌钙蛋白 T（TpT）均正常。基础心电图及发病时心电图分别见图 15-1 和图 15-2。

- 最可能的诊断是什么？
- 下一步最好的诊断步骤是什么？
- 下一步最好的治疗是什么？

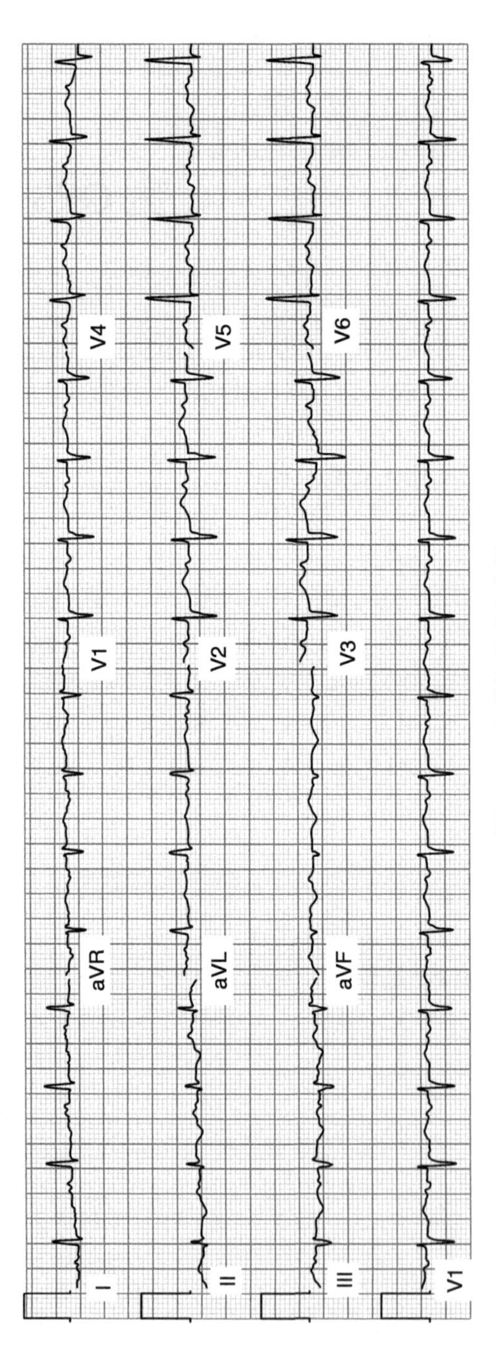

图 15-1　患者的基础心电图。

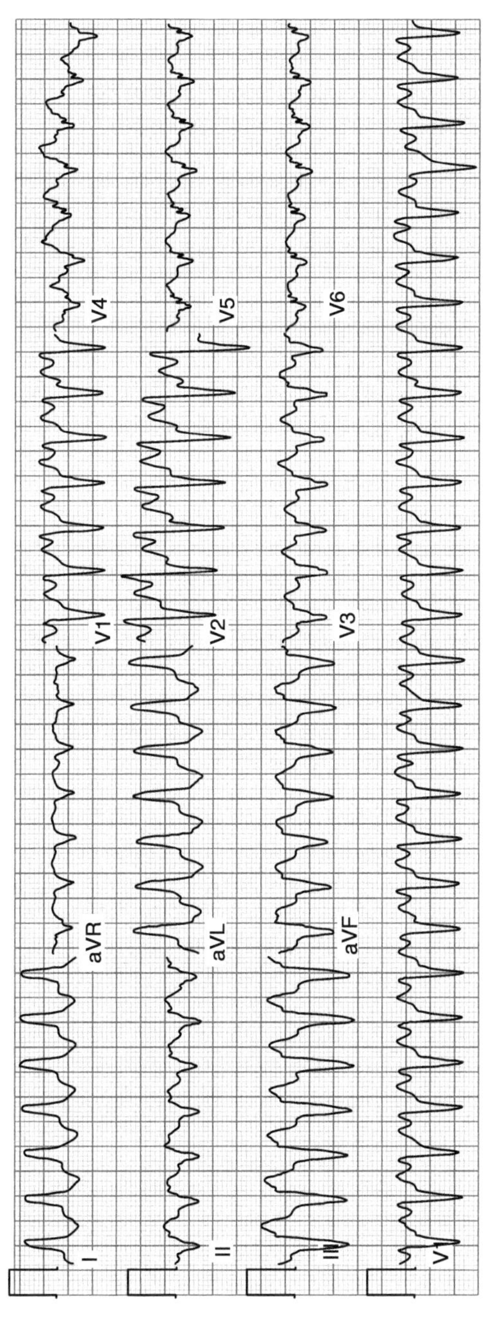

图 15-2　患者发病时的心电图。

病例15解答：

宽QRS心动过速

摘要：54岁男性患者，有冠状动脉疾病和心肌梗死病史，因持续快速心悸就诊急诊室。患者已间断发作心悸数周，这是第一次心悸持续时间超过1分钟。否认有晕厥先兆、晕厥、静息或劳累性胸痛、劳力性呼吸困难、端坐呼吸、下肢水肿、恶心、呕吐及出汗。血压105/68 mmHg，心率175次/分，血氧饱和度93%，无发热。体格检查提示心动过速，无心衰表现。实验室检查正常。心电图见图15-1。

- 最可能的诊断：室性心动过速。
- 下一步诊断步骤：回顾心电图，查看是否符合Brugada诊断标准。
- 下一步治疗：如患者病情有任何不稳定表现，给予紧急同步电复律。如病情稳定，考虑静脉应用抗心律失常药物如胺碘酮和(或)紧急电复律。

分析

目的

1. 能够识别宽QRS心动过速(WCT)，知道下一步紧急治疗是什么。
2. 熟悉宽QRS心动过速的鉴别诊断，理解用于区分室性心动过速(VT)和室上性心动过速(SVT)的诊断标准。
3. 了解植入式除颤器作为一级预防和二级预防的植入标准。

注意事项

患者心电图提示宽QRS心动过速(WCT)。但需要考虑的是鉴别诊断，WCT发作时患者的临床状态可以表现为稳定或心脏骤停，并且变化迅速。因此，任一WCT患者首要注意事项是评估临床状态。如患者无脉搏，应该直接开始CPR，同时给予高级心血管生命支持(ACLS)或基础生命支持(BLS)。包括电复律。即使在有脉搏的情况下，如临床体征不稳定，定义为低血压(SBP < 90 mmHg)、意识状态改变、心绞痛或心衰，也应给予直接电复律。电复律分两种，如情况允许应进行同步电复律，如为心室颤动(VF)应给予非同步电复律。如患者病情稳定，如本病例描述的临床状态，应该通过进行心电图检查和询问病史评估WCT的病因。

未经选择的患者出现WCT，80%最终诊断为室性心动过速(VT)。既往发生心肌梗死的患者90%以上诊断为VT。与儿童相比，VT在成年人中更常见。因此，成年人出现VT，如不能确定节律，按VT处理是合理的，这是非常正确的，因为把SVT当作VT处理是安全的，而把VT当作SVT处理是危险的。

探讨：宽QRS心动过速

定义

宽 QRS 心动过速（WCT）：频率 >150 次 / 分，QRS 间期 >120 ms 的节律。

室性心动过速（VT）：起源于房室结水平以下的节律。最常见的是节律起源于心室肌本身，与心室的瘢痕有关。心电图通常表现为宽 QRS 波，因为电信号在心室肌通过细胞到细胞传导，而不依靠希 - 浦系统。

室上性心动过速（SVT）：起源于房室结水平或以上的节律，即窦房结、心房和房室结本身。起源于这些位置的节律往往产生窄 QRS 波，因为电信号从房室结传导经过希 - 浦系统。但是，有旁路或差异性传导时也可以表现为宽 QRS 波。

旁路：连接心房和心室的心肌组织，但不是房室结的一部分。旁路可以引起心室肌提前激动，以心电图上的 δ 波为特点，见于 W-P-W 综合征。旁路也可以引起房室折返性心动过速（AVRT），折返环路是由窦房结产生的信号下传至旁路，后逆传至房室结，最后回到旁路的过程——或是与之相反的信号传导顺序。

差异性传导：室上性激动通过异常途径传导至心室，如所见的右或左束支阻滞。这种异常传导产生宽 QRS 波。

临床处理方法

病因

宽 QRS 心动过速（WCT）是由起源于心室肌的节律或 SVT 伴差异性传导或激动通过旁路传导引起。但是，目前为止最常见的 WCT 是 VT。VT 有持续性（持续时间＞ 30s）和非持续性两种。VT 进一步可以分为单形性 VT（MMVT）和多形性 VT（PMVT）。MMVT 的所有 QRS 波形态相同，因为它们的起源点相同（图 15-3A）。这一起源点可以是心室内任一位点的自律性增高引起，更常见的是折返环路形成。在房扑和 AVNRT 中发现的折返环路相似，经典的折返环路发生在心肌梗死瘢痕组织附近。这就是为什么已知 CAD 患者出现 WCT 时更可能是 VT，因为这些患者有形成折返环路的基质。有心肌病和左心室射血分数下降的患者也有很高的发生 VT 风险。

PMVT 的 QRS 波形态或电轴改变，或二者均改变（图 15-3B）。与 MMVT 由一个起源点形成节律的情况不同，PMVT 同时有多个起源点。心电图上 QRS 形态改变是心室内多个电活动的综合向量。PMVT 通常分为伴或不伴 QT 间期延长。

QT 间期的测量为 Q 波起始至 T 波结束，代表心室复极。QT 间期受心率影响，通过 Bazett 公式校正，用 RR 间期的平方根区分 QT 间期（$QTc = QT/\sqrt{RR}$），QTc 即校正的 QT 间期。QTc 延长在男性为 >450 ms，女性 >470 ms。QTc 延长可以是先天性的，也可以是电解质紊乱或药物导致的后天性的。低钾血症和低镁血症可以引起 QTc 延长，药物应用如喹诺酮抗生素（环丙沙星）、抗精神病药物（氟哌啶醇）、抗心律失常药物（胺碘酮、氟卡尼、索他洛尔）及其他药物也可以引起 QTc 延长。

大部分 QTc 正常的 PMVT 与心肌缺血有关（图 15-3B）。QTc 延长的 PMVT 称为尖端扭转性室性心动过速（TdP），翻译过来就是“扭曲的尖端”。这个描述来源于围绕基线的“扭曲”的 QRS 波。长 QT 是 R-on-T 现象的诱因，在室性早搏（PVC）落在 T 波上的时候可以诱发。在心动周期中，这时心室处于相对不应期，来自于 PVC 的额外刺激可以引起 TdP（图 15-3C）。

当心室不协调收缩时可以诱发心室颤动（VF）。这是无灌注节律，是一种紧急的医疗情况（图 15-3D），应立即给予 CPR 治疗，同时进行高级心血管生命支持（ALCS）或基础生命支持（BLS），包括电除颤。VF 见于心肌缺血、严重电解质紊乱及过量应用心脏毒性药物。

室上性心动过速（SVT）为起源于房室结水平或以上的节律，即窦房结、心房和房室结本身。起源于这些位置的节律往往产生窄 QRS 波，因为电信号从房室结传导经过希 - 浦系统。但是，在两种特殊情况下 SVT 可以引起 WCT：有旁路或差异性传导。有旁路时，电信号可以通过该途径在房室结下传的信号激动心室之前激动心室。两种途径的信号最终汇合形成 QRS 波，但是从旁路下传的信号早于房室结，导致 QRS 波起始部顿挫即 δ 波。当有旁路的患者发生房性心律失常如房颤或房扑时，可以以 WCT 的形式出现（图 15-3E）。

旁路也可以形成 AVRT。AVRT 根据旁路最初引起心室去极化方向分为顺向性和逆向性两个类型。逆向性 AVRT 的电信号从窦房结下传经旁路激动心室，然后逆传至房室结，最后再回到旁路。因为心室复极从旁路开始，而不是房室结和希 - 浦系统，所以 QRS 波增宽。相反，顺向性 AVRT 的电信号正常通过房室结下传至希 - 浦系统，但通过旁路逆传，最后回到房室结。这种情况下产生窄 QRS 心动过速，因为最初的心室复极包括希 - 浦系统。

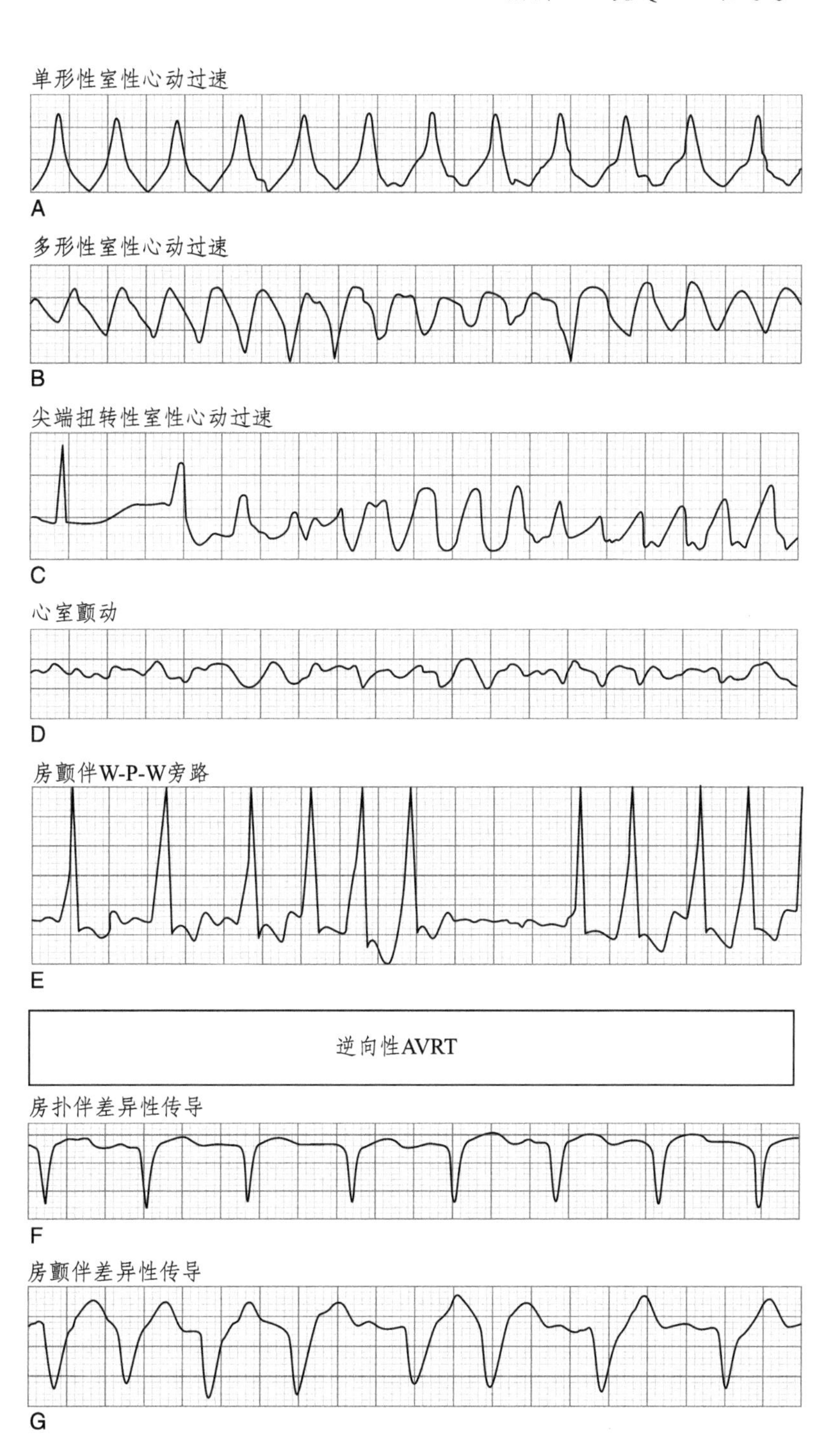

图 15.3 宽 QRS 心动过速的举例。

另一种 SVT 产生 WCT 的情况是差异性传导。有束支阻滞的患者出现房扑或房颤时可以形成 WCT（图 15-3F，G）。这种情况下，心动过速发作以前的心电图对诊断非常有帮助。知道差异性传导在心率增快时容易发生且更明显非常重要。例如，不完全性右束支阻滞的患者，在心率 70 次 / 分时，QRS 间期 100 ms，而心率 120 次 / 分时，QRS 间期 130 ms，变成完全性右束支阻滞。

鉴别诊断

VT 的诊断是困难的。已经有一些法则用于帮助区分 VT 和 SVT，其中最常见的是 Brugada 诊断标准（图 15-4）。该标准包括 4 步诊断流程，符合任一标准则诊断为 VT。总的来说，这种法则的敏感性和特异性分别为 98.7% 和 96.5%。第一步是评估胸前导联的形态是否符合同向性（V_1~V_6）。如果所有导联的 QRS 波呈单向性且极性相同，或呈 QS 型，则认为符合同向性。如果有任一导联 QRS 波呈 QR 或 RS 型，则认为不呈同向性。如果表现为同向性，则诊断为 VT；如不呈同向性，则进入第二步。第二步是测量 RS 间期。如果任一胸前导联的 RS 间期＞ 100ms，则诊断为 VT；如不是则进入第三步。第三步是评估有无房室分离。如可以见到 P 波，且与 QRS 波无关，则为房室分离。有融合波时也提示房室分离，诊断为 VT。如无房室分离，则进入第四步，评估 QRS 波形态。这一步首先要判断 QRS 波是左束支阻滞（LBBB）型还是右束支阻滞（RBBB）型。诊断流程适用于图 15-3，一旦确定 QRS 波形态，如果符合标准，则诊断为 VT；如不符合则诊断为 SVT。

临床表现

WCT 可以是一种相对良性的心律失常，如房扑伴差异性传导，也可以是致命性的，如 VT 或 VF。同样，WCT 的临床表现可以表现为血流动力学稳定到无脉的不同。大部分表现为 WCT 的患者需要直接干预以保证生命安全。这些干预措施、预防措施，以及治疗更稳定的患者，将在下一部分讨论。这里我们讨论 WCT 相关的病史、体格检查及实验室检查。

未经选择的患者出现 WCT，80% 最终诊断为室性心动过速（VT）。既往发生心肌梗死的患者 90% 以上诊断为 VT。因此，知道患者是否有冠状动脉疾病病史对诊断是有帮助的。有结构性心脏病，尤其是射血分数下降的患者，也更有可能是 VT，有充血性心衰的病史是重要的。其他合并病，如肾脏病变，可以是电解质紊乱的诱因，进而出现心律失常。近期的药物调整也可以引起电解质紊乱，如新加或加量利尿剂导致的低钾血症和低镁血症、ACEI 类药物引起的高钾血症及醛固酮拮抗剂。加用一些药物可以引起长 QT，如喹诺酮类抗生素（环丙沙星）、大环内酯类抗生素（红霉素）、抗精神病药物、

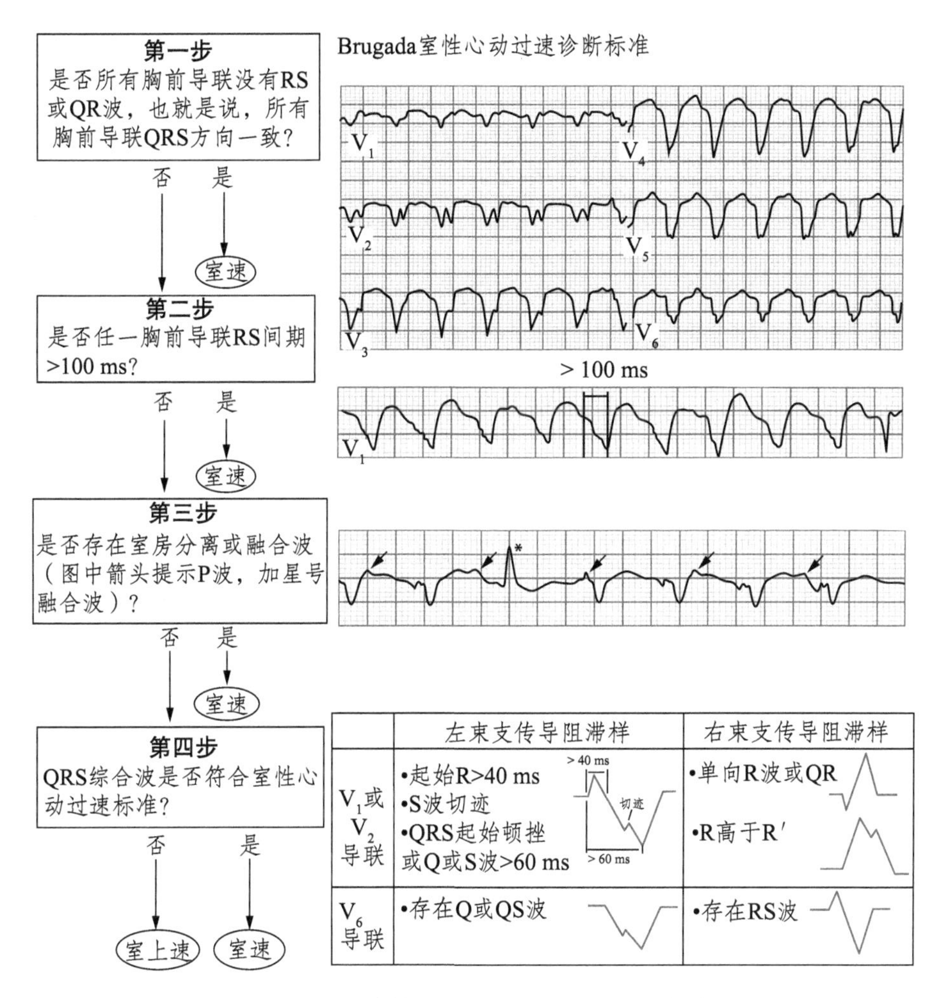

图 15-4　用于室性心动过速的 Brugada 诊断标准。

抗心律失常药物（胺碘酮、氟卡尼、索他洛尔）、止吐药（昂丹司琼、异丙嗪）及其他药物。另外，有 W-P-W、房颤或房扑病史对明确 WCT 患者的病因可能有帮助，但有这些病史并不能排除 VT。

WCT 患者有很多临床表现。包括心脏骤停、心悸、乏力、晕厥先兆及晕厥等症状。患者也可能表现为心绞痛，心绞痛可因心律失常刺激诱发，也可因心动过速致心肌耗氧量增加引起。快速心律失常可以引起心衰，表现为气短、劳力性呼吸困难、端坐呼吸、夜间阵发性呼吸困难、体重增加和下肢水肿。

WCT 患者的体格检查依赖于临床状态，可能是非常粗糙的。但是，尽管时间有限，显而易见的结果还是很重要的。胸骨切开手术瘢痕提示既往行心脏外科手术，有可能存在冠状动脉疾病。同样，患者截肢（尤其是下肢）最有可能与周围血管病变有关，冠状动脉疾病的可能性大大增加。最后，动静脉瘘（一般在上肢）提示终末期肾病，因此有发生电解质紊乱的诱因。

所有 WCT 患者都应该进行实验室检查，评估电解质和心肌缺血。还应该考虑到的检查是甲状腺功能。

治疗

任一 WCT 患者首先都应进行临床状态评估。如患者无脉搏，则应立即进行 CPR，同时进行高级心血管生命支持（ACLS）或基础生命支持（BLS），包括电复律。即使在有脉搏的情况下，如临床体征不稳定——定义为：低血压（SBP < 90 mmHg）、意识状态改变、心绞痛或心衰——也应给予患者直接电复律。电复律分两种，如情况允许应进行同步电复律，如为心室颤动（VF）应给予非同步电复律。如有可能应进行心电图检查，采用 Brugada 诊断标准进行评估。发病前心电图对评估房性心律失常、预激和差异性传导的病史非常有帮助。但是，即使 VT 患者病情稳定，行紧急电复律也是合理的。

VT 立即给予的药物治疗通常包括纠正电解质紊乱和静脉应用抗心律失常药物，如胺碘酮或利多卡因。胺碘酮对 VT 和 SVT 都有效，先给予 150 mg 静脉注射 10 分钟以上，随后以 1 mg/min 持续静脉输注， 6 小时后改为 0.5 mg/min。利多卡因对与心肌缺血相关的 VT 非常有效，用法为 2~3 分钟内弹丸式注射 1~1.5 mg/kg。VT 的长期药物治疗应遵循专家制定的指南。如患者 VT 的复发与药物治疗无关，或不能耐受药物治疗，可以考虑基于导管的 VT 消融。

VT 或 VF 幸存的患者可能需要植入埋藏式心脏转复除颤器（ICD）以保证安全。植入 ICD 进行二级预防的指征为：①患者发生 VT/VF 引起的心脏骤停后意识恢复但不能明确是否完全纠正病因者—VT/VF 发生于急性心肌梗死 48 小时内不建议植入 ICD；②患者为自发性 VT，存在肥厚型、瓣膜型、缺血型或浸润型心脏病。植入 ICD 进行一级预防的指征为：①既往发生心肌梗死（＞ 40 天）且射血分数≤ 30%；②非缺血性心肌病、NYHA Ⅱ级或Ⅲ级症状、射血分数持续≤ 35% 尽管已应用指南指导下的药物治疗 3 个月；③结构性心脏病、晕厥、电生理检查诱发 VT；④患者有发生 VT/VF 高风险的潜在异常，如先天性长 QT 和致心律失常性右心室心肌病。预期寿命少于 1 年是 ICD 植入的禁忌证，即使患者的其他方面符合 ICD 植入标准。

相关病例

• 参见病例 13（窄 QRS 心动过速）和病例 14（心源性猝死）。

思考题

15.1　70 岁老年女性患者，既往多份心电图呈 W-P-W 型，因心悸、晕厥先兆就诊急诊室。发病时心电图提示宽 QRS 心动过速，心率 200 次 / 分。该患者最恰当的治疗是什么？

A. 美托洛尔

B. 地尔硫䓬

C. 地高辛

D. 心脏复律

E. 腺苷

15.2　一位 25 岁男性患者，来自于一个精神分裂症患者的福利院，因晕厥发作一次就诊。发病时心电图提示 QT 间期延长至 630 ms。下列哪种心律失常最可能引起患者晕厥？

A. 单形性 VT

B. 房室结折返性心动过速

C. 房颤伴差异性传导

D. 心室颤动

E. 尖端扭转性室性心动过速（TdP）

15.3　下列哪种情况是植入 ICD 的指征？

A. 患者有缺血性心肌病、NYHA Ⅱ级症状、射血分数 45%。

B. 心肌梗死患者发生 VF 引起的心脏骤停，但既往无心律失常病史。

C. 非缺血性心肌病患者，在指南指导下持续应用药物 3 个月，射血分数持续维持在 30%。

D. 患者应用环丙沙星后出现 QTc 延长和 TdP，停药后 QTc 恢复正常。

答案

15.1　D　立即心脏复律是最好的选择。该患者在已知存在旁路的情况下发生房颤。宽 QRS 波的出现是因为激动通过旁路下传心室，是细胞到细胞的传导产生了宽QRS波。心脏复律是阻断旁路传导途径终止心动过速，旁路传导通常非常快速。钠通道阻滞剂也可以阻断旁路传导途径。其他可以选择的是所有抑制房室结的药物，但这些药物对房颤伴旁路的患者是有害的，因为它们可以迫使所有激动通过旁路下传至心室，诱发心室颤动。

15.2 E QTc延长容易诱发R-on-T现象及TdP。很多药物都可以引起QTc延长，抗精神病药物是其中较常见的。尽管题目中陈列的所有节律异常都可能引起晕厥，但可能性最大是与QT间期延长有关的TdP。

15.3 C 非缺血性心肌病患者，在指南指导下持续应用药物3个月，射血分数仍≤35%，符合ICD的适应证。有缺血性心肌病的患者不符合ICD植入指征，除非射血分数≤30%且在指南指导下持续应用药物至少3个月。患者发生心肌梗死时发生VT/VF不是ICD植入的指征，除非心肌梗死48小时后复发者。如果能明确可逆性病因，也不应植入ICD。

临床精粹

- 大部分WCT是VT。
- VT在有心肌梗死病史或射血分数下降的患者中更常见。
- 区分VT和SVT非常困难，Brugada诊断标准有助于二者的区分。
- WCT的治疗常常需要紧急干预，包括心脏复律。
- 已经有相关指南列出了ICD植入作为一级预防和二级预防的指征。

参考文献

Epstein AE, DiMarco JP, Ellenbogen KA, et al. ACC/AHA/HRS 2008 Guidelines for Device-Based Therapy of Cardiac Rhythm Abnormalities: a report of the American College of Cardiology/American Heart Association Task Force on Practice Guidelines (Writing Committee to Revise the ACC/AHA/NASPE 2002 Guideline Update for Implantation of Cardiac Pacemakers and Antiarrhythmia Devices): developed in collaboration with the American Association for Thoracic Surgery and Society of Thoracic Surgeons. *Circulation.* 2008;117(21):e350–e408.

病例 16

急性失代偿性心力衰竭

一位 54 岁女性患者，因气短、乏力进行性加重数天入急诊。2 周前患者摔伤左膝时并无不适主诉。当时患者规律服用布洛芬缓解疼痛。此后患者出现腹胀、双下肢水肿，并增长体重 10 镑。且患者症状数天内迅速加重，出现夜间不能平卧、频繁憋醒、发作性呼吸困难。目前患者静息状态现亦有气短症状，不能完整叙述一个句子，伴有干咳。体格检查：患者体温正常，呼吸急促，呼吸频率 32 次 / 分，心率 110 次 / 分，血压 160/110 mmHg，室内指氧 82%。静脉压升高，可闻及 S3 心音。两肺可闻及啰音。患者用腹肌做深呼吸。可触及肝脏。四肢温暖，双下肢凹陷性水肿至膝盖。实验室检查可见肌酐、BNP 水平升高。血气分析可见低氧高碳酸血症。胸片可见心脏扩大、两肺渗出伴有胸膜渗出。

- 最可能的诊断是什么？
- 下一步最好的诊断步骤是什么？
- 下一步最好的治疗措施是什么？

病例16的解答：

急性失代偿性心力衰竭

摘要：一位54岁女性患者，因应用大量非甾体消炎药后出现的进行性加重的呼吸窘迫、劳累性呼吸困难、端坐呼吸、阵发性夜间呼吸困难入急诊。患者存在窦性心动过速、高血压、低氧。患者体格检查阳性：颈静脉充盈，可闻及第3心音，双肺可闻及啰音，可触及肝脏，下肢水肿。实验室检查可见急性肾损伤和BNP升高。动脉血气可见低氧高碳酸血症。胸片可见心脏增大，两肺渗出性改变，少量胸腔积液。

• 最可能的诊断：急性失代偿性心力衰竭。

• 下一步检查：了解血流动力学及急性失代偿原因。

• 最佳治疗措施：静脉给予利尿及扩血管治疗，并给予无创呼吸机辅助呼吸。

分析

目的

1. 了解急性失代偿性心衰的症状及体征。
2. 根据血流动力学了解急性心衰的治疗目标。
3. 认识到系统性寻找导致心衰发病和恶化的诱因的重要性。

注意事项

患者，54岁女性，急性失代偿性心衰合并呼吸窘迫、容量负荷过重、肺水肿。评估心衰患者最重要的第一步是了解患者血流动力学是否正常，患者有效循环血量如何（干或湿）及外周灌注如何（冷或暖）。该患者湿性、温暖型，属最常见的急性失代偿性心力衰竭。患者没有脏器灌注不足的明确证据，如四肢湿冷、脉搏细弱、精神状态异常、肝功能异常。最严重问题是肺充血和低氧，可以通过利尿、扩血管、无创正压通气治疗。治疗措施得当，患者病情稳定，一旦临床症状及体征开始缓解，最重要的是鉴别导致急性失代偿的特殊诱因。在该病例中，患者曾过量应用NSAID，NSAID药物可以抑制肾前列腺素的分泌，引起水钠潴留，减弱利尿剂作用。但还要排除其他促进失代偿的因素。

探讨：急性失代偿性心力衰竭

定义

心力衰竭：心脏不能满足机体代谢需求或心脏不能保证足够输出量维持充盈压而引起的综合征。

急性失代偿性心衰：一个偶发事件导致患者心衰症状及体征改变，引起需要紧急治疗或住院。由于危及生命，需要及时的医疗救治。

心肌病：一种心肌疾病，可以导致心力衰竭。

急性肺水肿：失代偿性心衰的表现，急性快速增加的左心室舒张末期充盈压导致肺间质水肿和肺泡水肿。

临床处理方法

病因

心衰患者，心脏不能满足机体代谢要求，或不能维持足够的心搏出量。有很多因素不利于心肌功能，从而加速心衰（表 16.1）。心衰分为射血分数下降型心衰（心脏收缩功能受损）和射血分数保留的心衰（心脏舒张功能受损）。射血分数保留的心衰大多是高龄、女性，大多合并房颤、高血压。在美国，冠心病是引起心衰最常见因素。

收缩性心衰患者的左心室逐渐开始出现心室重构，表现为心室逐渐扩大和收缩功能受损。临床上看，患者症状加重，活动耐量下降，生活质量下降。

表 16–1　心力衰竭的病因
缺血性心肌病
高血压病
基因病（家族或遗传性）
糖尿病
心肌炎
浸润性疾病（血色素沉着性疾病、淀粉样变、肉状瘤病）
药物性疾病（酒精、可卡因）
结缔组织病
化疗药物的心脏毒性
瓣膜性心脏病
心包疾病
围产期的心肌病

这种进行性功能下降有典型特征，即越来越频繁地因急性失代偿而住院治疗。急性心衰的出现常常因为心衰患者的原发病病情恶化。当然，急性心衰也可以作为心衰患者的首发症。急性心衰往往同时合并肺瘀血，肺瘀血是由于急性升高的左心室充盈压导致。

临床表现

呼吸困难是急性失代偿性心衰最常见的主诉。其他典型症状包括：端坐呼吸、夜间阵发性呼吸困难、活动耐量下降、乏力、踝部水肿。患者可能也会有夜间咳嗽、哮喘、增重、胃胀、食欲下降、精神异常。临床医生需要量化这些症状去评估和监测心衰失代偿的严重程度，从而制订出治疗方案。

全面的体格检查可以辅助诊断，一定要注意观察该类患者有效血容量是否充足。心衰体征包括低氧、肺部啰音、胸腔积液、第3心音、肿大的肝脏、颈静脉充盈、持续肝颈静脉回流、下肢水肿、腹水。低灌注表现：皮肤湿冷、脉压小、脉搏微弱。

依据患者表现出来的症状及体征，临床医生可判断患者血流动力学情况（图16-1）。对于怀疑心衰的患者，全面评估患者情况对于指导治疗是非常关键的一步。

鉴别诊断

鉴别急性心衰恶化的诱因是评估急性失代偿患者又一个重要方面。心衰患者多数有明确急性失代偿的诱因（表16.2）。急性失代偿常见因素为药物与饮食不合理。冠状动脉缺血和难治性高血压可以突然增加左心室内压

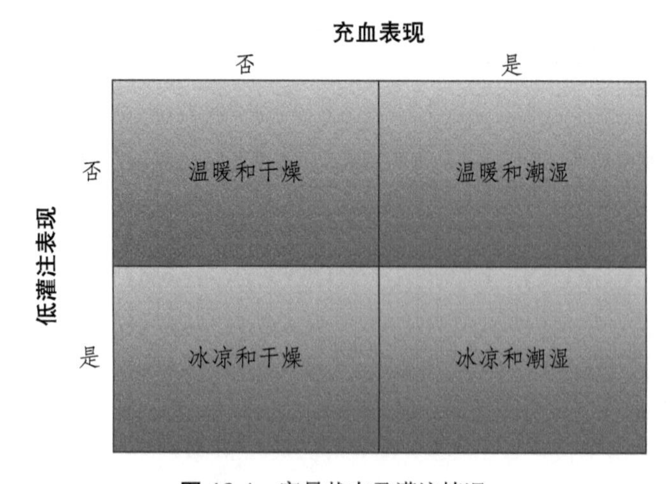

图16-1 容量状态及灌注情况。

表 16-2 常见急性心衰的诱因
急性心肌缺血或梗死
感染（肺炎）
心律失常
难治性高血压
不健康饮食（过多盐、液体摄入）
不合理用药
引起水钠潴留的药物应用（类固醇，噻唑烷二酮类，非甾体消炎药）
肺栓塞
内分泌失调（甲亢）
急性心血管疾病（心内膜炎，急性心包炎，主动脉夹层）

导致肺水肿。非甾体消炎药、钙离子通道阻断剂、酒精、非法药物（可卡因）可以加重急性心衰。

此外，完整病史和全面体格检查，可以辅助鉴别急性心衰发作，并排除有类似症状及体征的疾病，如慢性肺病、贫血、肾衰竭。实验室检查要包括：生化、血常规、甲功、心肌酶、凝血功能。怀疑心衰的患者 BNP 有重要意义。BNP 正常可以排除心衰。实验室异常也可以辅助诊断是否存在组织器官灌注不足。

所有怀疑心衰的患者均需要查心电图，从而鉴别心肌缺血、陈旧性心肌梗死、传导阻滞、心律失常、心包炎、房室扩大。胸片可以帮助除外肺部疾病，观察评估心脏大小、弥漫性双肺浸润或局灶性浸润、胸腔积液。

心衰患者急性发作期不必要反复查心脏超声。但是，心脏超声对于新发心衰患者是评估心脏结构和功能的必要检查。

新发心衰患者往往需要行冠状动脉造影检查除外缺血导致心脏泵功能障碍。肺动脉（右心）导管检查可检测左右心室充盈压、肺动脉压、心输出量。原因不明的心衰需要行内膜心肌活检帮助明确诊断和指导治疗。

治疗

急性失代偿性心衰治疗的直接目标是迅速缓解症状，改善组织器官灌注，恢复温暖而干燥的血流动力学状态。治疗上应及时发现导致心衰的潜在的主要原因并加以治疗。

患者具体的治疗需要依据血流动力学指导。大部分急性失代偿性心衰患者为温暖而干燥型，合并有心室充盈压升高和容量负荷过重。这些患者中静脉应用袢利尿剂是治疗中重要方法，可以减轻中心静脉压和肺毛细血管楔压，从而迅速减轻症状。急性心衰发作时患者常常需要大剂量袢利尿剂。研究表明利尿剂一次大剂量给药与持续静脉给药，对于心衰改善的效果相似。该患者存在持续严重瘀血，严重肾功能损伤、大量利尿剂仍不能改善症状，那么可以考虑超滤或透析治疗。多个随机试验表明超滤对心衰患者改善症状有效，超滤可以明显减少那些对药物治疗无反应的患者多余的体液。

缺氧状态下必须给予供氧治疗。对于呼吸窘迫、持续缺氧的患者，需给予持续正压通气治疗。如无禁忌证，合并肺水肿的患者持续正压通气可减少气管插管的风险，改善呼吸困难、缺氧、高碳酸血症、心率。急性肺水肿示应用吗啡可明显改善症状。

如果血压可以耐受，应给与扩血管治疗，如硝酸甘油、硝普钠。可以减轻前后负荷，当与利尿剂合用时，可以明显减轻肺水肿或高血压住院患者心脏的前后负荷，改善症状。

这些患者中，鉴别哪些患为湿冷型心衰很重要，因为该类患者需要在严密监护下予以扩血管或缩血管治疗，要求严格护理记录。β 受体阻滞剂禁用于急性失代偿性心衰患者。已服用 β 受体阻滞剂的患者的 β 受体阻滞剂需减量，或完全停药，直至患者在临床及血流动力学上均稳定。一旦治疗开始，体重、入量、尿量、血容量情况、电解质水平、重要脏器监测是必需的。患者病情平稳后小剂量 ACEI 需要给予患者，但需要监测肌酐、血压、电解质水平。

相关病例

• 参见病例 1（急性冠状动脉综合征 /STEMI），病例 2（急性冠状动脉综合征 /NSTEMI）和病例 3（心源性休克）。

思考题

16.1 55 岁老年男性，主诉劳累性呼吸困难和端坐呼吸。患者体格检查示：可闻第 3 心音，肺部啰音，静脉怒张，双下肢水肿。患者血压正常，四肢末端温暖。超声心动图可见 EF25%，左心室扩大。下一步最佳的治疗：

A. 口服呋塞米

B. 静脉呋塞米

C. 口服 β 受体阻滞剂

D. 舌下含服硝酸甘油

16.2　除了下面哪一项，都属于低灌注的体征。

A. 皮肤湿冷

B. 脉压减小

C. 存在第 3 心音

D. 晕厥

16.3　下面哪一项是不能给予急性失代偿性心衰的治疗方式。

A. β 受体阻滞剂

B. ACEI

C. 补钾

D. 地高辛

答案

16.1　B　静脉给予利尿剂是该温暖潮湿型急性失代偿性心衰患者的治疗。静脉给药效果优于口服给药。急性心衰患者给予或滴定 β 受体阻滞剂是不可取的。硝酸甘油可以减轻心脏前负荷，但不能减少过多体液。

16.2　C　第 3 心音示左心室容量负荷过重的表现。皮肤湿冷、窄脉压、晕厥是低灌注表现。

16.3　A　长期应用 β 受体阻滞剂可以延长寿命，但减弱左心室收缩功能。因此急性期会加重心衰的症状。当通过适当利尿及减轻后负荷后，患者处于代偿期时，可于给予 β 受体阻滞剂。

临床精粹

- 绝大多数急性心衰患者有诱因。鉴别失代偿的原因很重要。
- 清楚血流动力学状态（容量和灌注状态），对于急性失代偿心衰患者的第一步治疗很重要。
- 全面的体格检查对于失代偿性心衰的诊断有重要意义。
- 静脉给予袢类利尿剂对于急性失代偿心衰患者是快速有效的治疗措施。

参考文献

Bart BA, Boyle A, Bank AJ, et al. Ultrafiltration versus usual care for hospitalized patients with heart failure: the relief from acutely fluid-overloaded patients with decompensated congested heart failure (RAPID-CHF) trial. *J Am Coll Cardiol.* 2005; 46:2043.

Bart BA, Goldsmith SR, Lee KL, et al. Ultrafiltration in decompensated heart failure with cardiorenal syndrome. *N Engl J Med.* 2012;367:2296.

Costanzo MR, Guglin ME, Saltzberg MT, et al. Ultrafiltration versus intravenous diuretics for patients hospitalized for acute decompensated heart failure. *J Am Coll Cardiol.* 2007;49:675.

Felker GM, Lee KL, Bull DA, et al. Diuretic strategies in patients with acute decompensated heart failure. *N Engl J Med.* 2011;364(8):797–805.

Lindenfeld J, Albert NM, Boehmer JP, et al. HFSA 2010 Comprehensive Heart Failure Practice Guideline. Heart Failure Society of America. *J Card Fail.* 2010;16(6):e1–e194.

McMurray JJ, Anker SD, Auricchio A, et. al., ESC guidelines for the diagnosis and treatment of acute and chronic heart failure 2012: The Task Force for the Diagnosis and Treatment of Acute and Chronic Heart Failure 2012 of the European Society of Cardiology. Developed in collaboration with the Heart Failure Association (HFA) of the ESC. *Eur J Heart Fail.* 2012;14(8):803–869.

Weng CL, Zhao YT, Liu QH, et al. Meta-analysis: noninvasive ventilation in acute cardiogenic pulmonary edema. *Ann Intern Med.* 2010;152(9):590.

Yancy CW, Jessup M, Bozkurt B, et al. 2013 ACCF/AHA guideline for the management of heart failure: a report of the American College of Cardiology Foundation/American Heart Association Task Force on Practice Guidelines. *Circulation.* 2013;128(16):1810–1852.

病例 17

进展性心力衰竭和心脏移植

50 岁女性因感觉身体不适，3 个月前预约了门诊，要求约见心脏科医师。3 年前她被诊断为“特发性非缺血性心肌病”[左心室射血分数（EF）15%]。自此以后，她的药物治疗已包括 β 受体阻滞剂、血管紧张素转换酶抑制剂、醛固酮拮抗剂和利尿剂。两年前她接受植入式心律转复除颤器和心脏再同步化治疗除颤器（CRT-D）。起初她感觉症状好转，恢复了她的会计工作，她偶尔可以站立或上下楼梯。然而，3 个月前她经常头晕，监测血压低至 90 / 60 mmHg，心律规律，心率 70/ 分。她将血管紧张素转换酶抑制剂剂量降低了，尽管药物治疗改变，她仍然感觉不适。近几天患者感觉气短、疲劳。她不再有能力进行日常生活如洗澡和穿衣不需要休息的常规活动。由于这些症状，她辞去了自己收银员的工作，在过去的 1 个多月里，她大部分时间躺在沙发上。在心脏科医生办公室测血压 90/60 mmHg，，心率 110 次 / 分。她的颈静脉压（JVP）升高至下颌角，四肢末梢发凉。

- 最可能的诊断是什么？
- 下一步最好的诊断方案是什么？
- 下一步最好的治疗是什么？

病例 17 的解答：进展性心力衰竭和心脏移植

摘要：50 岁的女性有 3 年的非缺血性心肌病的病史（EF 15%），对于心力衰竭一直接受正规的药物指导治疗。但她的活动耐力最近仍进行性下降，不能从事一般的日常活动，从事日常活动会出现乏力、气短、晕厥症状。体格检查发现血压低，颈静脉怒张，四肢厥冷，持续低心输出量（心源性休克）。基于患者患病时间长，症状已经从亚急性转为长期慢性病程。

- 最可能的诊断：心肌病晚期，心力衰竭（终末期）。
- 下一步诊断步骤：血流动力学评价 – 右心导管检查。
- 下一步治疗方案：对先进的治疗方法进行评估，包括心脏移植和（或）机械循环支持。

分析

目的

1. 应用美国心脏病学会（ACC）心衰分类来识别慢性心力衰竭，并确定晚期或终末期心衰患者。
2. 理解心源性休克的定义，以及体格检查结果与临床状态相一致。
3. 了解药物治疗在慢性心力衰竭治疗中的重要性，了解采用 ICD 和 CRT 植入术的标准。
4. 考虑行心脏移植和（或）机械循环支持的患者，应熟悉这种高级治疗的过程。

注意事项

这是一个有 3 年的非缺血性心肌病病史的 50 岁女性，持续低 EF（15%），尽管给予最佳药物和起搏治疗，现在她的心功能状态持续恶化超过 3 个月。首先应该意识到“红色危险信号”与她的临床表现相关，被认为是终末期心脏衰竭的征象，包括症状性低血压、药物不耐受，最重要的是心功能由（NYHA 分级）Ⅱ级下降至 Ⅲ / Ⅳ级（表 17-1）。这里要着重强调的是她 15% 的射血分数对临床症状的影响很小，普遍认为如果症状恶化，射血分数一定进一步降低，但这并不是真实的。她的射血分数在 3 年里未发生改变，无法解释整个临床表现与射血分数的关系。心脏衰竭综合征这个复杂的疾病远远不是应用一个单变量射血分数能表明其轻重的疾病。

患者注意到自己血压偏低，静息时心动过速，颈静脉压力升高，四肢冰凉，与心源性休克的临床表现一致。心衰患者心脏的体格检查的 4 个血流动

表 17-1　心力衰竭的分类及分期

心脏衰竭分期(ACC/AHA)(供参考)		NYHA 分期(参考)
A	存在心脏衰竭的危险因素，如高血压，冠状动脉疾病，糖尿病，但无心脏结构异常	无评价标准
B	有结构心脏病，但没有心脏衰竭的症状。	1. 无症状
C	目前存在结构性心脏病，且已经出现心脏衰竭的症状	2. 有结构性心脏病，中度体力活动即出现症状（爬 1 层楼梯） 3. 最轻的体力活动即出现症状（例如，日常生活的活动）
D	结构性心脏病，终末期难治性心脏症状，需要专门的干预措施	4. 静息时亦出现症状

缩写：ACC，美国心脏病学院；AHA，美国心脏协会；NYHA，纽约心脏协会。（*Data from American College of Cardiology.*）

力学指标与心衰相关。这个患者的体格检查与升高的充盈压（湿）和低心输出量（冷）一致（图 17-1）。

该患者的心脏衰竭进展到终末阶段前，得到了指南指导的优化药物治疗。一些基础的标志性试验支持应用 β 受体阻滞剂、ACEI 抑制剂和 ARB、

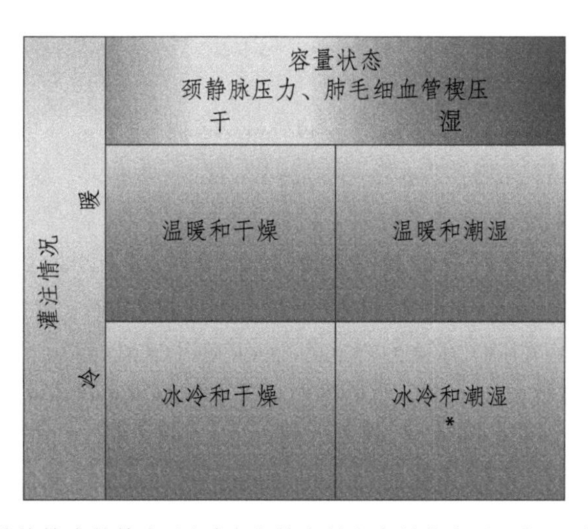

图 17.1　心衰体格检查的特点；通过患者的有效血容量状态（湿或干）或外周灌注状态（暖或冷）和其他的临床方法（颈静脉压力、肺动脉楔压）将患者分类。本章患者表现为冷和湿的状态（*）。

醛固酮拮抗剂治疗心力衰竭(表 17-2)。ICD 和 CRT 适应证不断发展,植入ICD、CRT 装置需要综合评估患者数据,包括射血分数、心功能分级、心衰诊断的时间及根据指南进行优化药物治疗后的反应。

表 17-2 心力衰竭治疗——具有里程碑意义的临床试验 *	
β受体阻滞剂	美国卡维地洛心衰研究,PERNICUS,CIBIS Ⅱ,MERIT-HF
血管紧张素转换酶抑制剂/血管紧张素受体阻滞剂	Co NSENSUS,So LV-D,Val-HeFT,CHARM
醛固酮拮抗剂	RALES,EMPHASIS-HF

* 一些原始的具有里程碑意义的临床试验支持β受体阻滞剂、血管紧张素转换酶抑制剂、血管紧张素受体拮抗剂和醛固酮拮抗剂在心衰的应用。在以下的文献来源可以证实,但下面的文献不是包罗万象的,是不太全面的。

Packer M,Coats AJ,Fowler MB,et al. Effect of carvedilol on survival in severe chronic heart failure. N Engl J Med. 2001;344(22):1651–1658.

Packer M,Bristow MR,Cohn JN,et al. The effect of carvedilol on morbidity and mortality in patients with chronic heart failure. U.S. Carvedilol Heart Failure Study Group. N Engl J Med. 1996;334(21):1349–1355.

The Cardiac Insufficiency Bisoprolol Study Ⅱ(CIBIS- Ⅱ): a randomised trial. Lancet. 1999;353(9146): 9–13.

Effect of metoprolol CR/XL in chronic heart failure: Metoprolol CR/XL Randomised Intervention Trial in Congestive Heart Failure(MERIT-HF). Lancet. 1999;353(9169):2001–2007.

The CONSENSUS Trial Study Group. Effects of enalapril on mortality in severe congestive heart failure. Results of the Cooperative North Scandinavian enalapril survival study(CONSENSUS). N Engl J Med. 1987;316:1429–1435.

The SOLVD Investigators. Effect of enalapril on survival in patients with reduced left ventricular ejection fractions and congestive heart failure. N Engl J Med. 1991;325(5):293–302.

Pfeffer MA,McMurray JJ,Velazquez EJ,et al. Valsartan in Acute Myocardial Infarction Trial Investigators. Valsartan,captopril,or both in myocardial infarction complicated by heart failure,left ventricular dysfunction,or both. N

Engl J Med. 2003;349(20):1893–1906.

Cohn JN, Tognoni G for the Valsartan Heart Failure Trial Investigators. A randomized trial of the angiotensin-receptor blocker valsartan in chronic heart failure. N Engl J Med. 2001;345:1667–1675.

Young JB, Dunlap ME, Pfeffer MA, et al. for the Candesartan in Heart failure Assessment of Reduction in Mortality and morbidity (CHARM) Investigators and Committees. Mortality and morbidity reduction with candesartan in patients with chronic heart failure and left ventricular systolic dysfunction. Results of the CHARM low-left ventricular ejection fraction trials. Circulation. 2004;110:2618–2626.

Pitt B, Zannad F, Remme WJ, Cody R, et al. The effect of spironolactone on morbidity and mortality in patients with severe heart failure. Randomized Aldactone Evaluation Study Investigators. N Engl J Med. 1999;341(10):709–717.

患者应该接受进一步的心衰治疗方法,包括心脏移植和(或)左心室辅助装置(LVAD)。本研究涉及多学科团队,需要对患者的临床表现和心理背景进行适当的评估。此外,应该对采用该治疗方法的患者和家庭给予伦理和法律的帮助。

探讨:重度心力衰竭和心脏移植的临床处理方法

定义

非缺血性心肌病:心肌病发生在冠状动脉正常或冠状动脉轻度狭窄的患者中。非缺血性心肌病通常应用在已经通过冠状动脉造影排除冠状动脉狭窄性疾病。

射血分数:测定左心室收缩时射出的血液容积与左心室舒张末容积的百分比。这个数值可应用一些辅助检查测出,如心脏超声或心室造影、心脏核素检查。

心源性休克:由于心脏(左心室、右心室或双室)功能极度减退,导致心输出量显著减少,并引起严重的急性周围循环衰竭的一组综合症。

心脏再同步治疗(CRT):植入一个小的起搏器装置,可纠正由于束支传导阻滞导致左右心室收缩不同步问题。

机械循环支持:使用一个机械/电的心脏辅助装置,对心室泵衰竭者提供血液输出。一般指一种长期的 VAD（心室辅助装置），但也指短期的体外支持，如 ECMO（体外膜肺氧合）。

临床处理方法

当一个慢性心力衰竭患者到病房或急诊室就诊，临床治疗方法涉及多个步骤：明确诊断，寻找病因，评估一般状况，确定严重程度，并判断预后和需要的高级治疗方法（表 17-3）。

常见病因

心脏衰竭发生于当心脏的输出量不能满足身体组织器官灌注需要持续超过一段时间的情况。一些心脏结构发生改变的疾病如，冠心病、瓣膜病、心包疾病、心肌病等均可能导致心衰的异常临床表现。先天性和遗传性疾病也可以导致心脏结构性疾病，应找到潜在病因，正确指导临床治疗。

后天获得性心力衰竭常见于长期高血压、冠心病、瓣膜闭合不全或狭窄、感染、炎症、浸润、药物毒性（可卡因、化疗药物、酒精）导致的心功能不全和心律失常。心脏衰竭综合征可以发生在收缩功能障碍（心脏射血分数降低）或舒张功能障碍（心衰射血分数正常）。

临床表现

通过对慢性心衰患者的询问病史和体格检查获得到许多临床症状信息。劳力性呼吸困难和（或）运动耐力降低是最常见的。根据呼吸困难的程度对

表 17–3 阶梯式评估慢性心力衰竭	
第 1 步	明确诊断：临床症状与体格检查及其他辅助检查（如心电图、心脏超声、BNP）相结合，在心衰诊断中，不能依据这些因素中任何一项的敏感或特异来诊断，这样会误诊。肺血管或肺实质疾病有类似心衰的症状，可能误诊为心衰
第 2 步	回答“为什么？”（明确心肌病的基本病因）
第 3 步	确定患者基本状态。患者的临床综合征表现可被急性心衰改变。当急性心衰发作时慢性心衰的基本状态会发生急剧的变化。一定要辨别出病史中的非心衰因素，正确地认识患者心衰的基本状态。明确患者的基本状态可帮助我们进行第 4、5 步的评估
第 4 步	严格明确慢性心衰综合征。在确诊慢性心衰前，患者应选择最佳的药物治疗方案
第 5 步	推测预后和最优化治疗。这一步是最具有挑战性的一步且常常需要识别临床“危险信号”，和对患者特殊时期的心衰发展有一个综合评估

心衰程度进行更好的分级。在 ACC/NYHA 分级的方案中，集中的问题如“你能以轻盈的步态爬楼梯吗？”或“洗澡时你是否因呼吸困难需停止休息？”可以进一步阐明这个功能受限问题。尽管应用大剂量利尿剂减轻外周水肿或腹水，但晚期心衰患者仍经常抱怨身体肿胀。端坐呼吸及夜间阵发性呼吸困难的症状很少由患者自己提供，多由医生问诊时发现。晕厥、厌食、不明原因的体重下降、持续的恶心和右上腹压痛是体循环淤血和低心输出量所引起的症状。这些症状更多出现在晚期心衰患者中，是预后不良的标志。其他的预后不佳因素包括即使严格控制液体摄入，密切随访，仍需要反复住院治疗。

虽然患者的症状可以随时间变化（特别是如果他们正在经历心衰恶化），一个晚期心衰的患者大部分时间心功能为Ⅲ级或Ⅳ级。为了得到更好的病史和更好地描述基线状况（表 17-3，步骤 3），应这样提问：“你最后一次感到你最佳状态是什么时候？”“症状多久了？”或“1 周内有多少天症状发作？”这些问题可以帮助临床医生鉴别是来源于多种慢性病急性恶化还是潜在疾病的进一步发展。

体格检查应关注生命体征、容量状态和灌注状态。晚期心力衰竭的许多患者将有房颤。症状性低血压和心动过速是令人担忧的表现，反映机体试图调整心脏低输出量状态。最好的体格检查评估血容量的体征是颈静脉压（JVP）。当颈静脉压升高，可以相当准确地得出这样的结论：患者体循环淤血。外周水肿和颈动脉压力升高，提示心力衰竭为水肿的病因。如静脉功能不全或淋巴阻塞导致的水肿，JVP 正常。和急性肺水肿不同，慢性晚期心衰患者肺部听诊是清晰的，由于肺血管系统随着时间推移适应了长期左心室充血性压力升高。可听到提前的 S_3，特别是在严重的左心室扩大和或心衰失代偿期。S_4 可能是由于高血压所致的心室舒张功能减弱所引起的。伴随着二尖瓣反流的杂音是常见的。当充血性水肿发生时常见肝脏质软有波动感、功能异常、转氨酶升高。低心输出量的实验室证据包括组织器官的功能不良，如血肌酐升高和乳酸升高导致的酸中毒。慢性低钠血症是由于晚期心力衰竭常见（ADH）低心输出量致抗利尿激素升高所引起。

药物与器械治疗

β 受体阻滞剂和血管紧张素转换酶抑制剂是治疗慢性心力衰竭的主要药物。大规模的随机对照试验证实这两种药物可提高心衰患者的生存率。起初醛固酮受体拮抗剂可应用于心衰患者晚期，但越来越多地推荐在轻度至中度心衰患者中使用。随着时间的推移关于 ICD 和 CRT 植入指南仍在发展并且十分复杂。ICD 治疗推荐用于应用药物优化治疗但射血分数仍小于 30%~35% 有症状的患者，主要预防心源性猝死。这一推荐与左心室收缩功能障碍的病因无相关。CRT 植入适用于上述患者心电图表现为完全性左束支传导阻滞(QRS 时限＞150 ms)。

高级治疗的患者选择

假如患者应用了优化的药物治疗和 CRT 治疗(假如可应用),仍反复发作难以控制的心衰症状,那么应该考虑应用如心脏移植、机械循环支持先进的治疗方法。替代疗法、心脏移植需要越来越迫切,受体的需求超过了供体。LVAD 技术已成为一个受欢迎的心脏安全移植的桥接治疗。对于一些因年龄、病情或其他心脏移植的禁忌证患者不符合心脏移植,可应用 LVAD 技术作为永久的支持治疗。虽然心脏移植没有明确的年龄界限,在大多数心脏移植的方案中,把 70 岁作为界限。

人们通常认为先进的治疗方法适用于那些 ACC 分级 D 级、NYHA 分级Ⅲ/Ⅳ的有症状的心衰患者。这些心衰患者应用优化的药物治疗仍反复因心衰发作住院治疗和(或)需要升压药物治疗。对先进治疗候选人应客观评估,包括应用来自肺静脉的 $VO_{2,max}$ 或右心漂浮导管检测心输出量。心脏移植的一些绝对禁忌证包括近 5 年内发现的恶性肿瘤患者、严重肺动脉高压、活动性感染、极端的 BMI 和严重的心理疾病。

由于该领域的不断发展,针对应用 LVAD 治疗患者的选择也是不断变化的。笔者引用的是国际心肺移植协会公布的最新指南(ISHLT)提出的上述观点。LVAD 早期植入应用于病情非常严重的患者,如在急性难治性心源性休克。然而,越来越多的人已经意识到植入 LVAD 早于病情恶化时期,获益会更多。

应用高级的治疗方法是非常复杂的,需要考虑整合多种变量因素。任何移植或 LVAD 的程序是由一个多学科委员会组成,包括心脏衰竭的专家、心脏移植/VAD 外科医生、精神科医生、心理学家、社会工作者和专门的移植和 VAD 的护士。在仔细评估所有可用的数据和治疗方案后,达成采用高级的治疗方法的共识。

高级治疗相关并发症

移植后的生存期是否超过围术期依赖于服药依从性,以防止急性和慢性排斥反应。术后第一年需要行常规心脏组织活检,调整免疫系统水平,使机体防止排斥反应,但也不会出现严重感染。调整排斥反应和感染之间的这种微妙的平衡是在移植后生存的极大挑战。长期并发症,如移植血管疾病和恶性肿瘤,可能会威胁到新的心脏是否能长期存活。

有心室辅助装置的患者需要长期抗凝预防心脏泵的栓塞或其他部位血栓栓塞。长期抗凝带来一些并发症,包括胃肠道出血、出血性卒中和贫血。

慢性 VAD 管理的缺点包括缺血性卒中、慢性溶血、心脏装置的感染风险和泵血栓。

相关病例

• 参见病例 16（急性心力衰竭）。

思考题

17.1　血流动力学特点与适当的心衰特点相匹配：

1. 冷的并且干的	A. 充血并且灌注不足
2. 热的并且湿的	B. 无充血且灌注不充分
3. 热的并且干的	C. 充血且灌注充分
4. 冷的并且湿的	D. 无充血且灌注充分

17.2　一个 34 岁患者，4 年前被诊断为非缺血性心肌病，刚开始心脏病医师给予低剂量 β 受体阻滞剂治疗，但是该患者自此未再去看医师。目前患者出现心功能Ⅱ级（NYHA 分级）的症状，超声检查，提示左心室射血分数为 20%。你的下一步治疗策略是什么？

A. 建议他植入 ICD 治疗，如 QRS > 150ms，可植入 CRT 治疗。

B. 行右心导管术。

C. 增加 β 受体阻滞剂治疗量，开始启用 ACEI 类药物治疗。

D. 建议他应用先进的治疗方法。

17.3　一个患者有两年的脚踝部水肿病史，水肿夜间比晨起重，来诊室就诊。他上坡时出现气短的症状。体格检查时会注意到他是病态的肥胖，并可见胸骨角以上 2cm 处颈静脉扩张。他踝关节水肿的最有可能的病因是：

A. 酒精性性心肌病

B. 淋巴水肿

C. 静脉瓣功能不良

D. 充血性心衰

答案

17.1 1B，2C，3D，4A

17.2 C 这名34岁的非缺血性心肌病患者，虽然相关检查提示射血分数为20%，他并没有得到最优化的药物治疗。他应用许多侵入性治疗之前应将药物治疗方案应逐渐递增到最优化程度。药物优化治疗可能使左心室功能得到一定恢复，或症状改善。这是第一次遇到他，考虑侵入性治疗有点儿早。经过一段时间的药物优化治疗，看看患者对药物治疗的反应，然后决定是否需要进一步侵入性治疗方案。

17.3 C 这个患者的呼吸困难与他的肥胖有一定的关系。因为水肿晨起较夜间轻，而且他有静脉曲张，可能为静脉瓣功能不全所致。关键是有正常的颈静脉压，进一步证实是静脉瓣功能不全所致水肿，非心功能不全所致。

临床精粹

- 左心室射血分数减低仅为慢性心力衰竭的一部分。许多慢性心脏衰竭的患者是一个射血分数保留的心衰。
- 心衰的发展的轨迹很难预测。通过长期随访和观察预后不良的症状和体征，例如尽管积极行医疗管理仍症状反复需要频繁住院治疗，可以更好识别重度或晚期心衰的发生。
- 对于高级治疗的应用，时机和患者选择是关键。能更好地识别晚期或终末期心衰，早期转诊到一个先进的心脏衰竭专家确保不要错过最佳的治疗时机。
- 确定高级治疗的候选人（移植或LVAD）是复杂的，需要整合大量的临床和病史治疗，并通过多学科高级治疗委员会的评估。

参考文献

1Feldman D, Pamboukian S, Teuteberg J. The 2013 International Society for Heart and Lung Transplantation Guidelines for mechanical circulatory support: executive summary. *J Heart Lung Transplant.* 2013;32(2):156–186.

Mehra MR, Kobashigawa J, Starling R et al: Listing criteria for heart transplantation: International Society for Heart and Lung Transplantation Guidelines for the

Care of Cardiac Transplant Candidates. *J Heart Lung Transplant.* 2006;25(9); 1024–1042.

Nohria A, Tsang S, Fang JC, et al. Clinical assessment identifies hemodynamic profiles that predict outcomes in patients admitted with heart failure. *J Am Coll Cardiol.* 2003;41(10):1797–1804.

Tracy CM, Darabr D, Dunbar B, et al: 2012 ACCF/AHA/HRS Focused Update of the 2008 Guidelines for Device-Based Therapy of Cardiac Rhythm Abnormalities. A report of the American College of Cardiology Foundation/American Heart Association Task Force on Practice Guidelines. 2012 (available online at http://www.google.ca/#fp=d8d10c607a15f311&q=updated+CRT+guidelines+2012).

Yancy CW, Jessup M, Bozkurt B, et al. 2013 ACCF/AHA Guidelines for the Management of Heart Failure: A report of the American College of Cardiology Foundation/American Heart Association Task Force on Practice Guidelines. *J Am Coll Cardiol.* 2013;62(16):e147–e239.

病例 18
心肌病

63 岁老年男性患者，近期由于气促和胸腔积液复发需要胸腔穿刺术而反复入院就诊。患者描述近 3 个月呼吸困难加重伴频发心悸。因为呼吸困难他不能爬楼梯，平躺呼吸困难加重，导致该患者需要 3 个枕头睡眠。回顾既往病史的时候，患者描述会经常头晕，并且无意识体重减轻 15 镑，双脚麻木，常常有针刺的感觉。患者否认胸痛或晕厥史。既往体健，否认心脏病史。否认吸烟史，偶尔饮酒（2 杯 / 周）。否认冠心病家族史，但其父有房颤病史，并在近 50 岁时发展为心衰。体格检查示患者身体健康，体形较瘦。生命体征：血压 108/64 mmHg（右手臂，坐位），106/64 mmHg（左手臂，坐位）和 92/58 mmHg（右手臂，站位）；颈动脉脉搏 63 次 / 分和规则；身体质量指数（BMI）21 kg/m^2；颈静脉压力（JVP）是三相波，14 cm H_2O。舌头形态较大和眼皮处有小擦伤。无甲状腺肿大或淋巴结肿大。心脏检查显示心房和最大搏动处横向位移（PMI）。听诊 S_4 心音增强，无杂音。肺叩诊呈浊音，肺底部听诊呼吸音减弱。腹部检查正常。其他处脉搏正常、对称。四肢凉，无指凹性水肿。脚趾和手指针刺感。他也带来了之前住院做的心电图（图 18-1）。

- 最可能的诊断是什么？
- 进一步确诊需要做什么检查？
- 对于该患者的最佳治疗措施是什么？

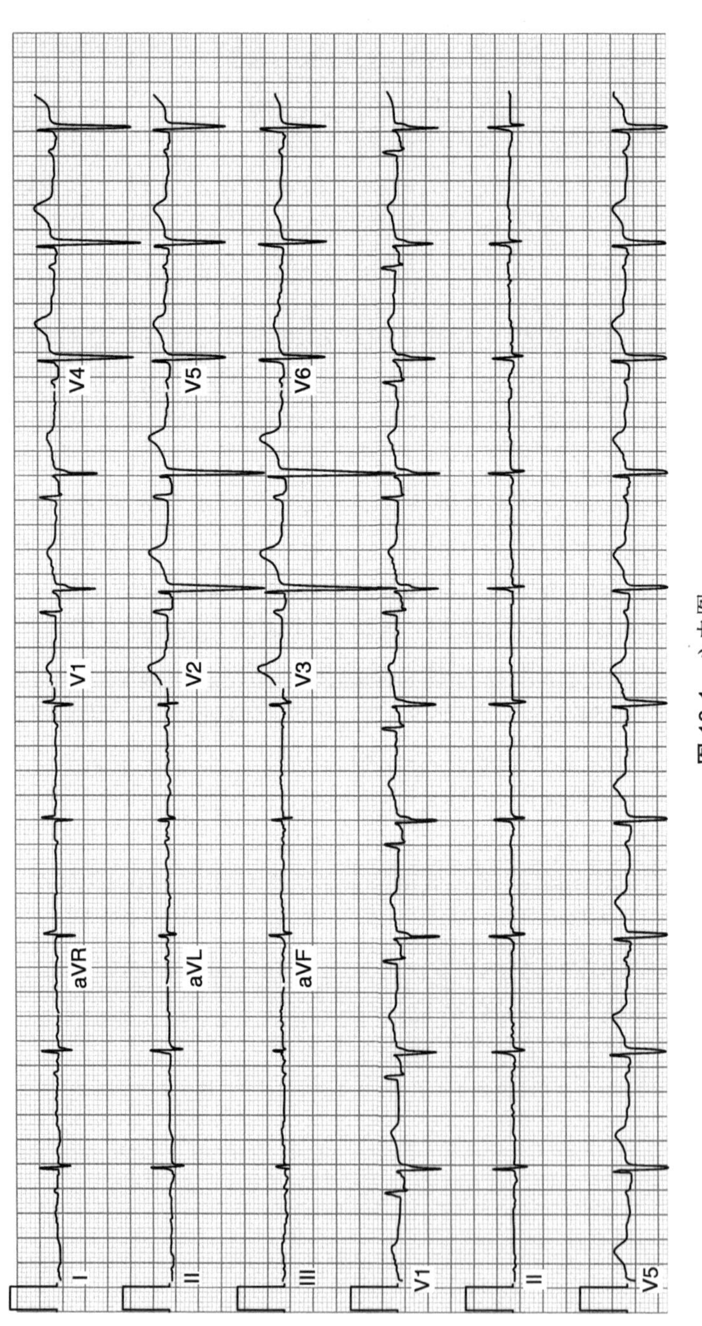

图 18-1 心电图。

病例 18 的解答：心肌病

摘要：63 岁的老年男性在门诊就诊，主要由于胸腔积液复发、体重减轻、心悸、神经病变。他指出，其父亲在 50 岁左右也发作房颤和心衰。该患者自述有劳力性呼吸困难、端坐呼吸。否认心绞痛、头晕或晕厥。不吸烟，很少喝酒。患者体型偏瘦，舌头形态较大和眼皮处有小擦伤。他的颈静脉压升高，其心脏最大搏动点横向移位和弥散，可闻及 S_4 心音。肺叩诊呈浊音，听诊肺底部呼吸音减弱，外周性水肿，神经体格检查示感觉减弱。心电图显示肢体低电压，心房扩大，左心室肥厚。

- 最可能的诊断：家族性心肌淀粉样变。
- 进一步检查：超声心动图。
- 最佳治疗方案：利尿治疗。

分析

目的

1. 了解各种类型的心肌病。
2. 了解各种类型的心肌病管理和处理决策。
3. 认识家族史对心肌病的重要性。

注意事项

63 岁男性，因近 3 个月内反复发性胸腔积液、心悸、劳力性呼吸困难、端坐呼吸、体重减轻和和神经病变。其父亲曾发作心房颤动和“心力衰竭”，体格检查示：体重下降、胸腔积液和容量负荷过剩。他的心电图与淀粉样浸润性心肌病一致。鉴别诊断包括轻链淀粉样变性、遗传性淀粉样变性（TTR 突变）、老年性淀粉样变性或其他浸润性心肌病。然而，鉴于他父亲心脏衰竭的病史，遗传性淀粉样变性是最值得考虑的诊断。除经胸超声心动图检查外，其检查必须包括评估肾功能、血常规、尿蛋白电泳来寻找浆细胞病。此外，组织活检是必不可少的。心内膜心肌活检，心肌细胞在苏木精和伊红染色后，常显示散在无定形粉红色淀粉样晶亮物质。这些浸润常经硫磺素 S 染色阳性。另外采用免疫组化染色心肌细胞中的甲状腺素转运蛋白（TTR）以及 Kappa 和 λ 链可以帮助缩小诊断范围。

目前颈静脉压升高和外周水肿是该患者失代偿性心力衰竭和使用袢利尿剂利尿的证据。应避免使用钙通道阻滞剂、β 受体阻滞剂、地高辛或其他房室传导阻滞剂，因为它们在心肌淀粉样的患者中耐受性很差，并可能发展为恶化低血压。完成上述检查工作后,考虑通过心内膜下心肌活检进行病理诊断。此外,该患者有发展为房性心律失常的风险,如心房扑动和心房颤动,需要动态监测。如果他活检的结果表明为遗传性淀粉样变性,则被建议接受基因检测。

探讨:
心肌病诊疗思路

定义

心肌病:任何一种心脏肌肉的病理变化都会导致其功能的下降,通常会引发心功能衰竭综合征。心肌疾病的患者都可能出现水肿、腹水、呼吸困难、心律失常,甚至是心源性猝死。心肌病可粗分为两类:归因于冠心病(缺血性心肌病,ICM)和缺血性心脏疾病不相关的心肌病(非缺血性心肌病,NICM)。

临床途径

心肌病患者的初步评估

鉴于心肌病病理改变的多样性,除了体格检查外彻底而准确地了解其家族史是必不可少的。某些体格检查的发现、家族病史或暴露史可以提供很强针对性的特定病因的线索。然而,虽然对患者进行了全面的评估,大多数人都属于特发性心肌病。

对于心肌病的诊断,主要将心肌病分为两类:原发性心肌病,是由内在的心肌疾病引起,或继发性心肌病,这是由外在条件引起的(图 18-2 和图 18-3)。到目前为止,缺血性心肌病是继发性心肌病的最常见的形式。原发性心肌病也可能有特殊的外部原因。要诊断原发性心肌病,首先要排除冠状动脉阻塞引起的心脏病。这些心肌病包括各种状态,每一个都有其自身的病因。

原发性心肌病

肥厚型心肌病(HCM)的组织学特征为心肌细胞无序生长和纤维化。心脏壁增厚通常包括间隔及心尖部。肥厚型心肌病是最常见的遗传性心血管疾病,是年轻运动员最常见的死亡原因。症状包括呼吸困难、疲劳、头晕,这些症状的出现通常与左心室流出道(LVOT)梗阻,进而引起左室舒张末压升高相关。增加心率及降低前负荷都会加重 LVOT 梗阻引起症状(当出现明显的流出道梗阻时,这种情况被称为梗阻性肥厚型心肌病(HOCM)。HCM

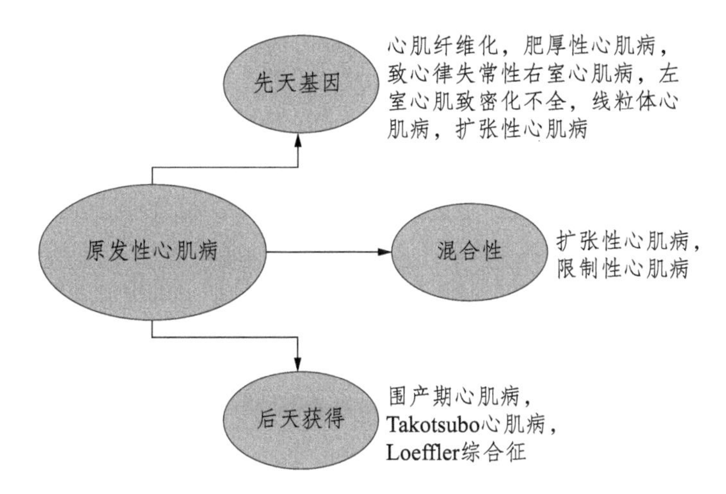

图 18-2　原发性心肌病（HCM，肥厚型心肌病）。

是突发心源性猝死的重要危险因素。对于肥厚型心肌病的杂音最经典描述是粗糙的、渐强渐弱的，杂音位于左肋间隙、Valsalva 动作及站立位时心肌前负荷减少时听得最清楚。治疗上房室结阻断剂能延长左心室充盈时间，β 受体阻滞剂是最常选择的药物。有些 HCM 患者可能需要 ICD，或者外科手术

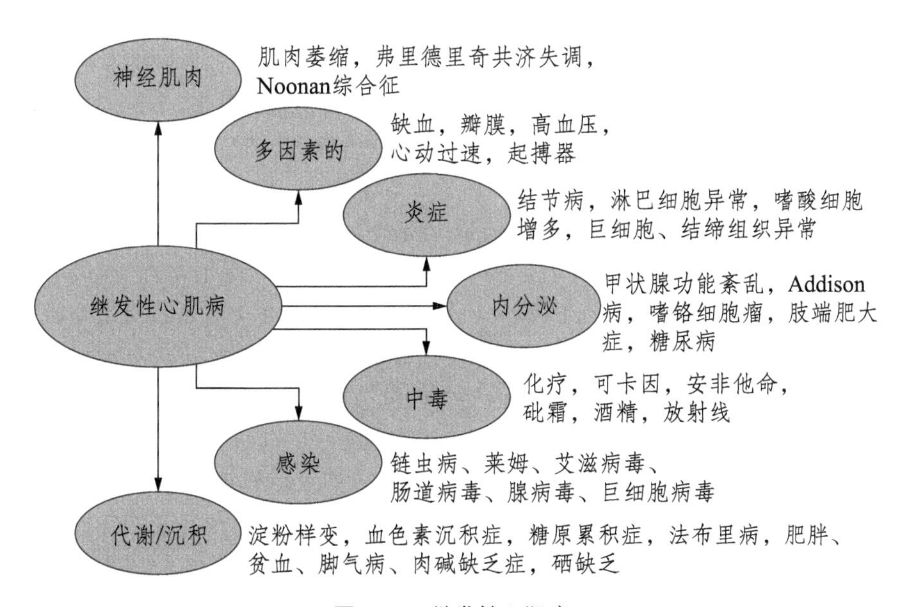

图 18-3　继发性心肌病。

及介入治疗。关于HCM的更多信息，请参考病例8。

致心律失常性右心室心肌病（ARVC）是另一种形式基因突变介导的心肌病，右心室心肌细胞桥粒的突变导致心肌的过度纤维化和脂肪组织增多，并替代正常心肌。它通常始于右心室，导致右心室扩张和右心衰，并可延伸到左心室。这种罕见疾病的患者典型症状为心力衰竭、心律失常、心源性猝死。ARVC早期表现可能是来源右心室的室性心动过速（VT）。心肌受累程度的增加通常是增加VT的风险，ICD治疗通常是唯一可用的减轻心源性猝死风险的措施。运动和剧烈的体力活动可能会引起心律失常，他们通常是致心律失常性右心室心肌病患者的禁忌。

扩张型心肌病（DCM）是最常见的一种非缺血心肌病。DCM的典型特点是没有任何明确病因的心室肌肥厚型扩张。一些假设认为DCM是由柯萨奇B或其他相关肠道病毒引起的病毒性心肌炎发展而来。然而，25%~35% DCM是家族性的，由于基因突变原因影响心肌细胞骨架及收缩机制。然而，只有15%~25%的家族性DCM患者具有可检测的遗传变异。DCM患者中男性比女性更常见，并且预后通常优于缺血性心肌病。

围产期心肌病是一种罕见的扩张型心肌病，其典型发展形式是从怀孕最后一个月到产后5个月这个时间周期内。虽然大多数药物治疗能改善围产期心肌病患者症状，近1/3的患者也会出现心衰的恶化。围产期心肌病的病因不明，可能与触发炎症有关。如果产后一年左心室射血分数不恢复，在随后的妊娠中增加心脏衰竭的风险近21%。

Takotsubo心肌病，或应激性心肌病或心尖球形综合征，是一种主要影响绝经后妇女的疾病。其心肌功能的减弱可能是由于情绪紧张、亲人的死亡或严重的焦虑而引起的。通常也被称为“心碎综合征”。Takotsubo心肌病常出现与前壁心肌梗死相似的胸痛、呼吸困难、ST段抬高、心肌标志物改变等。冠状动脉造影通常正常或轻微血管病变。Takotsubo心肌病的典型改变是左室心尖部气球变或明显运动低下伴心尖基底段运动增强（图18-4）。通过心室造影或超声心动图可以看出其典型表现，并且通常在48小时内收缩功能明显改善。一般认为机体内过量的儿茶酚胺造成这种症状。虽然患者有明显的不适表现，但是大多数患者在6个月内通常能够改善，且总体预后相对较好。

继发性心肌病

到目前为止，继发性心肌病中最常见类型是缺血性心肌病（ICM）。在新诊断的心肌病中排除冠状动脉心脏病是非常重要的，因此冠状动脉造影是诊断此疾病的一个重要的组成部分。在工业化国家中ICM常常伴有近60%~75%的收缩性心力衰竭，因此对心肌病的典型定义通常要求心肌存在

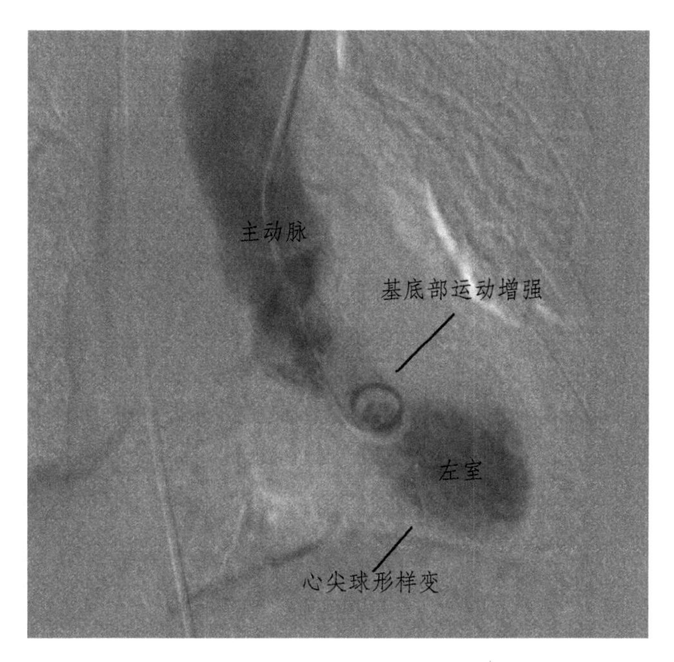

图 18-4　Takotsubo 心肌病的左心室造影，收缩期示心尖部气球样变伴基底部运动增强。

广泛的梗死性瘢痕，缺血或严重阻塞性冠状动脉疾病。一旦高度怀疑这种疾病，进行是否 PCI 或外科手术治疗的风险及获益的评估是非常有必要的。

心脏毒性药物通常会导致心肌病。蒽环类药物、环磷酰胺与曲妥珠单抗等抗肿瘤药物与心肌病发生相关。蒽环类化疗药物如多柔比星常引起心肌细胞破坏。当接受累计剂量为 700 mg/m^2 的这种药物时有 20% 的风险发展为心肌病，但大多数人接受 < 400 mg/m^2 的药物治疗时发病风险较低。

众所周知酒精是引起心肌病的常见原因。不过鲜为人知的是饮酒数量及饮酒时间是引发心肌病必要条件。一旦诊断为心肌病，继续饮酒 3~6 年内将有 50% 死亡率，但禁酒可以改善心肌病。

滥用兴奋剂也可能引起心肌病。最典型的是可卡因和安非他明。滥用兴奋剂类药物对心脏的不利影响有几种方式，最常见的病理发展过程是向心性心室肥厚，其次是渐进性收缩功能障碍或反复药物性心肌缺血引起的缺血性心肌病。

重症心脏瓣膜病常导致心脏收缩功能障碍。主动脉瓣闭合不全和二尖瓣闭合不全可导致慢性压力和容量超负荷，导致左心室扩张，进而发展为心肌病。另外，随时间推移严重的主动脉狭窄和左心室流出道梗阻可引起左心室功能障碍。这些心肌病最根本的治疗方法是手术，在纠正压力和容量超负荷后，恢复左心室收缩功能是可能的。

长期高血压可导致左心室舒张或收缩功能不全。左心室肥厚（LVH）会加剧收缩或舒张功能障碍，最终导致心肌扩张。在少数病例可见到高血压患者没有发生左心室肥厚而直接出现收缩功能障碍。高血压也是一种典型的冠心病危险因素，可能导致缺血性心肌病。

糖尿病是冠状动脉狭窄的一个重要危险因素，会促进缺血性心肌病的发展。然而，糖尿病可通过一个独立于导致冠状动脉疾病的机制而引发心肌病。游离脂肪酸和葡萄糖除了改变过氧化物酶体增殖物激活受体 α 功能外，还会干扰心肌中游离脂肪酸的代谢，导致其在心肌中异常沉积。强化降糖益处尚不明确，它甚至可能是有害的。二甲双胍能够降低肝脏中的糖异生作用，因此服用二甲双胍可能会降低心肌病发生的风险。

心动过速的患者的心率控制不佳，长期处在 >110 次 / 分，可能出现心动过速性心肌病。房颤、房扑和房性心动过速及室性心律失常可能导致心动过速性心肌病。治疗心律失常可能逆转心室功能障碍，所以明确诊断是十分必要的。

甲状腺功能失调常导致心肌病的发生。严重的甲状腺功能减退或黏液性水肿，可引起心肌细胞肥大和扩张，进而引起心输出量降低和心功能衰竭。甲状腺功能亢进可引发房颤或高输出量心功能衰竭。由于改善内分泌失调可逆转其导致的心肌病，因此在怀疑是由甲状腺素升高引起的心肌病患者中，测量甲状腺素水平是十分必要的。

营养物质和维生素的不足可导致心室功能障碍，这虽然在发达地区非常罕见，但是在全球范围内确实存在。维生素 B_1 缺乏症（脚气病）可表现为水肿、肺瘀血、外周血管舒张，是以高输出量心力衰竭为特征的一系列综合征。以维生素 B_1 缺乏为特征的心肌病通常被称为“湿”脚气。其诊断是通过检测红细胞转酮醇酶的降低和 24- 维生素 B_1 水平下降而得出。通过静脉注射或口服维生素 B_1 可改善心肌病。在少数慢性肠外营养患者中，肉碱和硒缺乏可能引起心肌病。

原发和继发的血色素沉积症可通过铁沉积引起的心肌硬化导致限制性心肌病。这种心肌病在一段时间内心肌细胞延展，心室肌扩张，导致心脏收缩功能障碍。虽然使用铁螯合剂或放血治疗可以改善心肌功能，但由于铁沉积对心肌的影响非常严重，这些治疗可能作用并不大。

遗传骨骼肌病如杜氏、贝克尔、肢带型肌营养不良症可累及心肌而导致扩张型心肌病的发生。

系统性结节病会累及心脏。结节病可以导致不同程度炎症，进而引发不同程度的传导阻滞、室性心律失常与左心室功能障碍。虽然通过心内膜心肌活检而发现非干酪性肉芽肿是诊断的金标准，但这些肉芽肿是罕见的。因此，常常通过心脏 MRI 或 CT 进行诊断。如果有活动性病变的影像学证据，通常使用免疫抑制剂进行治疗。

慢性 Chagas 病是由克氏锥虫引起，20%~50% 感染者可累及心肌。在慢性期引起扩张型心肌病而无明显冠状动脉狭窄。这种疾病的患者通常来自拉丁美洲。高敏克氏锥虫抗体滴度可以协助诊断这种疾病。

相关病例

• 参见病例 16（急性心力衰竭）和病例 17（进展性心力衰竭）。

思考题

18.1　下列哪种心肌病可以通过外科手术治疗？

A. 结节性心肌病

B. Chagas 心肌病

C. 心瓣膜病

D. 淀粉样心肌病

E. 扩张型心肌病

18.2　一位 42 岁的非洲裔美国人出现呼吸困难和发作性头晕。无心肌病家族史。其血压正常，心率较慢，心尖搏动弥漫并向左侧移位，颈静脉压是 7cm H_2O，呼吸音清，未闻及湿啰音。心电图提示 I 度房室传导阻滞。最有可能的诊断是什么？

A. 缺血性心肌病

B. 淀粉样心肌病

C. 结节病性心肌病

D. 高血压性心肌病

E. 肉碱缺乏性心肌病

18.3　一位 60 岁的女子在急诊科就诊，主要表现为呼吸困难、端坐呼吸。自诉停服药物 2 个月。最近出现体力较差、体重增加、怕冷、头发稀疏。血压 140/106 mmHg，脉搏 58 次 / 分，四肢冰冷水肿。心尖搏动弥漫并向左侧移位，颈静脉压 10cm H_2O。左心室射血分数 35%。下列哪一个实验室检查能够发现她最有可能的病因？

A. 促甲状腺激素（TSH）

B. 铁蛋白

C. 肌钙蛋白 T

D. 维生素 B_1

E. 糖化血红蛋白

答案

18.1 C　对于大多数瓣膜心肌病，无论是反流或狭窄都需要外科瓣膜修复或置换。

18.2 C　这个患者结果与心肌病和非心源性肺疾病一致。他心电图中表现有房室结传导异常。鉴于目前的发现最可能的诊断是结节病性心肌病。

18.3 A　这个女性患者的检查结果与甲状腺功能减退临床表现是一致的。此外，她停止服用的药物可能是甲状腺素替代激素。检查其 TSH 水平可能确定诊断。

临床精粹

- 心肌病最常见的病因是心肌缺血；因此，在诊断新发心肌病时都需要考虑冠状动脉造影。
- 既往病史、家族史、体格检查及相应实验室检查，都能够协助寻找心肌病的病因。
- 大多数特发性心肌病都是非缺血性心肌病。
- 扩张性心肌病通常都具有遗传性。

参考文献

Grodin JL, Tang WH. Treatment strategies for the prevention of heart failure. *Curr Heart Fail Rep*. 2013;10(4):331–340.

Hershberger RE, Siegfried JD. Update 2011: clinical and genetic issues in familial dilated cardiomyopathy. *J Am Coll Cardiol*. 2011;57(16):1641–1649.

Hunt SA. ACC/AHA 2005 guideline update for the diagnosis and management of chronic heart failure in the adult: a report of the American College of Cardiology/American Heart Association Task Force on Practice Guidelines (Writing Committee to Update the 2001 Guidelines for the Evaluation and Management of Heart Failure). *J Am Coll Cardiol.* 2005;46(6):e1–e82.

Jessup M, Abraham WT, Casey DE, et al. 2009 focused update: ACCF/AHA Guidelines for the Diagnosis and Management of Heart Failure in Adults: a report of the American College of Cardiology Foundation/American Heart Association Task Force on Practice Guidelines: developed *in* collaboration with the International Society for Heart and Lung Transplantation. *Circulation.* 2009;119(14):1977–2016.

Nishimura RA, Holmes DR Jr. Clinical practice. Hypertrophic obstructive cardiomyopathy. *N Engl J Med.* 2004;350(13):1320–1327.

病例 19
慢性心力衰竭

一位 72 岁男性因劳力性呼吸困难来诊室就诊。近 1 周内，他发现自己在做中等量家务劳动和去车库时气短加重，还有入睡困难，近 1 周中他一直睡躺椅。2 周前，他和镇上的孩子们经常外出食用快餐。患者有高血压病、高脂血症病史，3 年前曾得过心肌梗死。目前服用的药物是阿司匹林、赖诺普利和阿托伐他汀。体格检查：呼吸急促但非呼吸窘迫，体温 98.9 ℉（37.2℃），心率 94 次 / 分，血压 134/74 mmHg，呼吸 24 次 / 分，血氧饱和度 93%。心脏听诊：心律规整，节律正常，无杂音和摩擦音，第 2 心音后可闻及低频的奔马律，双侧肺底部可闻及湿啰音。腹软，未扪及脏器增大，肢体血流灌注好，双侧胫前和骶骨区有 1^+ 水肿，颈静脉努张为 12 cm。心电图显示窦性节律，V_1~V_4 导联可见 Q 波。血常规和生化检查未见异常。

- 最可能的诊断是什么？
- 下一步最好的诊断方法是什么？
- 下一步最好的治疗是什么？

病例19的解答：

慢性心力衰竭

摘要：一位72岁的老年男性，有高血压病、高脂血症、陈旧性心肌梗死病史，因恶化劳力性呼吸困难加重就诊。患者在食用高钠饮食1周后出现运动耐量下降。体检发现患者轻度呼吸困难，血氧饱和度为正常值的低限。可闻及S_3心音、湿啰音，下肢水肿、颈静脉压力增高。心电图示前间隔导联Q波，提示陈旧心肌梗死。

- 最可能的诊断：急性心力衰竭加重。
- 下一步诊断步骤：超声心动图。
- 下一步治疗：袢利尿剂。

分析

目的

1. 识别心衰的症状和体征。
2. 了解收缩性心力衰竭的诊断方法和常见病因。
3. 了解慢性收缩性心力衰竭的药物治疗和器械治疗。

注意事项

这位72岁老人因劳力性呼吸困难加重就诊，体格检查提示容量负荷加重（湿型）和心力衰竭。就诊后应首先评估患者的症状和组织灌注情况，组织低灌注的临床表现是低血压、肢体发凉、精神状态改变、血肌酐升高、转氨酶异常和乳酸升高。组织灌注异常的患者应得到更高级别的护理，本病例患者未发现组织低灌注症状，分入组织灌注“温暖且湿”的类型。将心力衰竭进一步分为收缩性心衰和舒张性心衰是一个重大进步，超声心动图检查可帮助完成心衰分类，明确心力衰竭的病因同等重要。对该患者，其收缩性心力衰竭和缺血性心肌病最可能来自于他的陈旧性前壁心肌梗死，治疗应着重缓解急性心脏充血、开始循证医学治疗，对患者进行健康教育，改变饮食和生活方式，预防心力衰竭进一步恶化和降低病死率。

探讨：慢性心力衰竭

定义

心力衰竭：由潜在结构或功能性心脏疾病导致出现呼吸困难或疲劳为主要特征的临床综合征。

心肌病：心肌疾病或心肌功能不全。心肌病通常分为缺血性或非缺血性两类。根据心室结构或病因进一步分类（扩张型、肥厚型、限制型、应激型、酒精型等）。

端坐呼吸：一个端坐体位的呼吸急促。

阵发性呼吸困难：因呼吸窘迫而致患者从睡眠中醒来。

临床处理方法

病因

心力衰竭在美国健康管理系统的比例持续上升，估计有 600 万名患者。心力衰竭与高发病率、高死亡率、高医疗费用密切相关，此外，心力衰竭是内外科患者中最常见的再住院病因。

心力衰竭可分为收缩性心衰，或射血分数降低的心衰（HFrEF）；舒张性心衰或射血分数保留的心衰（HFpEF）。前者定义为有心力衰竭的临床表现且其 EF<45%。射血分数降低的原因有多种。常见原因见表 19-1。舒张性心衰多由于心室松弛度不对称或张力降低。HFpEF 最常见的原因为高血压导致的左心室肥厚，其他病因包括心肌缺血，肥厚型心肌病或左心室流出道梗阻和限制性心肌病。

表 19-1 收缩性心力衰竭的病因
心肌梗死 / 缺血
心肌炎
瓣膜性心脏病
毒素（药物滥用，化疗，其他药物）
基因
高血压
糖尿病
浸润性疾病

病理生理

机体通过短期和长期反应来适应衰竭的心脏。首先，心输出量通过交感神经系统激活和 Frank Starling 机制来保持。肾素－血管紧张素－醛固酮系统激活后，导致血管收缩、去甲肾上腺素和醛固酮释放、血管和心脏心肌细胞生长和肥厚。由于心肌壁张力增高促进 BNP 释放，促进了盐和水的排泄。随着病程发展，这些适应性反应在心衰患者中的治疗效果逐渐下降。β 肾上腺素受体的过度刺激导致受体下调，负性刺激的储备反应下降并且可能诱发心律失常。高浓度的血管紧张素和醛固酮具有心脏毒性，可改变心脏的大小和形状，导致肾血管收缩，肾血流下降，最终使盐和水潴留。神经激素变化导致左心室重塑，最终导致心室扩张、心室壁僵硬、收缩和舒张功能降低（图19-1）。

临床表现

内科医生、W. Proctor Harvey 教授描述了“五指法”来评估心衰诊断。按

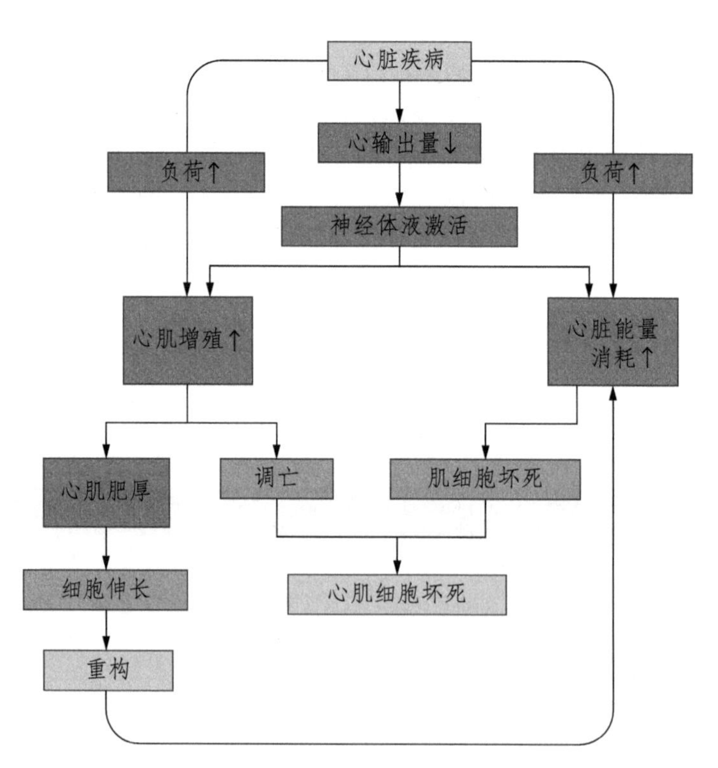

图 19-1 慢性收缩性心衰的损害路径。(*Reproduced, with permission, from Fuster V, Walsh RA, Harrington RA. Hurst' s The Heart. 13th ed, 2010. Figure 26-2.*)

表 19-2 NYHA 心衰分级

NYHA 分级	定义
Ⅰ	日常活动量不受限制，一般体力活动不引起过度疲劳、心悸、气喘或心绞痛
Ⅱ	体力活动轻度受限制。休息时无自觉症状，一般体力活动引起过度疲劳、心悸、气喘或心绞痛
Ⅲ	体力活动明显受限。休息时无症状，但小于一般体力活动即可引起过度疲劳、心悸、气喘或心绞痛
Ⅳ	不能从事任何体力活动，休息状态下也出现心衰症状，体力活动后加重

照临床应用的降序排列，临床处理方法包括详细病史、体格检查、心电图、胸片、敏感的实验室检查（图 19-1）。

慢性收缩性心力衰竭患者通常表现呼吸急促和外周水肿。容量负荷过重的首要症状可能是端坐呼吸和夜间阵发性呼吸困难（PND）。端坐呼吸可以根据患者为了睡眠舒适而在枕后放置的枕头数来分级。通过询问患者因喘息停止行走的步行距离，对劳力性呼吸困难进行评估。其他心衰症状包括咳嗽、腹胀、恶心、早泄和胸疼。询问患者时，要注意询问可能导致患者心衰症状恶化的诱因，如饮食、药物治疗不当、近期药物改变、血压、胸痛、疲劳，症状根据纽约心功能分级（NYHA）进行分级，有助于临床评估和进行管理（表 19-2）。

体格检查方面，首先了解生命体征非常重要。心率增快可能代表心律失常或由于血压下降和心输出量下降导致的代偿性升高。应注意体重增加，检查心衰患者的关键是评估患者的容量状态和组织灌注。通过估计颈静脉压力、肝颈静脉反流、胸水、外周和骶骨前水肿可估计容量状态。心脏检查可能表现心脏搏动最强点的位置改变，杂音提示瓣膜性心脏病或可闻及 S_3 或 S_4 心音。肺部检查可闻及爆裂音或肺部积液。对于中度－重度收缩功能不全的心衰患者，脉搏扪诊可能显示脉搏的改变。

收缩性心力衰竭患者其心电图可以呈现多种异常表现。心电图对排除心动过缓或心动过速作为诱发因素非常重要。也可能有陈旧性心肌梗死的证据，特别是如果心力衰竭的病因为心肌缺血。一份缺血的心电图可能提示急性冠状动脉综合征或心肌炎，心电图为低 QRS 电压同时超声心动图显示心室肥厚，提示淀粉样变心肌病或另一种浸润性心肌病。

胸片对于判断心脏扩大及心房扩大很有帮助。肺纹理增多提示可能肺静脉充血或肺动脉高压，肺间质浸润和 Kerley B 线提示肺水肿，尽管随着时间推移 X 线发现可能变得越来越不明显。实验室异常可能包括低钠血症、血肌酐、尿素氮和转氨酶升高，心肌标志物升高可见于慢性收缩性心力衰竭或是急性缺血事件，脑钠肽也经常升高。

此外，对所有怀疑心力衰竭恶化的患者应用超声心动图对近期的心功能和射血分数进行评估极其重要，超声心动图可发现瓣膜异常、舒张功能不全、肺动脉高压，甚至可以应用估测的右心房压和左心房压来评价容量状态。

治疗

慢性收缩性心力衰竭可以采用多种方法治疗，重点在改善症状和纠正神经激素紊乱。非药物治疗包括仪器治疗、患者教育和门诊患者的优化药物治疗可避免病情恶化。关注收缩性心力衰竭的讨论很重要，目前没有影响舒张性心力衰竭（HFpEF）病死率的循证医学证据。

缓解充血通常应用袢利尿剂。尽管新药如布美他尼和托拉塞米提供了更高的胃肠生物学效应，呋塞米仍是最常用的袢利尿剂。ACEI 和 ARB 降低了心脏前后负荷，同时降低了循环中的心脏毒性激素血管紧张素和醛固酮浓度，联合应用硝酸酯类药物扩张静脉以及硝普钠扩张动脉降低了前负荷和后负荷，结合标准心衰治疗（特别对非裔美国人）显示降低了死亡率。β 受体阻滞剂因其负性肌力作用，曾被认为是心衰治疗的禁忌证，现在由于其有益的神经激素效果及其逆转左心室重塑的作用，β 受体阻滞剂已成为心衰治疗的基石。β 受体阻滞剂给予正确、恰当剂量（卡维地洛、酒石酸美托洛尔、比索洛尔）能显著改善一些患者的左心室射血分数。首先处方低剂量，其后几周内逐渐增加剂量。醛固酮受体拮抗剂螺内酯（心衰Ⅲ和Ⅳ级患者）和依普利酮（心衰Ⅱ级）也可降低心衰病死率。地高辛因其正性肌力作用可以在心衰初始就使用，和前面提到的药物不同，地高辛不能改变心衰死亡率，但是可降低心衰的再住院率。

对于 LVEF<35% 及其预期寿命 >1 年的心衰患者应考虑植入 ICD 预防猝死。对于心电图存在左束支传导阻滞和 QRS>120ms 的患者建议给予双心室起搏除颤（BiV-ICD）方式的心脏再同步化治疗。

相关病例

- 参见病例 16（急性心力衰竭），病例 17（进展性心力衰竭）和病例 18（心肌病）。

思考题

19.1　一位 65 岁男性心衰患者，表现为端坐呼吸以及在房屋周围散步时气短，仅在静息状态时感觉舒服。他的心功能为 NYHA 几级？

A. Ⅰ级　　B. Ⅱ级　　C. Ⅲ级　　D. Ⅳ级

19.2　一位 45 岁男性，诉劳力性呼吸困难及 4 个枕头的端坐呼吸。颈静脉压力升高，可闻及 S_3 心音。心电图为窦律，无 Q 波，无 ST 及 T 波改变。超声心动图示左心室弥漫性运动低下，LVEF 为 30%，无瓣膜异常。下一步诊断和治疗是什么？

A. 预约胸部 CT 评估冠状动脉钙化积分

B. 应用运动试验或心脏导管检查明确有无冠状动脉疾病

C. 植入双心室起搏除颤器进行心脏再同步化治疗

D. 预约心脏门控核素检查更好地评估心功能

19.3　一位 56 岁的白人男性，有大面积的前壁心肌梗死病史，LVEF20%。爬 2 层楼梯和步行 4 或 5 个街区后感到气短，但是否认端坐呼吸和夜间阵发性呼吸困难，目前服用阿司匹林、阿托伐他汀、美托洛尔、赖诺普利。治疗心衰的最好方法是哪个？

A. 开始硝普钠和异硝酸酯类药物

B. 开始地高辛

C. 开始利普利酮

D. 住院静脉输注多巴胺

E. 考虑植入左心室辅助装置

19.4　一位 75 岁男性患者，因慢性收缩性心衰就诊，考虑心衰Ⅲ级。近期超声心动图示 LVEF25%，目前服用氯沙坦钾、美托洛尔、阿司匹林和螺内酯。下列哪种手段可降低病死率？

A. 地高辛　　B. 低盐饮食，限液 1.5L/d

C. 植入 ICD　　D. 心脏康复

答案

19.1　C　该患者为心功能Ⅲ级。

19.2　B　由于在美国最普遍的心肌病原因为缺血性心脏病，对于近期表现心衰患者应首先进行缺血性评估。

19.3 C 对于NYHA Ⅱ级心衰患者应使用依普利酮，依普利酮是最合理选择

19.4 C 地高辛、推荐饮食、心脏康复可以改善症状，降低心衰再住院率。仅ICD可以降低病死率

临床精粹

- 心衰是一种临床综合征，影响600万美国人，是内科和外科疾病出院后再住院的主要原因。
- 体格检查最重要的部分是估计容量状态和组织灌注。
- ACEI或ARB和β受体阻滞剂是心衰治疗的基石，醛固酮受体拮抗剂和硝酸酯联合可用于一些选择性患者。
- 识别心衰病因是针对性治疗的根本。
- 对于心电图示LBBB和QRS>120 ms的患者应评估是否是植入BiV-ICD的候选患者。

参考文献

Grant A, Hanna M. Medical treatment of heart failure. In: Griffin BP, Kapadia SR, Rimmerman CM, eds. *The Cleveland Clinic Cardiology Board Review.* 2nd ed. Philadelphia, PA: Lippincott Williams & Wilkins; 2013.

Jacob M, Tang WHW. Pathophysiology of congestive heart failure. In: Griffin BP, Kapadia SR, Rimmerman CM, eds. *The Cleveland Clinic Cardiology Board Review.* 2nd ed. Philadelphia, PA: Lippincott Williams & Wilkins; 2013.

Jencks SF, Williams MV, Coleman EA. Rehospitalizations among patients in the Medicare fee-for-service program. *N Engl J Med*. 2009;360(14):1418–1428.

Nohria A, Lewis E, Stevenson LW. Medical management of advanced heart failure. *JAMA*. 2002;287(5):628-640.

病例 20

心肌梗死伴急性右心衰竭

患者男性，57 岁，因胸闷就诊于急诊科。1 周前，患者坐在沙发上突然感到胸部不适，约 10 分钟后自行缓解，自己以为是消化不良。然而，今天早晨患者出现严重反复发作性胸部不适，症状持续不缓解，伴有恶心及出汗。患者有 2 型糖尿病、高血压、高血脂以及阻塞性睡眠呼吸暂停病史。目前服用药物包括阿司匹林、二甲双胍、坎地沙坦和瑞舒伐他汀。急救车测量患者生命体征正常，并给予阿司匹林咀嚼片 325mg 以及硝酸甘油 1 片舌下含服，服药后患者症状部分缓解，但感到头晕、头昏。在急诊科体格检查时发现患者大汗，体温 38.4℃，心率 105 次 / 分，血压 85/57mmHg，呼吸 18 次 / 分，吸入空气情况下血样饱和度 94%。心脏听诊可闻及心动过速，节律规整，未及杂音、心包摩擦音及奔马律。双肺听诊呼吸音清，腹软无膨隆，四肢发凉，脉搏弱，无水肿，神经系统体格检查正常，颈静脉无充盈。心电图见图 20-1。

- 最可能的诊断是什么？
- 下一步最佳诊断措施是什么？
- 下一步最佳紧急处置是什么？

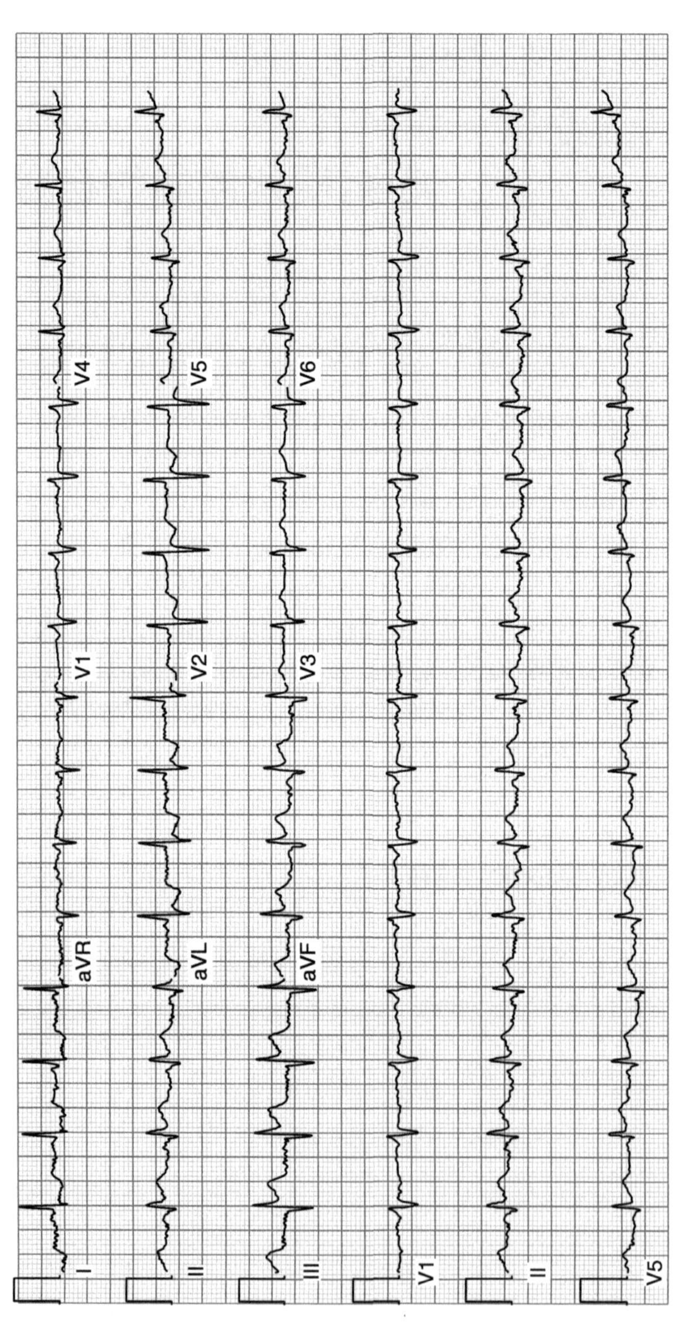

图 20-1 本病例心电图主要表现。

病例 20 的解答：
心肌梗死伴急性右心衰竭

摘要：57 岁中年男性，主诉严重胸痛，有 2 型糖尿病，高血压，高血脂及阻塞性睡眠呼吸暂停病史。患者有多项冠心病危险因素，且患者症状为典型恶化性心绞痛。患者于急救车接受阿司匹林及硝酸甘油治疗并导致低血压。心电图检查可见下壁导联 ST 段抬高。

- 最可能的诊断：右心室梗死。
- 下一步紧急处理：静脉输液以升高前负荷。
- 下一步诊断步骤：心脏导管介入检查。

分析

目的

1. 认识右心衰竭的症状及体征。
2. 了解右心衰竭的主要病因。
3. 基于已知病因理解右心衰竭的处理措施。

注意事项

本病例为 57 岁男性，伴有多项冠心病危险因素，以胸痛为主诉就诊于急诊科，应优先评估患者生命体征及心电图。急救车检查生命体征平稳，但舌下含服硝酸甘油导致低血压，这直接对接诊医生提示心肌梗死右心受累。急性右心衰竭依赖前负荷以维持心输出量，使用硝酸甘油降低前负荷可导致低血压。接下来对患者进行准确的心电图检查并发现下壁导联 ST 段抬高，右胸导联心电图也应记录以明确是否右心受累，可见 V4R 导联 ST 段抬高。

探讨：
右心衰竭临床处理方法

定义

右心衰竭：在正常中心静脉充盈压力情况下，右心室无法提供充足的血液至肺循环。

全身性水肿：外周普遍水肿。

肺源性心脏病：即来源于肺动脉阻力或压力增加的右心室增大及功能异常。

艾博斯坦综合征：三尖瓣隔瓣及后叶瓣向心尖移位，导致右心室心房化及三尖瓣反流的先天性畸形。

临床处理方法

病因

右心衰竭在常规心功能衰竭的讨论中经常会被遗忘。右心室室壁更薄，在心脏超声中可视性更差，并且仅仅向单一器官供血。然而，右心室功能障碍可导致严重的致残致死率。

右心室衰竭可由一系列原发及继发病因所致（表 20-1）。原发右心室功能障碍可由右心室梗死、心肌炎以及心肌病所致。然而，右心衰竭更多是由继发因素引起，是左心室、瓣膜或肺血管功能障碍的受害者，右心室继发受累常常提示预后不良。

需要重点提出的是关于三尖瓣反流，三尖瓣反流是较为常见的功能障碍。换句话说，右心室继发性容量负荷过重导致心室以及三尖瓣环扩张，从而导致反流。反流的严重程度通常随患者容量负荷状态而改变。原发性三尖瓣反流主要是由心内膜炎、心脏瓣膜病（良性心脏疾病）或遗传性异常如艾博斯坦畸形等所致。

病理生理

右心室具有与左心室相同的心输出量，由于肺循环阻力较低，其每搏做功为左心室的 25%。所以，右心室心肌比左心室更薄。右心室游离壁的血液供应来自于由右冠状动脉发出的右心室支，而间隔供血来自发自前降支或后降支的间隔支动脉。由于右心室压力低于系统压力，它的冠状动脉在收缩期及舒张期均可充盈。

左心室的前负荷依赖于右心室功能，认识到这点也十分重要。功能障碍

表 20-1　右心衰竭病因
原发性右心衰竭
右心室梗死
心肌炎
心肌病
继发性右心衰竭
左心衰竭
肺动脉高压
心脏瓣膜病
肺动脉栓塞
艾森曼格综合征

的右心室需要足够的血容量以维持血压及心输出量，这就是为什么右心室梗死低血压治疗首选静脉液体输入以维持前负荷。

临床表现

右心衰竭导致体液向外周血管回流以及腹部脏器静脉瘀血，患者主诉外周水肿、腹胀及纳差。肝脏瘀血可导致肝功能衰竭、腹水以及凝血功能异常。肾血管瘀血可导致急性肾功能损伤。这种情况有时会被误诊为其他引起全身水肿的疾病，例如原发性肝功能衰竭或肾病综合征。由于缺少肺部体征及肺水肿的 X 线征象，临床医生常常被误导并草率地排除了心衰的可能。然而，由于多数右心功能衰竭是左心衰竭或肺动脉高压所致，患者常常会有部分肺部主诉。

体格检查方面，在低心排的状况下生命体征可能出现异常，可能出现低血压或短暂的心率增快。应当评估随时间变化体重增加情况，头颈部检查可出现颈静脉压力增高。可以通过计算患者 45° 卧位时颈静脉搏动得出，颈静脉压力高于右心房压力 8 cmH_2O 认为是压力增高，当吸气时颈静脉反常增高时出现 Kussamaul 征，这是由于右心衰竭或心包压塞所致。另外一种估计患者中心静脉压力的方法是观察患者前臂表面静脉，前臂逐步抬高直至静脉消失，抬高中心距心脏的垂直距离即是估测的中心静脉压力，也可以引出肝颈静脉回流并寻找持续增高的颈静脉压力，表明右侧充盈压增高。

在心脏体格检查中，听诊杂音十分重要，尤其是随吸气增强的右侧杂音。P_2 亢进提示肺动脉高压，而右侧 S_3 在右心衰竭时也可能听到，异常发现还包括肝瘀血、腹水以及腹壁静脉曲张，能触及肝脏搏动提示重度三尖瓣反流，外周检查经常可发现水肿，切记注意骶髂部水肿，尤其是对于卧床的患者，也可能发现源于凝血功能障碍所致的瘀斑。

心电图可能表现为急性下壁梗死或下壁导联 Q 波，提示陈旧性下壁心肌梗死。电轴右偏、右束支传导阻滞或 V_1 导联高耸 R 波（高于相应的 S 波）均为右心室疾病的可能表现。胸部透视可见增大的右心房或右心室（图 20-2），而肺部征象随病因不同变化很大。实验室检查也可有异常发现，包括低钠血症、BUN、Cr 增高以及由于肝瘀血所致的转氨酶增高。心肌标志物以及脑钠肽在慢性心衰或急性缺血事件时可能增高。应当采用心脏超声以评估左右心室功能以及瓣膜疾病。超声同样可用来评估肺动脉以及右心房压力。

伴有右心功能衰竭的心血管疾病患者常常预示不良预后。慢性右心衰竭患者，如超声检测存在右心功能障碍，其死亡率增加两倍，严重右心衰竭也影响进展性心衰患者的管理。对于存在右心衰竭的患者，诸如左心室辅助装置之类的器械治疗难以提供足够的血流动力学支持，这类患者可能需要植入

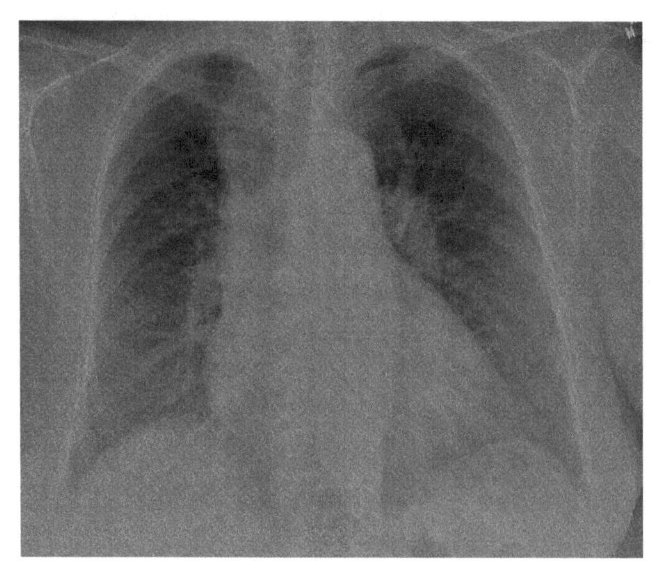

图 20-2 原发性肺动脉高压患者增大的右心房、右心室以及双侧肺动脉。

双心室辅助装置或完全人工心脏替代。急性肺栓塞患者超声或心电图发现急性右心室扩张证据同样与不良预后相关，肺栓塞存在右心室扩张，即便血流动力学稳定，依然是使用静脉溶栓治疗的指征之一。

治疗

右心衰治疗的重点是治疗潜在的病因。左心衰竭所致容量负荷增加所致的右心衰竭，其体征可通过适当的利尿以及治疗左心衰竭而改善。如果病因为肺动脉高压，诸如依前列醇之类的对应治疗显示可改善右心室功能。其他压力负荷增加的情况，例如肺动脉栓塞，应当应用抗凝药物治疗，如血流动力学不稳定，应考虑溶栓治疗。严重的心脏瓣膜疾病通常需要外科手术纠正。功能性三尖瓣反流应当接受利尿治疗，而症状型原发三尖瓣反流需要外科手术矫正。对于进展性心功能不全进行三尖瓣反流手术可降低术后死亡率。

心肌梗死所致右心衰竭通常左心也会受累，冠心病管理以及肾素-血管紧张素-醛固酮拮抗剂及β受体阻滞剂的神经内分泌阻断治疗应当选用。不幸的是，此类治疗是否会使孤立的其他病因所致的右心衰竭有效仍未可知。在右心衰竭所致的心源性休克时，可使用多巴胺之类的缩血管药物。低血氧（肺动脉血管收缩所致）应当纠正，应当避免使用单纯α受体激动剂，因为其可增加肺血管阻力。

相关病例

• 参见病例 16（急性心力衰竭），病例 17（进展性心力衰竭），病例 18（心肌病）和病例 19（慢性心力衰竭）。

思考题

20.1　66 岁老年男性因急性发作 10/10 严重胸痛就诊于急诊科，心电图可见Ⅱ、Ⅲ和 aVF 导联 ST 段抬高。血压 101/64 mmHg。给予阿司匹林 325 mg 嚼服，下一步处理措施是什么？

A. 舌下含服硝酸甘油

B. 静脉推注吗啡

C. 右心心电图检查

D. 心肌酶检查

20.2　42 岁女性，有 HIV 病治疗性药物使用史，因低烧 3 周就诊。她还发现腿部水肿及肿胀。体格检查，右颈静脉压力增高，双侧大腿中部 2+ 水肿。可闻及肺部啰音及心脏杂音。你认为患者听诊杂音应当是怎样？

A. 胸骨下段左缘全收缩期杂音，吸气时增强

B. 渐强 - 减弱杂音，胸骨上段右缘最响

C. 舒张期吹风样杂音，坐位前倾时于胸骨上段右缘最响

D. 心尖部全收缩期杂音，呼气时增强，向腋下传导

20.3　72 岁男性，有二尖瓣脱垂及中量反流病史，长期吸烟史，主诉加重性的下肢末端水肿。心脏超声可见上述改变，同时伴有左心房扩张以及中等右心室功能障碍。射血分数 60%。右心功能障碍的病因是什么？

A. 右心室梗死

B. 原发性肺动脉高压

C. 二尖瓣反流

D. COPD

E. 左心室收缩性心衰

答案

20.1　C　有下壁导联 ST 段抬高的患者应当行右侧导联心电图检查以

明确有无右心室梗死（通过 V4R 导联 ST 段抬高诊断）。急性右心衰竭，如右心室梗死，需要前负荷以维持血压。给予硝酸甘油可能进一步降低患者的血压。心电图检查后，在行心脏超声及心肌酶之前，应当首先进行心导管检查。

20.2　A　患者有吸毒史，伴发热及右心衰竭，肺部无啰音，有新出现心脏杂音。所有这些因素提示右心瓣膜感染性心内膜炎。这类疾病常常影响三尖瓣并导致三尖瓣反流，从而导致全收缩期杂音，在胸骨下段左缘最响。此类杂音通常吸气时变响。

20.3　C　本患者右心衰竭最可能的原因是二尖瓣反流所致容量负荷过大。左心室收缩功能正常伴有左心房增大提示左心室舒张功能障碍或严重二尖瓣疾病。

临床精粹

- 右心衰竭最常见的病因为左心衰竭。
- 对表现为全身水肿或不明原因肝硬化的患者应当考虑右心功能衰竭可能。
- 经典的心衰处方，包括 ACEI、ARB、醛固酮拮抗剂、β 受体阻滞剂以及硝酸盐肼屈嗪，对孤立右心衰竭疗效欠佳。
- 明确右心衰竭病因对于提供针对性治疗尤为重要。
- 功能性三尖瓣反流通常是右心室容量负荷过重表现，应接受利尿治疗，对严重原发三尖瓣反流需要外科手术治疗。

参考文献

Aksoy O, Tuzcu EM. Complications of myocardial infarction. In: Griffin BP, Kapadia SR, Rimmerman CM, eds. *The Cleveland Clinic Cardiology Board Review.* 2nd ed. Philadelphia, PA: Lippincott Williams & Wilkins; 2013.

Jacob M, Tang WHW. Pathophysiology of congestive heart failure. In: Griffin BP, Kapadia SR, Rimmerman CM, eds. *The Cleveland Clinic Cardiology Board Review.* 2nd ed. Philadelphia, PA: Lippincott Williams & Wilkins; 2013.

Rogers JH, Bolling SF. The tricuspid valve. Perspective and evolving management of tricuspid regurgitation. *Circulation.* 2009;119:2718–2725.

Voelkel NF, Quaife RA, Leinwand LA, et al. Right ventricular function and failure: report of a National Heart, Lung, and Blood Institute Working Group on Cellular and Molecular Mechanisms of Right Heart Failure. *Circulation.* 2006;114(17): 1883–1891.

病例 21
胸痛

一位 68 岁的男性肥胖患者，因突发胸部不适 1 小时由救护车送到急诊室。诉胸骨后剧烈疼痛并向左侧胸部放射，休息时发生，深呼吸时疼痛加剧。既往有反酸、饮酒、高脂血症、高血压、前列腺癌病史，并有早发心肌梗死家族史。体格检查：神志不安，呼吸急促，体温：98.4 ℉（36.9℃），心率：112 次 / 分，左上肢血压：82/54 mmHg，右上肢血压：84/57 mmHg，呼吸：26 次 / 分，不吸氧时血氧饱和度 90%。患者呼吸急促，呼吸音正常。心动过速、心律齐、未闻及杂音、摩擦音及奔马律。上腹部轻压痛，大便正常。

- 首先应考虑是什么疾病？
- 下一步诊断步骤是什么？

病例21的解答：
不明原因胸痛

摘要：一位68岁的患者，胸骨后和左胸部疼痛1小时，伴呼吸困难和气促。生命体征不稳定，如：低血压、心动过速和相对缺氧。目前出现呼吸急促，重点关注是否存在可能危及生命的疾病。

• 首先鉴别诊断：包括肺栓塞（PE），急性冠状动脉综合征（ACS），主动脉夹层和张力性气胸，因为这些可能是致命性疾病。

• 诊断步骤：查心电图，胸片，实验室检查（包括心脏生物标志物和ABG），并考虑做胸部增强CT。

分析

目的

1. 对胸部疼痛进行鉴别诊断，首先排除危及生命的疾病（急性心肌梗死，肺栓塞，气胸和主动脉夹层）。

2. 要将心绞痛与其他类型的胸痛区分开来。

3. 明确引起胸痛常见疾病的治疗方案。

注意事项

在急诊，胸痛是一个非常常见的症状。在所有胸痛患者中，首先要排除危及生命的疾病，因为这些疾病如给予紧急处理可挽救患者生命。应密切观察生命体征（如心动过速和轻度缺氧）的细微变化，虽然这些生命体重是非特异性的，但却是发现严重疾病的第一线索。这位患者存在以下疾病的危险因素：血栓栓塞疾病（肥胖和恶性肿瘤），心血管疾病（肥胖，高龄，性别，高血压，高脂血症及家族史）和消化性溃疡（反酸和酗酒）。

因此，开始时鉴别诊断要考虑充分，然后逐渐排除危及生命的疾病。

探讨：
胸痛

定义

急性冠状动脉综合征（ACS）：包括不稳定型心绞痛，非ST段抬高型心肌梗死（NSTEMI）和ST段抬高心肌梗死。

主动脉夹层：升（A型）或降（B型）主动脉内膜撕裂而形成假腔。

经皮冠状动脉介入术（PCI）：通过球囊扩张或支架置入术治疗冠状动脉

狭窄及闭塞。

气胸：胸膜腔内出现气体，通常是由创伤、肺大泡破裂或医源性因素引起。分为单纯性或张力性气胸，可能会出现纵隔移位、呼吸窘迫和血流动力学变化。

溶栓治疗：应用溶栓药物激活纤溶酶，促进纤溶，从而溶解冠状动脉或肺动脉内的血栓来恢复血流。

鉴别诊断

胸痛的鉴别诊断很多，虽然大多数疾病并不严重，但也有一些可能危及生命。因此，当患者出现胸痛时，应先排除致命的疾病。胸痛的常见病因总结在表 21-1。

应根据患者临床表现、危险因素进行鉴别诊断。普通诊室非急性胸痛的原因通常是肌肉骨骼疼痛，其次是胃肠道问题，不常见的是心脏疾病（大多数是稳定型心绞痛）。然而，在普通诊室，患者存在冠状动脉疾病的危险因素就有可能是心脏疾病，如患者年龄超过 40 岁，高达 50% 的急性胸痛可能是心脏疾患。如在急诊室，导致胸痛的原因更有可能是危及生命的疾病，因此应高度怀疑致命疾病。

既往史

从患者既往史上可获得一些重要线索来帮助排除危及生命的胸痛。胸痛的持续时间特别重要，如心肌梗死、气胸、肺栓塞和主动脉夹层通常是突然发病，可能只持续几个小时，很少有持续几天的。下一步，要确定胸痛是劳力性的，还是在休息时发生的，与体位是否有关，或者与以前发作情况是否相似。另外，疼痛的性质、部位和放射部位也很重要。心肌缺血导致胸痛的经

表 21-1　胸痛的常见疾病

心血管系统	呼吸系统	胃肠道系统	其他
ACS（UA/NSTEMI，STEMI）*	肺动脉栓塞 *	GERD	MSK
主动脉夹层 *	气胸 *	DES	肋软骨炎
稳定型心绞痛	肺炎	PUD	焦虑
心包炎	胸膜炎	胆囊炎	
心肌炎		胰腺炎	

注：ACS：急性冠状动脉综合征；DES：食管痉挛；GERD：胃食管反流病；MSK：肌肉骨骼系统疾病；NSTEMI：非 ST 段抬高急性心肌梗死；PUD：消化性溃疡；STEMI：ST 段抬高急性心肌梗死；

注：* 表示可能致命的疾病。

典部位是胸部正中或左胸部，常放射到左肩和左臂，但在老年人、女性和糖尿病患者中，表现可能不典型，超过 1/3 的心肌梗死（MI）患者不出现典型的胸痛。另外，主动脉夹层的疼痛通常很重，呈“撕裂”样，并从胸部放射到背部。肺栓塞表现为典型的胸膜痛（深吸气时加重），常见于恶性肿瘤、口服避孕药、高凝状态（凝血因子 V 莱顿突变，口服避孕药等），以及近期长途旅行（如进行长途飞行或驾车）。自发性气胸常发生于身材高的患者，并与囊性纤维化、α1- 抗胰蛋白酶缺乏有关，其次是胸部外伤或医源性。

某些特征提示胸痛是由心肌缺血引起，包括疼痛放射到手臂或肩膀，劳力性疼痛，伴有出汗，与既往心肌梗死疼痛相似或加剧。而一些特征则减低心肌缺血引起的可能性，如胸膜痛、与体位有关、锐利痛、某一点痛或触痛。

非急性胸痛，可能与心肌梗死相似，包括以下疾病（表 21-1）：心包炎（身体前倾时疼痛减轻，也可能是胸膜炎）；心肌炎（最近出现流感样疾病）；肺炎（可伴有发热，寒战，咳嗽，白细胞增多）；消化性溃疡（疼痛更多是位于上腹部，有一定规律性，如穿孔则可伴有腹膜炎的体征）；胰腺炎、胆囊炎和肌肉骨骼疼痛等。

体征

生命体征在胸痛早期诊断中很重要。即使患者无缺氧表现，心动过速和呼吸急促可能是肺栓塞的早期迹象。此外，虽然敏感性不高，但两上肢血压差 $>$ 20 mmHg 则仍可能是主动脉夹层。

危及生命的胸痛患者的体格检查可能完全正常。因此，体征正常可能是一个假象，应进一步行诊断性检查。心肌梗死患者可能有第 4 心音，瓣膜反流性杂音或心脏衰竭的体征，气胸患者可出现呼吸音降低或血流动力学不稳定。

辅助检查

到达急诊室后 10 分钟内应做心电图以排除急性心肌梗死。心电图显示右心负荷增大可能提示肺动脉栓塞，但不能以此来确诊。如怀疑气胸，则应立即用便携式 CXR 拍 X 线片，X 线片还有助于排除呼吸系统疾病，如肺炎。实验室检查：包括心肌标志物（肌钙蛋白、CK-MB）、肌酐、血小板计数、凝血因子（凝血酶原时间、活化部分凝血活酶时间）以及血型（抗凝治疗时）。此外，存在低到中度肺栓塞风险的患者需查 D- 二聚体，怀疑肺栓塞或主动脉夹层时应做 CT 血管造影。D- 二聚体对诊断肺栓塞或主动脉夹层有很高的阴性预测价值，D- 二聚体正常可排除上述疾病。其他辅助检查应根据患者的具体情况进行个体化检查（肝功能、淀粉酶、脂肪酶等）。

急性心肌梗死的心电图表现包括：非 ST 段抬高心肌梗死的 ST 段压低

和 T 波倒置、ST 段抬高和新出现的左束支传导阻滞。如果心电图怀疑但不能确诊，则应进行床边超声心动图来排除由心肌缺血引起的阶段性室壁运动异常。

急诊处理

对胸痛患者紧急处理可挽救生命，应针对基本原因进行急诊处理。急性心肌梗死患者如无禁忌证，应立即给予负剂量阿司匹林（325 mg）、并开始静脉应用普通肝素和血小板抑制剂（如氯吡格雷，普拉格雷或替格瑞洛）。STEMI 患者应立即行 PCI 治疗，如不能在 120 分钟内行介入治疗，则应考虑溶栓治疗（如阿替普酶，瑞替普酶或替奈普酶溶栓）。对 NSTEMI 患者来说溶栓治疗禁忌。非高危的 NSTEMI 患者，PCI 可以推迟到 72 小时，但高危 NSTEMI 患者（持续性胸疼痛，心脏衰竭或心电不稳定）应立即行介入治疗。此外，要尽可能缓解患者疼痛（含服硝酸甘油或对顽固性疼痛应用吗啡）和减轻心肌耗氧量（静脉硝酸甘油、β 受体阻滞剂、血管紧张素转换酶抑制剂或其他疗法），详见病例 1 和 2 有关急性冠状动脉综合征患者的处理。在应用抗血小板和抗凝药之前，要区分胸痛是由主动脉夹层还是心肌梗死引起，因这些药虽是心肌梗死的标准治疗方案，却禁忌用于主动脉夹层。对主动脉夹层患者要立即静脉应用 β 受体阻滞剂（降低心率、血压和血液对动脉壁的剪切力）和硝普钠（降低后负荷）。通常对于 A 型夹层（累及升主动脉到左锁骨下动脉）来说要立即手术治疗，而 B 型（降主动脉夹层累及左锁骨下动脉以下）可先药物治疗，如出现顽固性疼痛或终末器官灌注不足的情况则应手术治疗。

单纯性气胸患者通常通过复查胸片进行密切监测，常规经验性给予 100% 氧来提高血氧。张力性气胸的患者病情不稳定，需要在第二肋间锁骨中线处行紧急针刺排气，这样可立即解除张力，随后需立即手术置管。

相关病例

• 参见病例 1（急性冠状动脉综合征 /STEMI），病例 2（急性冠状动脉综合征 /NSTEMI），病例 4（慢性稳定型冠心病），病例 8（肥厚型梗阻性心肌病），病例 10（主动脉瓣膜狭窄）。

思考题

21.1　68 岁男性患者，无既往病史，因胸痛半小时到乡村急诊室就诊。心电图 Ⅰ、aVL、V_3~V_6 导联 ST 段抬高。就诊医院无条件行急诊 PCI，同时需要 3 小时才能到达最近的能行 PCI 的医院。生命体征：HR：110 次 / 分，BP 150/84 mmHg，RR：18 次 / 分，不吸氧时血氧饱和度 98%。除了给予阿司匹林和肝素外，下一步最好的处理是什么？

A. 给予全量溶栓剂后转到最近的有条件的医院行 PCI

B. 给予全量溶栓剂后，只有病情不稳定时再转到最近的有条件的医院行 PCI

C. 给予半量溶栓剂后转到最近、有条件的医院行直接 PCI

D. 给予口服氯吡格雷

21.2　70 岁女性患者，既往有高血压、冠心病和吸烟史，胸部撕裂样痛 1 小时并向背部放射。生命体征：HR100 次 / 分，BP 190/110 mmHg，RR18 次 / 分，不吸氧时血氧饱和度 97%。胸部增强 CT 示主动脉夹层向左锁骨下动脉远端延伸 1 cm 及肾动脉上 2 cm。对这一患者最佳的处理策略是什么？

A. 急诊手术

B. 静脉给予拉贝洛尔、硝酸甘油，病情稳定后行外科手术

C. 静脉给予肝素、美托洛尔，密切观察病情变化

D. 静脉给予肝素、硝普钠、美托洛尔，密切观察病情变化

E. 静脉给予美托洛尔、硝普钠，密切观察病情变化

21.3　一位 18 岁的男性患者，出现胸痛和呼吸困难 1 小时。生命体征平稳，胸片示少量气胸，左肺压缩 10%。对这一患者最佳的处理策略是什么？

A. 立即在第 2 肋间锁骨中线处穿刺排气

B. 放置胸腔引流管

C. 给予吸 100% 氧，24 小时后复查胸片

D. 沙丁胺醇吸入、吸 100% 氧和胸部理疗

21.4　45 岁男性患者，既往有高血压和肺癌史，经历 4 小时长途飞行后出现胸膜痛和左小腿肿胀。出现心动过速、低氧血症，病情较平稳。对这一患者最佳的处理策略是什么？

A. 立即行左下肢静脉超声

B. 立即行胸部增强 CT

C. 立即行超声心动图

D. 查 D- 二聚体
E. 经验性给予静脉肝素

答案

21.1　A　患者就诊医院无直接 PCI 条件，也无法在 120 分钟内行转院 PCI，如无禁忌证应立即给予溶栓治疗，然后再做冠状动脉造影，如血流不通则行 PCI。许多试验证实给予半量溶栓剂后立即行 PCI（也叫易化 PCI）的疗效不确切，因此不推荐应用这一治疗策略。

21.2　E　这位患者是 B 型主动脉夹层，建议静脉给予美托洛尔和硝普钠。拉贝洛尔降低血液对血管壁的侧压力不如美托洛尔，并且硝酸甘油降低后负荷的作用不如硝普钠。除非夹层继续延伸或出现并发症，否则不建议外科手术，禁忌静脉给予肝素。

21.3　C　这位年轻患者是单纯性气胸，只需拍胸片进行动态观察，不需要紧急处理，吸入 100% 氧有助于胸腔内气体吸收。只有张力性气胸才需要穿刺排气和放置胸腔引流管。

21.4　B　这位患者可能是肺栓塞，栓子来源于左下肢深静脉血栓。下一步应做胸部增强 CT 来明确诊断。如患者肾功能不全，应做下肢静脉超声来明确下肢深静脉血栓，然后也可推测出是肺栓塞，但这不是理想的确诊措施。除非因血液动力学不稳定需要评估右心功能，否则不需行床旁超声心动图。D- 二聚体阴性则可排除肺栓塞，然而在肺癌患者中可出现假阳性。诊断不明确时建议不要静脉应用肝素。

临床精粹

- 对胸痛患者的诊断应个体化，根据他们的既往史和具体发病情况考虑。
- 不能遗漏可能出现生命危险的疾病，包括急性心肌梗死、主动脉夹层、张力性气胸和肺栓塞。
- 到达急诊室 10 分钟内应做心电图来排除急性心肌梗死。
- 两上肢血压相差 >20 mmHg，要考虑主动脉夹层，应急诊做胸部 CT 来排除这一诊断。
- 急性心肌梗死患者应立即行 PCI 进行再血管化和溶栓治疗。NSTEMI 应在 72 小时内行延迟 PCI，但不要进行溶栓治疗。

参考文献

Hagan PG, Nienaber CA, Isselbacher EM, et al. The International Registry of Acute Aortic Dissection (IRAD): new insights into an old disease. *JAMA*. 2000;283:897–903.

Klinkman MS, Stevens D, Gorenflo DW. Episodes of care for chest pain: a preliminary report from MIRNET. Michigan Research Network. *J Fam Pract*. 1994;38:345.

Panju AA, Hemmelgarn BR, Guyatt GH, et al. The rational clinical examination. Is this patient having a myocardial infarction? *JAMA*. 1998;280:1256–1263.

Sahn SA, Heffner JE. Spontaneous pneumothorax. *N Engl J Med*. 2000:342:868–874.

Swap CJ, Nagurney JT. Value and limitations of chest pain history in the evaluation of patients with suspected acute coronary syndromes. *JAMA*. 2005;294:2623–2629.

病例 22
晕厥

一位 21 岁的女大学生，在过去的 1 月内发生两次“晕倒”，来到门诊就诊，这两次“晕倒”过程都有人看到。第一次“晕倒”发生在吃完一顿大餐站起时，在跌倒时被一个朋友扶住了，除了一个肘关节有点擦伤外，没有受到其它严重的创伤。昏迷了 5 ～ 10 秒，没有任何强直－阵挛性肌肉运动，也没有大小便失禁，意识恢复后，除了对当时所发生的情况有点儿混乱外，没有明显的认知功能损害。此次在失去意识之前她说有头晕发生。另一次发生情况与第一次有点类似，是在炎热的一天，与家人在外野餐时，她在那里站一段时间后感觉头晕眼花，随即意识丧失并伴姿势张力丧失。她没有既往病史，家人无突然或不明原因死亡的家族史。否认发烧、寒战、出汗、头痛、腹泻、便秘、心悸、胸闷、气短、乏力或麻木、认知或记忆的改变、运动功能的改变。没有用过任何药物或草药，没有特殊的饮食。从不吸烟和使用任何毒品。每周喝一杯或两杯含酒精的饮料。不是性活跃者，不经常运动，每天喝 4~5 杯咖啡。在体检中她是一位健康、表现正常的女性，没有急性病。体温 98 ℉（36.7℃），心率 70 次 / 分，血压 110/60 mmHg。全面的体检均在正常范围内。血液计数（CBC）和基本的代谢参数（BMP）均在正常范围。心电图显示窦性心律 70 次 / 分，电轴正常，PR 和 QT 间期正常，QRS 间期正常，没有明显的或有证据的预激或 ST 段异常。

- 最可能的诊断是什么？
- 下一步最佳的诊断步骤是什么？
- 下一步最佳的治疗是什么？

病例22的解答：

晕厥

摘要：一位21岁的健康女性因两次意识丧失来到门诊就诊。第一次发生在她进食一顿大餐后站起时。第二次发生在一个特别热天气中站了一段时间。系统检查均为阴性，无心悸、胸痛或呼吸困难。没有既往病史，无类似家族史。检查无特殊。她的CBC和BMP均在正常范围内。心电图正常。

最可能的诊断：（神经介导）反射性晕厥。

下一步诊断步骤：体位性生命体征检查和倾斜试验。

下一步治疗：充分的水化和避免触发。

分析

目的

1. 认识晕厥的诊断方法。

2. 理解晕厥是可以由不同的病因和机制导致的意识丧失这样一个共同的结果。

3. 理解治疗要依赖于原因。

4. 熟悉反射性晕厥的不同治疗方式，包括一线生活方式的改变和支持措施。

注意事项

这是一位21岁、在其他方面都健康的女性。她的病史与反射（神经介导）晕厥表现是一致的。发作意识丧失之前出现头晕。第一次发作发生在一个姿势变化时，并可能由较多饮食和由此产生的消化系统对血液的分流而加重。第二次发作发生在站立一段时间后，可能是因为天热而加重。

如果患者突然意识丧失而没有前兆症状或诱发因素，那么这将更多提示心律失常可能，如快速或缓慢性心律失常。患者否认了令人担忧的心律失常原因的心悸或胸部不适，心电图正常，也没有发现心律失常的信号（如与Brugada征一致的长QT间期、ST段抬高）。患者否认气短，心脏检查是正常的，这表明不太可能是显著的心脏瓣膜异常，如严重的主动脉瓣狭窄，以及其它结构异常，如肥厚梗阻性心肌病。患者颈动脉检查没有发现任何杂音，发作也不太可能是由于双侧颈动脉狭窄引起。患者没有被看到有可疑癫痫发作的大小便失禁及强直阵挛抽搐。她这次发作导致了皮肤的轻微擦伤，提示癔症性发作或人为的可能性很小。CBC和BMP正常提示代谢紊乱影响神经认知功能可能性很低。同样地，患者否认酒精或毒麻药物的使用。

总的来说，患者病史和检查评价目前没有提出任何异常或明显的危险病因，这和反射性晕厥的表现更加一致。进一步诊断可以通过床边体位性生命体征检查和正式直立倾斜试验来明确。如果在试验中观察到了血管迷走反应，那么支持措施和生活方式的改变应是第一线的治疗措施。

探讨：晕厥

定义

晕厥：由于全脑低灌注导致意识突然丧失，同时伴随姿势张力的丧失。

血管迷走神经反应：血管迷走反应是指在倾斜试验中，心率、血压急剧下降并伴有意识和姿势张力的丧失。

体位性低血压：体位性低血压的定义为在倾斜试验中收缩压下降 20 mmHg 和（或）舒张压下降 10 mmHg。

倾斜试验：患者平卧在工作台上，工作台慢慢向上倾斜的同时评估患者的血压和心率。

临床处理方法

概述

晕厥是由于全脑低灌注引起的短暂意识丧失以及姿势张力丧失。发作突然，持续时间短暂，可以自行完全恢复。而癫痫发作或创伤不是由于脑的低灌注而引起的短暂意识丧失，根据定义是与晕厥有区别的。晕厥前兆，也称为“接近晕厥”，是指意识完全丧失之前的前驱症状。前驱症状包括头晕、恶心、出汗。晕厥可以有心源性或非心源性的原因。晕厥总体预后取决于其病因。

晕厥的经济负担

据估计，3% 的男性、3.5% 的女性在其一生中的某个时刻会经历晕厥，老年人群中晕厥的发生率要更高一些（35~44 岁 0.7% 和＞ 75 岁 4%~6%）。短暂意识性丧失或晕厥发作占急诊就诊人数的 3%，占入院人数达 6%。绝大多数的短暂意识丧失的情况属于晕厥或类似情况。晕厥的经济负担是比较难估计的，因为这包括晕厥导致患者或家庭成员的收入明显损失等间接费用。与晕厥相关的直接费用主要是由于急诊科评估后的高住院率引起。

分类

欧洲心脏病学会公布了晕厥的分类方案，将之分为 3 类：反射性晕厥、直立性低血压性晕厥和心源性晕厥。

反射性(神经介导)晕厥：发生机制包括血管迷走性晕厥、情景性晕厥、颈动脉窦晕厥和非典型晕厥等。血管迷走性晕厥可由情绪应激，如疼痛或见血，或体位应激（体位变动）引起。情景性晕厥可见于咳嗽时发生的晕厥（咳嗽性晕厥），排尿时（排尿性晕厥），或餐后晕厥（餐后晕厥）。颈动脉窦性晕厥是由于颈动脉窦压力感受器过敏引起，可由机械应力而触发（如过紧的衬衫衣领，或物理触诊如颈动脉按摩）。

直立性低血压性晕厥：包括由自主神经衰竭引起的晕厥，自主神经衰竭可以是原发性（如多系统萎缩或纯自主神经衰竭）或继发性（如糖尿病或脊髓损伤）。直立性低血压可由酗酒，或药物如利尿剂和血管扩张剂导致。另外，血管内容量不足（如呕吐，腹泻，或出血）也可引起体位性低血压。

心源性晕厥：包括心律失常或结构性心脏病引起的晕厥。显著心动过缓（如窦房结功能障碍或房室结传导疾病）可导致晕厥。显著心动过速（室上性或室性起源）也可导致晕厥。结构性心脏病、梗阻性肥厚型心肌病、心脏瓣膜异常和心脏压塞也能引起晕厥。

鉴别诊断

既往史

应该详细采集每一个患者意识丧失的病史。晕厥病因的诊断有时是比较困难的。完全意识丧失、突然发作、持续时间短、完全和自发恢复，并且伴有姿势丧失，均指向晕厥为意识丧失的原因。晕厥的前驱症状可进一步帮助明确其病因。姿势不耐受的症状与脑灌注降低所导致的脑缺氧相关。脑缺氧相关的症状包括头晕、眩晕、平衡失调、隧道视野、视野模糊、视野斑点和头痛。值得注意的是，患者可能会发现可以通过坐位或卧位来中止这些症状。症状的发生和严重程度不仅受血压降低的程度，而且还受到血压下降的速度影响。然而，值得注意的是，老年慢性直立性低血压患者，可能有脑血管自动调节适应机制，使得血压即使下降较大也不会出现相应症状。相反，如存在心悸或胸痛的症状则病因可能指向心源性晕厥。警惕晕厥高风险的一些情况，包括劳力时晕厥、卧位发生的晕厥、有心源性猝死家族史或晕厥恢复缓慢。如果存在临床上怀疑的高风险晕厥，应适当和及时地进行咨询。

体格检查

仔细、全面的体格检查必不可少，应检测双侧上臂、仰卧和站立位的血压（体位性生命体征）。对诊断有帮助的体检结果，包括脱水的迹象、并存的颈动脉杂音、心脏杂音或静脉曲张。

附加检查

根据病史和物理体检的结果，可以进行下一步的检查。考虑与心律失常或心肌缺血有关时可做 12 导联心电图和心电遥测监护（住院或门诊），与颈动脉窦过敏有关可做颈动脉窦按摩，与心脏结构异常有关可做超声心动图，或考虑反射性晕厥或体位性低血压时可行倾斜试验评价。在某些情况下，也可进行一些更先进的特殊检查，如循环血流动力学或血容量测量。

倾斜试验是一项激发试验，该试验将患者固定在一张工作台上，将患者从仰卧位倾斜到一个接近直立位置（70° 倾斜），可达 45 分钟。间歇或连续测量血压和心率及心电监测。倾斜试验是用来检查直立位时心血管自主神经调节反应功能的。血压和心率反应可以对晕厥的机制如反射性晕厥或直立性低血压晕厥有所帮助。倾斜试验结果如图 22-1 和图 22-2 所示。对倾斜试验性能的评价结果表明：敏感性 32%~85%、特异性为 75%~93%，重复性 62%~85%，假阴性率为 14%。

为了确定需要进行紧急评估和治疗的高危患者，目前已经发布了危险分层评分。例如，旧金山晕厥规则（San Francisco Syncope Rule）显示，一个或多个危险因素的患者在 7 天内严重事件风险较高，敏感性为 98%，特异性为 56%。危险因素包括心电图异常、充血性心力衰竭、呼吸急促、血细胞比容 ＜ 30% 或收缩压小于 90 mmHg。评分系统使用可以帮助识别那些需要入

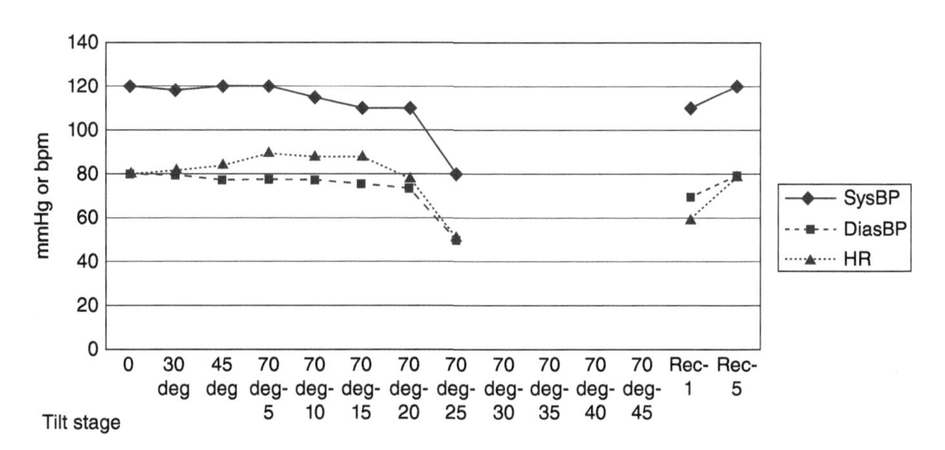

图 22-1　倾斜试验表明为血管迷走性晕厥。收缩压（SysBP）和舒张压（DiasBP）以及心率（HR）（Rec = 仰卧恢复期）在各个倾斜阶段（每个阶段 X 度倾斜 –Y 分钟）进行监测。血管迷走神经反应表明 BP 和 HR 在倾斜期迅速下降。在恢复期患者恢复到仰卧位时，BP 和 HR 迅速恢复正常。

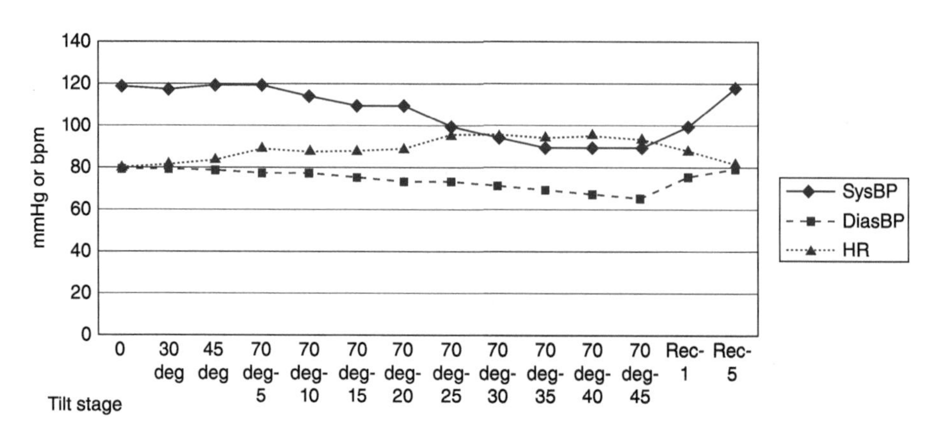

图 22-2　倾斜试验表明为体位性低血压。收缩压（SysBP）和舒张压（DiasBP）以及心率（HR）在倾斜的各个阶段（每个阶段 X 度倾斜 –Y 分钟；Rec = 仰卧恢复期）进行监测。收缩压和舒张压表现为体位性低血压。在卧位恢复期血压恢复正常。

院和进一步检查的晕厥患者。

治疗

晕厥应根据病因采取治疗。如果检查表明是心源性晕厥（如严重主动脉瓣狭窄），那么应针对特定的病因（如主动脉瓣膜置换）治疗。如果检查表明可能是反射性晕厥或直立性低血压晕厥，那么改变生活方式应成为首要的治疗措施。情景性晕厥患者可以尝试避免触发事件，如吃小餐或坐下来（男性）小便。直立性低血压性晕厥患者可以避免其加重的情况，如血容量不足（如脱水）或血管舒张（如使用酒精）。身体对抗措施或简单姿势动作如交叉腿、等张大腿肌肉收缩或蹲下在晕厥初始时是可以有效终止发作的。下肢弹力袜对体位性低血压或体位性静脉淤积患者是有效的。餐后反射性晕厥患者使用腹部夹和小量多餐是有效的。对于卧位高血压和直立位低血压患者，床头抬高 6~8 英寸（1 英寸 =2.54 厘米）可能是有用的。标准的或增加盐的摄入量（2~4 g/d）和使用平衡盐液水化治疗也可以尝试使用。最后，直立运动训练和监督执行心脏康复计划也可能带来获益。

反射性晕厥的药物治疗（如 β 受体阻滞剂、米多君或 5- 羟色胺再摄取抑制剂）在疗效方面大部分是令人失望的。另一方面，米多君——一种 α 受体激动剂，可导致血压升高，但可能使一些慢性自主神经功能衰竭患者获益。氟氢可的松——一种盐皮质激素，可导致容积增加，已被证明对一些患者的体位性低血压性晕厥是有效的。心脏起搏器植入对伴心动过缓的反射性晕厥及重症自发性心动过缓患者并没有表现出相应的获益，并可能被限制使用。

相关病例

• 参见病例 1（急性冠状动脉综合征 /STEMI），病例 2（急性冠状动脉综合征 /NSTEMI），病例 3（心源性休克），病例 6（急性瓣膜反流），病例 8（肥厚梗阻型心肌病），病例 10（瓣膜狭窄），病例 11（心房颤动和扑动）和病例 12（心动过缓）。

思考题

请将以下意识丧失最可能原因的发生机制（A~F）与 22.1~22.4 情景进行匹配：

A. 反射性晕厥

B. 重度主动脉瓣狭窄

C. 癫痫发作

D. 假性癫痫发作（癔症性发作）或做作性（精神）障碍

E. 快速性心律失常

F. 缓慢性心律失常

22.1 65 岁男性，有冠心病和既往心肌梗死病史，过去 1 个月来有间歇心动过速的感觉，1 周前，坐着看电视时突然发生意识丧失。

22.2 16 岁健康女性，没有既往病史，去抽血做常规实验室检测时发生意识丧失。

22.3 40 岁男性，有“心脏杂音”病史，在踢足球时发生意识丧失。

22.4 25 岁男性，发作时 1~2 分钟无应答，伴有四肢抽搐和咬舌及大小便失禁。

答案

22.1 E 发作与室性心动过速有关。既往心肌梗死易使患者发生瘢痕相关性室性心动过速。

22.2 A 发作与血管迷走性晕厥表现一致，这是一种反射性晕厥。

22.3 B 重度主动脉瓣狭窄导致心室流出道梗阻可以是劳力性晕厥

的原因。

22.4 C 无应答、强直 - 阵挛发作与大小便失禁与癫痫全身发作一致。

参考文献

Brignole M, Benditt D. *Syncope: An Evidence-Based Approach.* New York, NY: Springer; 2011.

Fouad-Tarazi F, Mayuga KA, Wang H. Syncope. In: Garcia MJ, ed. *NonInvasive Cardiovascular Imaging: A Multimodality Approach*, Philadelphia, PA: Lippincott Williams & Wilkins; 2009.

Fouad-Tarazi F, Shoemaker L, Mayuga K, Jaeger F. Syncope. In: Carey WD, ed. *Current Clinical Medicine.* 2nd ed. New York, NY: Elsevier; 2010.

Quinn J, McDermott D, Stiell I, Kohn M, Wells G. Prospective validation of the San Francisco Syncope Rule to predict patients with serious outcomes. *Ann Emerg Med*. 2006;47:448–454.

Task Force for the Diagnosis and Management of Syncope of the European Society of Cardiology (ESC). Guidelines for the diagnosis and management of syncope (version 2009). *Eur Heart J.* 2009;30(21):2631–2671.

病例 23
慢性呼吸困难

一位 55 岁女性患者因活动后呼吸困难就诊，主诉近 2 年来活动时呼吸费力。患者描述在持续常速行走 5 分钟或者爬 1 层楼梯后出现明显呼吸急促，否认有明显心脏症状，诉 3 年前绝经后体重增加 50 磅（1 磅 =0.45 kg），伴有睡眠偏多，日间难以集中精力，患者丈夫诉说患者夜间鼾声很大伴间断喘息发作。平日生活方式喜欢静坐，活动少。既往史还包括高血压病、膝关节骨关节炎、胆囊炎、胆囊切除术后（1 年前）。患者职业为当地餐厅收银员，无吸烟史，很少饮酒。否认药物过敏史，平时服用氢氯噻嗪 25 mg，1/d；氯沙坦 25 mg，1/d；多种维生素片。

生命体征如下：血压 125/72 mmHg，脉搏 86 次 / 分，呼吸 18 次 / 分，氧饱和度 98%（21%O_2），身高 155 cm，体重 100 kg；体型肥胖，听诊心音低钝，未闻及杂音；诊双肺呼吸音清；由于过度肥胖，颈静脉未显现；双下肢皮温正常，无明显可陷性水肿。

- 最可能的诊断是什么？
- 下一步最佳诊断步骤是什么？
- 下一步最佳治疗方案是什么？

病例 23 的解答：

慢性呼吸困难

摘要：55 岁肥胖（BMI 42 mg/m²）女性患者，出现隐匿性发生、渐进性加重的活动后呼吸困难，伴随体重明显增加。尽管患者症状提示阻塞性睡眠呼吸暂停，但病史并不强烈支持心血管病及肺病直接所致呼吸困难，体征除了超重外并没有其他阳性发现。静息状态心电图正常。

- 最可能的诊断：慢性呼吸困难，可能源自肥胖和去适应状态。
- 下一步诊断步骤：基本实验室评估、胸片、心电图、肺功能检查。
- 下一步最优治疗：规律性有氧运动结合饮食控制以减轻体重。

分析

目的

1. 理解产生呼吸困难的生理机制。
2. 熟悉成人慢性呼吸困难常见原因。
3. 回顾评估呼吸困难的基本方法。

注意事项

此患者有几个潜在呼吸困难原因，包括缺血性心脏病危险、肥胖以及去适应条件。当然心血管疾病（缺血性心脏病、结构性心脏病、肺动脉高压）由于严重影响疾病的预后往往更会得到重视。呼吸困难是院外患者求助于心脏科医生时常见原因，呼吸困难是心脏病患者经常面对的症状，因此也常常困扰患者和医护人员。尽管病史和体格检查能够寻找到大多数病因，但也有许多像我们本例患者，最初并无明显心肺疾患。

探讨：

呼吸困难

定义

呼吸困难：主观上感觉呼吸异常，患者通常描述为“气短、不能深呼吸”。

端坐呼吸：通常在仰卧位或平躺时诱发，为心功能衰竭、肺瘀血的表现，也可是肥胖和肺部疾病的表现。

夜间阵发性呼吸困难：睡眠中间断发生的呼吸困难，通常促使患者觉醒。

B 型利钠肽（BNP）：一个由心脏（绝大部分由心室组织）在室壁张力增加时产生的活性利钠激素。BNP 前体（pro-BNP）分解为 BNP 和无活性的氨基端前体 BNP（NT pro-BNP）。临床 NT pro-BNP 检测用于鉴别呼吸困难是否由于心衰引起。

运动心肺试验（CPET）：综合运动研究包括测量氧耗量、二氧化碳产量和标准运动数据。有助于区分心衰、肺疾病、肌无力等引起的呼吸困难。

峰耗氧量（VO_2）：以每分钟每千克体重耗氧毫升数计算，在运动心肺功能试验中评估心肺状态 [mL/（kg•min）]。

代谢当量（MET）：运动能力的度量单位；1MET 相当于消耗了 3.5 mL/（kg•min）的氧气，峰耗氧量（VO_2）可换算成 MET，VO_2/3.5=MET。

临床处理方法

概述

呼吸困难的病理生理过程比较复杂且尚未完全阐明。有大量传入神经将信息送达大脑以调整通气量，在颈动脉窦和脑干分布着特殊分化的化学感受器，对于血液中氧分压、二氧化碳分压和氢离子浓度信息做出反应。肺泡、支气管、胸壁内的机械感受器感受肺泡张力、气流、肌张力。高级皮层传入神经接受来自情绪和认知方面的反馈调节，来自额皮质及其周围的传感数据在大脑特定区域，如右前脑岛、杏仁核和前后扣带回皮层被加工处理后，经传出神经达到膈肌和胸壁肌以调节呼吸频率和深度。主观上的呼吸困难被认为是传入激动与传出效应之间平衡破坏所致。

急性呼吸困难是在数分钟到几小时发生，其病因相对较少。而慢性呼吸困难的病因相对较多（表 23-1）。大多数急性呼吸困难通过病史及体检可以得到病因诊断。

慢性呼吸困难通常症状持续几周或更长，其病因多数为肺部疾病（哮喘、COPD 和间质性肺病）、心血管疾病（缺血性心脏病、慢性心衰和瓣膜疾病）和肥胖。通过患者主观描述很难判断呼吸困难原因，然而有些临床特征有助于判断病因（表 23-2）。哮喘性呼吸困难一般有环境诱发因素，如吸烟、冷空气或宠物皮毛。一个有吸烟史、季节性呼吸困难伴咳非脓性痰患者多为慢性支气管炎患者。呼吸困难伴喘息提示慢性阻塞性肺病，而肺水泡音、下肢水肿伴奔马律更有可能是心衰。

评估

通过病史及体格检查大约 2/3 患者可以诊断。除此之外还有一些常规检查可进一步缩小鉴别诊断范围。实验室检查中的生化常规和全血细胞计数可以排除慢性肾功能不全、贫血、代谢异常、白细胞增多的感染性疾病。如果怀疑甲状腺疾病可以查 TSH。

另一个重要指标是 B 型利钠肽（BNP）。BNP 由心室肌细胞产生，其水

表 23-1 急性呼吸困难病因	
病因	**相关临床表现**
心脏病因	
急性冠状动脉综合征	胸痛、心电图异常、生物标记物异常
急性失代偿心衰	肺水泡音和喘息
心律失常	心悸和心律快
心包压塞	心音遥远、奇脉
肺部疾病	
急性肺栓塞	胸膜痛、肺野清晰、低氧血症
吸入性肺炎	精神状态改变、右肺渗出影
哮喘恶化	哮喘病史、哮鸣音和低氧血症
COPD 加重	吸烟史、喘息、低氧血症
气胸	胸廓固定和气管偏移
神经疾病	
急性神经肌肉疾病	广泛性肌无力、前驱感染
重症肌无力、格林巴利综合征	神经疾病史
脊髓侧索硬化	
卒中	神经定位体征、精神意识状态改变
感染性疾病	
肺炎	发热、脓痰、白细胞数升高
脓毒血症	发热、休克低血压状态、血管扩张
代谢性疾病	
急性贫血	失血史、苍白
糖尿病酮症酸中毒	糖尿病、酸中毒、多尿
甲亢	震颤、体重减轻、甲状腺肿
食物中毒	进食史、呼吸性碱中毒、发绀
CO 中毒	CO 血红蛋白增加
有机磷中毒	
水杨酸中毒	
其他	
血管神经性水肿	唇、舌、声带水肿
异物梗阻	异物吸入史
惊恐焦虑打击	焦虑史

平升高提示心室张力增加；通常表示左心衰，但其他一些条件也可使心室张力增加，如心肌缺血、高血压性心脏病、右心室张力增加的肺栓塞。另外心脏

表 23-2　慢性呼吸困难常见原因

病因	临床特点
哮喘	明确的环境诱发因素、喘息、气流受阻、呼吸延长
COPD	吸烟史、慢性咳痰、喘息、气流受限
间质性肺病	环境暴露史、结缔组织疾病史、弥漫性细水泡音、低氧血症、浅速呼吸
心肌缺血	冠心病病史及危险因素、压榨性胸痛、心电图异常
心力衰竭	缺血性和结构性心肌病史、端坐呼吸、夜间阵发性呼吸困难、水肿
心瓣膜病	心脏杂音、端坐呼吸、夜间阵发性呼吸困难
肥胖或去适应性	体重增加、肥胖、无客观心肺疾病发现

收缩功能障碍的急性失代偿期也可升高。假如患者不是过度肥胖，BNP 水平正常（<100 pg/mL）可除外心衰诊断。肥胖可以降低 BNP 水平原因尚不清楚，因此在这种情况下 BNP 正常并不能完全除外心衰和其他心血管性疾病。BNP 显著升高（>400 pg/mL）强烈提示心衰。在 100~400 pg/mL 对诊断心衰相对无特异性，或许是由于其他心肺疾病如心肌缺血及肺心病。

初始评估还应该包括体表心电图、正侧位胸片和肺功能检查。心电图能提供心肌梗死前、活动性心肌缺血、心律失常、心房、心室肥厚等疾病的证据。胸片能提示肺气肿、胸腔积液、间质性肺病。肺功能检查有助于揭示早期肺部疾病呼吸困难的病因，缩小诊断范围。例如固定的胸腔外气道阻塞提示气道狭窄和胸内甲状腺肿，动态气流受阻提示哮喘和 COPD，限制性通气功能障碍提示间质性肺病和肥胖。通常同时进行便携式脉氧仪测试，如果肺功能异常伴低氧血症，需要行进一步肺功能检查，如肺总量、肺弥漫能力和用力肺活量等测试，评估限制性肺疾病、阻塞性肺疾病或呼吸肌无力等。如果临床表现、肺功能、胸片等强烈提示间质性肺病，就没有必要行胸部 CT 检查。

超声心动图：超声心动图是另外一个在慢性呼吸困难病因诊断中有用的工具。在经过询问病史及体格检查后疑诊心脏病患者，通过心电图检查可进一步证实诊断。对于经初步评估未明确原因的慢性呼吸困难，通过心电图检查可以排除隐性心脏疾病。超声心动通过无创方式综合评价心脏功能，借助 2D、3D 成像及多普勒效应，超声心动检查可以提供心室收缩、舒张功能、心室充盈压、心包疾病、肺动脉压等信息帮助诊断。

运动心肺功能测定（CPET）：适用于持续呼吸困难、没有明显心肺疾病原因，或者呼吸困难程度与目前疾病不匹配。CPET 与其他形式运动试验不同之处在于通过直接测量呼吸气体交换量来量化能量消耗。在标准化应激测试中，能量消耗可折合成 MET（代谢平衡式）用来粗略估量运动的持续时间和强度。MET 可以估计日常活动量（表 23-3），CPET 通过直接测量呼吸气体交换的方式量化活动量。在 CPET 测试中除了测量心率、血压、心电图外，受试者在一端连接气体分析仪的塑料管形闭合呼吸通路中呼吸，测定通气量、氧分压和呼出气二氧化碳分压。通过以上原始数据推算出分钟通气量（VE），氧耗量（VO_2）和二氧化碳产量（VCO_2）。氧耗量能很好地评估需氧运动，常常被用来区分单纯肥胖或去适应化（VO_2 正常）与心肺疾病患者（VO_2 减少）。CPET 试验采用逐渐增加脚踏板速度和倾斜度来保证持续一致活动度，用来适应更宽广范围的活动能力。CPET 测试中受试者氧耗量下降时的数据可用来估算需氧运动阈值和呼吸储备功能，并进一步区分心脏或肺脏原因引起的呼吸困难。

相关病例

参考病例 1（急性冠状动脉综合征 /STEMI），病例 2（急性冠状动脉综合征 /NSTEMI），病例 3（心源性休克），病例 6（急性主动脉瓣反流），病例 8（肥厚型梗阻性心肌病），病例 10（主动脉瓣狭窄），病例 11（房颤和房扑），病例 16（急性心力衰竭），病例 17（进展性心力衰竭），病例 19（慢性心力衰竭）。

表 23-3 日常活动与其估算代谢量

活动	能量需求(MET*)
看电视	1~2
性活动	2~4
爬楼梯（大于 2 层）	4~5
骑自行车（小于 10 英里 / 小时）	4~6
扫雪	6~8
登台阶（需氧）	8~10
单人网球	10~12
快跑（≥ 8 英里 / 小时）	13~15

注：*Metabolic equivalents.

思考题

23.1　85 岁老年女性患者,主因 1 年来逐渐增加的活动后呼吸困难来诊。患者诉最近步行 1 个街区或爬 1 层楼梯即出现明显气短,活动耐力下降,在从事较重活动后出现近乎晕厥症状,如从地下室搬动洗衣物品。既往史仅仅有骨质疏松症,目前口服维生素 D 和钙片,无吸烟史。体格检查在胸骨上段右缘可闻及收缩晚期 3~4 级粗糙杂音,第 2 心音减弱,杂音向颈部传导。双侧颈动脉搏动减弱。心电图显示窦性心律,左心室肥厚。生化常规、血细胞计数及胸片均正常。

接下来最合适进行哪一项检查?

A. 肺功能

B. 运动心肺功能试验

C. 超声心动图

D. BNP 检测

E. 颈动脉超声

23.2　一位 65 岁男性患者来诊,主诉近 6 个月来在日常活动情况下出现进行性活动后呼吸困难。既往史有高血压、消化性溃疡、吸烟大于 100 包 / 年,否认胸痛、端坐呼吸和夜间阵发性呼吸困难以及咳痰,但近 1 年体重中等程度减轻。体格检查可见患者消瘦体质,神志清,表情自然,有香烟味,无发热,血压正常,氧饱和度 92%。听诊双肺可闻及广泛呼气相哮鸣音,心音遥远,心脏未闻及杂音,下肢皮温正常,无水肿,心电图提示窦性心律, QRS 低电压,电轴轻度右偏。实验室检查包括 BNP 均在正常范围。就以上所知,你对患者除立即戒烟外接下来有何建议?

A. 呋塞米

B. 吸入溴化异丙托品和沙丁胺醇

C. 阿奇霉素

D. 美托洛尔

E. 肝素钠

23.3　一位 58 岁男性患者,因 6 个月来活动后气短来诊。主诉近期爬 1 层楼梯后即出现喘息,除此之外无其他症状。患者并无定期看病和规律服药史。患者是一位卡车司机,吸烟 25 年,每日 1 包,在 5 年前得知其兄诊断吸烟相关肺癌后戒烟。体格检查生命体征如下:血压 165/105 mmHg,脉搏 80 次 / 分,呼吸 16 次 / 分,氧饱和度 98%,体重指数(BMI)28kg/m^2。体检发现仅仅脚踝轻度水肿和颈静脉压 9 cmH_2O。心电图提示窦性心律,左心室肥厚。实验室检查基本正常，BNP 轻度偏高为 305 pg/mL。胸片提示心影增大，胸部未见异常。肺功能提示 FEV_1 轻度减低，FEV_1/FVC 正常，心脏超声提示 2 度舒张功能不全。

下一步最适合进行下列哪一项？

A. 胸部 CT 检查以除外间质性肺病

B. 开始以 ACEI 类和噻嗪类利尿剂治疗高血压性心脏病

C. 吸入溴化异丙托和沙丁胺醇联合治疗 COPD

D. 安排运动心肺功能试验（CPET）进一步评估呼吸困难

E. 心肌灌注显像除外冠心病

答案

23.1 C 心脏超声 此患者通过病史及检查拟断为重度主动脉狭窄，心脏超声可明确诊断，因此为最合适检查。肺功能检查最有可能是正常或者显示轻微的限制性通气功能障碍，这些改变在左侧心脏疾病引起的左心房高压患者中常见。心肺应激测试结果必定是 VO_2 氧耗量减少，基于患者的瓣膜性心脏病，这些对于确诊病因并无额外帮助。患者 BNP 水平不会显著升高，无助于诊断。而患者颈动脉阳性体征也是基于主动脉狭窄，单纯颈动脉狭窄并不能导致呼吸困难。

23.2 B 分析患者吸烟史和体格检查，基本可以确定是吸烟导致的肺气肿。戒烟是当务之急，吸入支气管舒张剂也是合适的。病史和体格检查并无心衰、缺血性心脏病、肺栓塞、肺炎等证据。

23.2 B 高血压心脏病的治疗。患者属于高血压病 2 期，有靶器官受累（左心室肥厚）和左心房压增加（舒张功能障碍），虽没有明显的心衰表现，但包括利尿剂在内的两药联合治疗高血压是恰当的。在胸片和肺部检查未见异常情况下，没有必要再行 CT 检查。同理，肺功能检查无阻塞性通气功能障碍情况下，不提示 COPD 诊断，因此也没必要吸入支气管舒张剂。高血压性心脏病完全可以解释患者呼吸困难，因此运动心肺功能试验（CPET）也没有必要。尽管有冠心病危险因素，并且心肌缺血也可导致呼吸困难，但患者无胸痛症状，在总体上更能用高血压性心脏病解释。

临床精粹

- 通过询问病史及体格检查，大约 2/3 的慢性呼吸困难患者可获得病因诊断。
- 对于非肥胖患者左心衰的诊断，BNP 小于 100 pg/mL 和大于 400 pg/mL，有着很好的阴性预测值和阳性预测值。
- 对于呼吸困难患者，正常心电图可以排除许多与之有关的心血管疾病。
- 运动心肺功能试验对于通过常规检查未明确呼吸困难原因者是非常有用的检查方法。

参考文献

Maisel AS. B-Type natriuretic peptide levels: diagnostic and prognostic in congestive heart failure. What's next? *Circulation.* 2002;105:2328–2331.

Milani RV, Lavie CJ, Mehra MR, Ventura HO. Understanding the basics of cardiopulmonary exercise testing. *Mayo Clin Proc.* 2006;81(12):1603–1611.

Nishino T. Dyspnoea: underlying mechanisms and treatment. *Br J Anaesth.* 2011;106(4):463–474.

Pratter MR, Curley FJ, Dubois J, Irwin RS. Cause and evaluation of chronic dyspnea in a pulmonary disease clinic. *Arch Intern Med.* 1989;149(10):2277.

病例 24

非心脏手术前心脏风险评估

患者女性，70 岁，因近期行髋关节置换术来我科进行术前心脏风险评估。既往史：高血压、糖尿病、慢性肾脏病、肥胖、骨关节炎。无心脏病史，否认胸痛、端坐呼吸、夜间阵发性呼吸困难（PND），但近 6 个月来有活动后轻度呼吸困难并逐渐加重，在髋部疼痛之前，她可以在没有外来帮助的情况下以缓慢的速度独自穿行一个城市街道。患者是退休教师，从不吸烟，偶有饮酒，无药物过敏史。服用药物包括阿司匹林、赖诺普利、美托洛尔、甘精胰岛素、瑞舒伐他汀、萘普生和多种维生素。体格检查：血压 152/82 mmHg，脉搏 78 次 / 分，呼吸 16 次 / 分，BMI40 kg/m^2。患者是一个白人肥胖女性，无颈动脉杂音或明显的颈静脉扩张，心脏听诊正常，双肺呼吸音清，双侧踝关节轻度水肿。心电图如下。实验性检查：Na^+ 135 mmol/ L，K^+ 4.1 mmol/ L，BUN 32 mg/ dL，肌酐 2.1 mg/dL，血红蛋白 10.5 g/ dL。

- 你如何评估患者手术的心血管风险？
- 再做什么检查将是有益的？
- 怎么做可以减少围术期心脏风险？

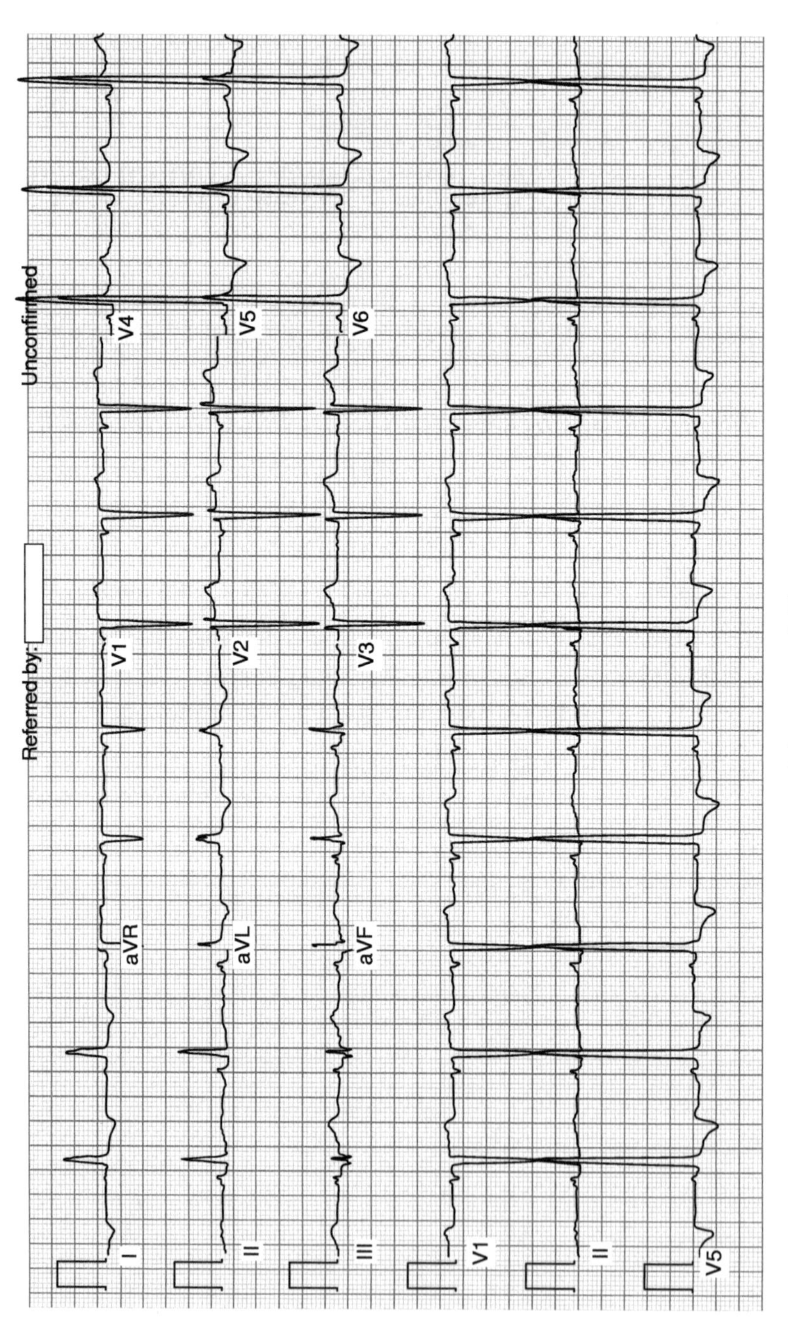
Referred by:
Unconfirmed
I
aVR
V1
V4
II
aVL
V2
V5
III
aVF
V3
V6
V1
II
V5

图 24-1 心电图。

病例 24 的解答：非心脏手术前心脏风险评估

摘要：该患者是一名 70 岁的肥胖女性，患有糖尿病和活动功能受限，拟行髋关节置换术。无心脏病史，否认那些强烈提示心血管状况的相关症状。然而，患者有 NYHA Ⅱ级呼吸困难，可能是简单地认为与不适应或肥胖有关，但是在妇女和糖尿病患者中呼吸困难也可以是一个“心绞痛相当”的症状。由于肥胖使体格检查受限，但这并不表明存在结构性心脏疾病或失代偿性心力衰竭。静息心电图显示非特异性 ST-T 改变，可能与左心室肥厚有关。最近的实验室评估证实存在 CKD4 期慢性肾脏病（肾小球滤过率 23mL/min）。

在这个病例中，我们将从医生的角度来回顾危险分层的过程，强调危险分层，是美国心脏协会和美国心脏病学院共同认可的方法。美国医师学院（ACP）和一批专业学术团体出版了术前风险评估管理指南，虽然这些指南在某些方面有所不同，但一般是一致的，它们之间的主要主题，如临床风险预测模型在指导使用无创成像和谨慎行术前冠状动脉血运重建方面非常重要。

- 围术期心脏事件风险：主要围术期心脏事件的风险。
- 额外的检查：心肌缺血的无创评估。
- 降低围术期心脏风险：优化血压控制。

分析

目的

1. 理解非心脏手术前危险分层的目的。
2. 知道围术期心血管风险增加的临床因素。
3. 回顾危险分层的过程，包括何时进行心肌缺血的影像学评估。
4. 理解围术期风险降低相关证据的局限性，包括 β 受体阻滞剂治疗和血运重建术。

注意事项

这名患者行髋关节置换术出现相关主要不良心脏事件的风险至少是中等，她有一些明确的缺血性心脏病的危险因素，由于她活动能力有限，无法在日常生活中诱发出心肌缺血导致的典型症状。值得关注的是，手术应激、疼痛、贫血和制动形成“诱因”，导致出现心血管并发症。从非侵入性的检查所获得的额外信息，用以评估心肌缺血，可以更好地风险分层，并帮助患者和外科医生进行决策。如果发现高危特征，则应推迟手术，进行更多相关检查；如果发现高危冠状动脉疾病，可以进行血运重建术。或者，没有找到患者相关的隐匿性缺血心脏病证据，可以进行手术，主要心脏不良事件风险小。危险分层的目的在于尽可能量化心脏不良事件发生的风险，进而评估手术是否能够获益。在危险分层的过程中也为心脏科医生提供使风险降低和医学优化建议的机会，患者血压控制尚不达标，如果在术前调整降压药物，可以使患者获益。

探讨：

术前危险评估

定义

修订后的心脏危险指数(RCRI)：前瞻性验证评分系统，包括6个临床风险因素，多因素分析发现这6个临床风险因素与心脏风险增加相关。

运动耐力：无协助下进行活动且无不适的能力；较差的运动耐力与增加主要不良心脏事件（MACEs）相关，风险大约增加2倍。运动耐力较差定义为无法达到4个代谢当量（MET），相当于不间断走4个街区或爬两层楼梯。

高危心肌缺血：无创成像研究提示严重左主干、左前降支近端或多支冠状动脉疾病存在时。例如，包括运动性低血压、明显的ST段偏移、左心室收缩功能下降、运动时左心室扩张以及成像时显示5个或更多的心肌缺血节段。

经皮冠状动脉介入诊疗术(PCI)：包括球囊成形术和支架植入术在内的冠状动脉血运重建方法。PCI提供了即时冠状动脉血运重建且风险相对较小，冠状动脉内支架置入术需要有效的抗血小板治疗，使用至少4周、最好是1年来预防支架内血栓形成。近期行支架手术和需要抗血小板治疗的患者进行非心脏手术，围术期治疗已成为医学领域的一大挑战。

双联抗血小板治疗：阿司匹林和第二种、更有效的抗血小板剂用于预防急性冠状动脉支架血栓形成。目前药物包括氯吡格雷、普拉格雷、替格瑞洛。

急性支架内血栓形成：突发的冠状动脉支架内血栓形成，通常由于未进行充分的双联抗血小板治疗或者是支架与冠状动脉贴壁不良造成。在围术期，由于暂停使用抗血小板药物和手术应激，会导致短暂的血小板活性增高及高凝状态，使患者发生支架内血栓，支架内血栓通常会造成心肌梗死，死亡率可达50%。

临床处理方法

概述

心血管风险评估和非心脏手术前的管理具有挑战性，其中，相对缺乏关于治疗是否对减少心脏风险、使患者获益的前瞻性数据，如冠状动脉血运重建和β受体阻滞剂治疗。因此，风险评估的重点是定义风险，使患者和外科医生可以权衡手术的风险，进而决定是否要做手术。术前访视还为心脏科医生提供了一个机会，即在手术前识别和治疗高危患者中没有诊断的心脏疾病和优化治疗已明确的心血管疾病，如心力衰竭、缺血性心脏病、高血压。下面将回顾由ACC/AHA指南推荐的一个分步评估术前风险的方法。

临床风险评估

和非心脏手术相关的心血管事件的风险可以归因于患者的具体因素和特定的外科因素。患者的具体因素包括主要心血管症状、体征、医学诊断，如心血管疾病的诊断或其危险因素和受限的功能状态。外科特定因素包括手术时间长短、失血量和血管内容量或血流动力学指标的波动如血压和心率。有严重心血管疾病症状的患者进行非心脏手术时，其在围术期心脏事件发生的风险明显增高。主要危险因素包括不稳定冠状动脉综合征、失代偿性心力衰竭、严重的瓣膜性心脏病和危险性心律失常。这种情况下，通常是适当延迟手术，积极妥善地处理心脏问题，但对防止死亡或重大残疾、需要急诊手术的高危患者例外，在这些患者中，手术后通常需要手术和心脏团队在重症监护病房中密切监测和护理。

无心脏危险因素的患者，在非心脏手术中发生心脏不良事件相关的风险仍然相对较高。在手术前筛查出这些患者很困难，因为他们可能没有明显的症状或先前诊断的心血管问题。20世纪70年代对接受非心脏手术患者进行了多元统计分析，确定了几个临床因素分别与术后心血管事件风险增加相关。在随后的几十年中，对变量进行随访并增加其他变量，创建了几个风险分层模型，如修订的心脏风险指数（RCRI）。RCRI包含了6个临床指标，以预测术后心血管事件。每个指标计1分，相加得出总分进行RCRI评估。RCRI作为一种风险因子的有效性，已经在非心脏手术患者中得到证实。对于多数非心脏手术患者，尤其是胸腹部手术，RCRI适用。对于整形手术，可能会高估手术风险，对于大血管手术，可能是低估风险。尽管如此，其实用性及简易性使其广泛用于术前心脏评估。

功能评价是评估风险的另一个重要因素。与功能正常的患者相比，那些功能减低的患者，其心脏风险可提高两倍。功能降低的定义是在不休息、没有协助的情况下穿越4个街区或者爬两层楼梯。这种运动水平相当于4个代谢当量（MET）。

手术特定风险是由手术的性质和需要进行手术的紧迫性决定的。低风险手术包括大多数的门诊手术、体表手术（皮肤和乳腺操作）、内窥镜手术、

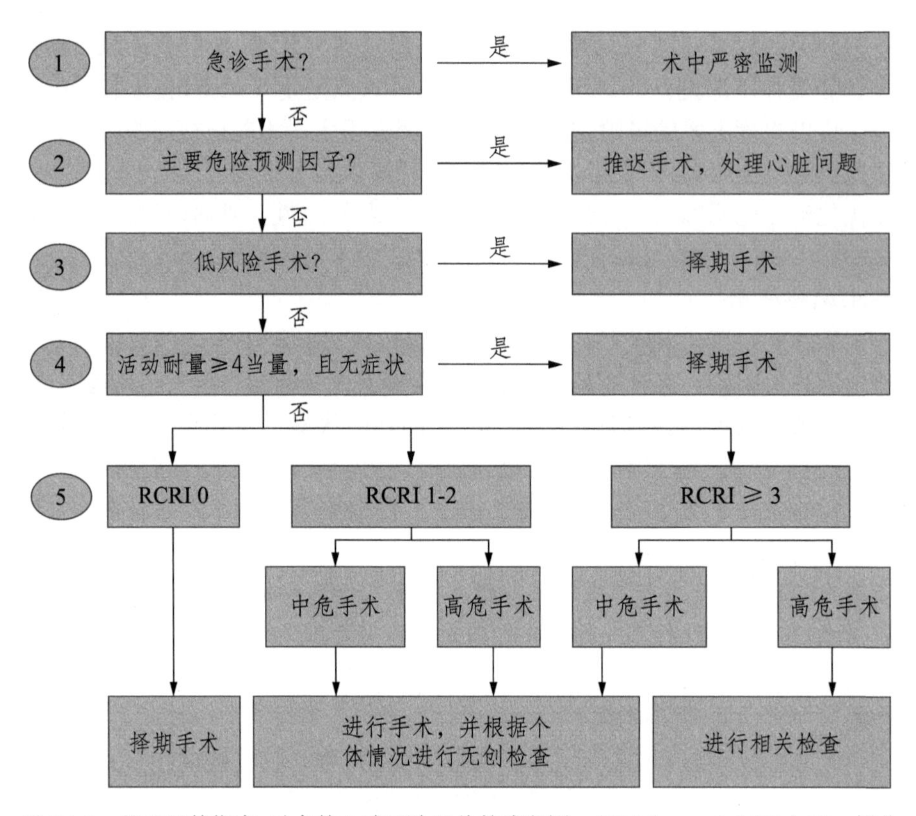

图24-2 基于目前指南，对术前心脏风险评估的流程图。（Fleisher et al. 2009.）OR，操作间；MET，代谢当量；RCRI，校正后的心脏风险指数。

白内障手术。这些操作死亡和非致死性心肌梗死的相关性风险为 < 1%，不需要术前检查或治疗。高风险手术包括主动脉手术、外周血管重建术（除颈动脉内膜切除术）和手术时间长并且易出现血流动力学不稳定和明显的体液转移的患者；这些操作进行风险评估，死亡或非致死性心肌梗死的风险 ≥ 5%，在紧急情况下进行手术也被认为是高风险。

非侵入性影像对风险的危险分层

临床风险评估后，许多患者手术相关不良心脏事件的风险是中度或高度，这些患者的风险各有不同，在这种情况下，需要更精确的风险评估来指导手术规划。例如，一个患者的 RCRI 评分 3 分而且功能较差，其进行疝修补术估计的死亡风险、非致死性心肌梗死或者非致命性心脏骤停的发生率在 3%~8%。多巴酚丁胺超声心动图正常，其风险在 1%~2% 范围，反之，多巴酚丁胺超声心动图高危结果，其风险 > 10%。由于这个原因，中度或高风险的

表 24-1　非心脏手术相关的主要心脏不良事件的预测与因素

临床预测因素	定义
既往心肌梗死病史	在过去 4~6 周发生心肌梗死
严重心绞痛	不稳定型心绞痛或 CCS 分级 3~4 级
代偿性心衰	NYHA 分级Ⅳ级 容量负荷性或充血性心衰的证据 新近诊断心衰
严重瓣膜性心脏病 重度主动脉瓣狭窄 重度二尖瓣狭窄 重度主动脉瓣或二尖瓣反流	AVA<1.0 cm², 平均跨瓣压力≥ 40 mmHg MVA<1.0 cm², 平均跨瓣压力≥ 10 mmHg 严重心衰
恶性心律失常	高度房室传导阻滞（Ⅲ度，Ⅱ度莫氏Ⅱ型） 室性心动过速 难以控制的心房颤动或房扑

注：AV，房室；AVA，主动脉瓣区；CCS，加拿大心血管学会；MVA，二尖瓣区；NYHA，纽约心脏协会。

表 24-2　非心脏手术相关心脏风险预测因子

风险因素	定义
高危手术	腹腔内，胸腔内，腹股沟以上的血管
缺血性心脏病	陈旧性心肌梗死或者运动试验阳性、CCS 分级 1~2 级 使用硝酸脂类药物 EGG 有病理性 Q 波
心力衰竭	心衰病史 LVEF 降低
糖尿病	胰岛素治疗
肾脏疾病	血清肌酐水平 >2 mg/dL
脑血管疾病	卒中病史或短暂性脑缺血发作

注：CCS，加拿大心血管学会；LVEF，左心室射血分数；RCRI，校正的心脏风险指数；TIA，短暂性脑缺血发作。[*Data from Lee TH, Marcantonio ER, Mangione CM, et al. Derivation and prospective validation of a simple index for prediction of cardiac risk of major noncardiac surgery. Circulation. 1999;100(10):1043.*]

表 24-3 校正的心脏风险指数(RCRI)

RCRI 分数	主要并发症		死亡率及致残率	
	发生率(%)	95% 可信区间	发生率(%)	95% 可信区间
0	0.4	0.05~1.5	0.4	0.1~0.8
1	0.9	0.3~2.1	1.0	0.5~1.4
2	6.6	3.9~10.3	2.4	1.3~3.5
≥3	11.0	5.8~18.4	5.4	2.8~7.9

注:CHB,完全性心脏阻滞;MI,心肌梗死;VF,室颤。
注:*"Major Complications" data were obtained from Lee et al. (1999); "Mortality and Morbidity" data were obtained from Devereau et al. (2005).*

患者,特别是那些功能较差的患者,可能会从非侵入性评估隐匿性心肌缺血中获益。

心肌缺血的无创性评估包括运动试验和成像研究,即通过采用药物诱发冠状动脉舒张或增加心率和收缩力。对可以安全运动的患者,运动试验优于药物激发试验,因为功能状态本身就是帮助对心脏风险进行预测。这些研究非常有帮助,可以结果正常或结果提示有高风险的冠状动脉疾病(左心室收缩功能降低,与左主、近端左前降支或三支冠状动脉疾病有关)。正常情况下,无创性缺血检查具有很好的阴性预测值,如果检查结果提示高风险,一般需要延迟手术,如果合适,可以进行冠状动脉造影和血运重建术。

检查结果异常但没有高风险特征,对术后心脏事件的阳性预测价值有限;与 RCRI 评估相比较,这些检查对风险水平的评估可能会或可能不会高于 RCRI。这种变化是由于检查结果异常本身所提示的风险水平的不同所致,所有的影像检查都有各自定义的假阳性率。例如,一个中等风险的患者,腺苷负荷心肌灌注提示心肌缺血在 2 个心节段,可能没有大的不良事件风险,因为这可能是一个假阳性,或者它可能是一个真阳性但表示有限的缺血,如果得到适当的治疗,不会发生大的围术期事件。

心肌缺血的无创性评估通常是超声心动图或核素显像单光子发射计算机断层成像(SPECT)或正电子发射断层扫描(PET)。哪种形式更好目前没有明确的共识,两种形式都可提供可比较的信息。超声心动图可以提供的信息,包括心脏瓣膜功能、心脏结构异常、肺动脉压,使临床发现这些疾病。临床上没有以下问题(如,没有杂音、不能解释的心力衰竭症状,或与肺高压一致的发现），常规静息超声心动图没有任何作用。

冠状动脉造影在非心脏手术前患者的危险分层中很少应用。但是现实中，术前冠状动脉血运重建术（经皮和手术）还没有证明可以减少围术期和术后主要不良心脏事件的风险（见下面的部分）。在术前风险评估的设置中，进行血管造影的总的原则是在术前危险评估时，询问患者是否有冠状动脉造影的指征，这应该是独立于他或她的外科评估。如果答案是"是"应当进行冠状动脉造影。

降低风险

一旦一个患者的主要不良心脏事件的风险已经确定，心脏病专家应该对减轻风险的方法提供适当的建议。这具有挑战性，因为常规治疗策略，如为减少术后心脏事件风险的血运重建和 β 受体阻滞剂相关的数据较少。更正确的是，对明确诊断心脏问题和危险因素的患者，可以通过仔细评估和适当的优化药物治疗来减少风险。

冠状动脉血运重建术

术前冠状动脉血运重建：在已经使用了适当药物治疗的患者中，症状与急性冠状动脉综合征或者严重心绞痛一致，术前进行冠状动脉血运重建是适当的。同样，无创检查提示高危的患者，可能从潜在的左主干或多支冠状动脉病变的血运重建中获益，所以血运重建也是适当的。然而，要排除术前心脏风险在正常范围的患者，因为很多患者无症状或无创影像结果提示风险较低。

虽然在运动试验异常或慢性稳定型心绞痛患者中，术前进行冠状动脉造影和血运重建术是明智的，但设计良好的前瞻性随机对照试验结果一致表明，在随机血运重建的患者中没有看到术后事件的获益。如前所述，非侵入性的影像学检查对于术后心脏风险的阳性预测值相对较差。许多慢性冠状动脉疾病的患者都有良好的侧支血液供应，对应激时心肌损伤提供血供。此外，随着现代麻醉技术和术后问题，如疼痛和血压升高的强化管理，患者可能不会经历使心肌氧需大量增加的情形。血运重建本身也可能增加手术的复杂性和危害，冠状动脉支架植入术的患者通常需要延迟手术和强制一段时间的双联抗血小板治疗（DAPT）。过早中断 DAPT 会减少手术出血的风险，但是会增加支架内血栓形成的风险。持续应用 DAPT 可以预防治疗支架内血栓形成，会增加围术期出血的风险。冠状动脉血运重建手术有其自身风险，通常也会延迟非心脏手术。

β 受体阻滞剂

β 阻滞剂治疗可以降低血压、心率和心肌氧耗量。β 受体阻滞剂治疗可以使多种心血管疾病患者明显受益，如缺血性心脏病、稳定型心绞痛、心力衰竭和心律失常，以及此类患者在非心脏手术前使用也有明确指征。由于这个原因，对于那些已经开始服用而且心率达到控制目标的患者来说，在围术期继续应用β阻滞剂治疗是合适的。

在无症状高危患者，根据前面提到的结果，β受体阻滞剂术前应用可以减少手术的风险。然而，当前的临床证据不支持那些没有使用β受体阻滞剂意向的患者常规使用β受体阻滞剂治疗。一系列临床试验证实，进行血管手术的高危患者，在围术期使用比索洛尔可以受益，然而，研究结果受到质疑，最终没有被认可。另外一个大规模随机试验，在使用美托洛尔治疗的患者中，术前给予琥珀酸美托洛尔以减低围术期心脏事件，但造成低血压及卒中的发生风险增加，这项试验的不良事件可能与术前使用大剂量的长效β阻滞剂有关。一个设计良好且真实、采用术前滴定β阻滞剂的试验，可能最终解决β阻滞剂的问题。但是，到目前为止还无循证证据表明β阻滞剂可以减少术后心脏事件的风险。

冠状动脉支架术后的外科手术

偶有一些近期行冠状动脉支架置入术但又需要外科手术的患者，虽然这些患者已行血运重建，但近期有PCI史的患者处于出血和围术期心肌梗死的风险，这分别是由于双重抗血小板治疗（DAPT）和支架内血栓形成所致。为减少支架内血栓形成的风险，目前的管理指南推荐支架术后至少12个月DAPT要不间断治疗。过早停止治疗与支架内血栓形成的风险增加相关，并且这种风险在围术期会放大，因此，为防止术后出血停用DAPT会造成支架内血栓形成的风险更高，这种风险呈时间依赖性，PCI术后6周内风险最大。支架的类型也很重要；需要较长时间的DAPT，因为与裸支架相比，药物洗脱支架需要更长的时间内皮化。支架血栓形成的确切风险是难以量化的，但众所周知，外科手术后支架内血栓形成是灾难性的，死亡率约为40%。

预防手术后支架内血栓形成，患者、心脏病专家和外科医生应充分对话，让参与各方清楚了解所涉及的风险。

从心脏角度来看，最安全的选择是在DAPT治疗情况下进行手术和接受潜在出血的风险，但致命或无法控制的出血的风险低。如果认为继续DAPT不安全，那么尽量在在PCI（裸支架置入后＞4周或药物洗脱支架置入后＞6个月）之后，然后服用低剂量阿司匹林，并在术前停止服用其他抗血小板药物。PCI术后不久就进行手术将带来管理方面的挑战；因为DAPT停用，这类患者往往需要住院治疗给与静脉短效抗血小板药物或抗凝治疗。这叫“桥接”治疗，是经验治疗并没有循证证据的支持。

相关病例

• 参见病例 1（急性冠状动脉综合征 /STEMI），病例 2（急性冠状动脉综合征 /NSTEMI），病例 3（心源性休克），病例 6（急性瓣膜反流），病例 8（肥厚型梗阻性心肌病），病例 10（瓣膜狭窄），病例 16（急性心力衰竭）和病例 17（进展性心力衰竭）。

思考题

24.1 下列这些因素都与非心脏手术患者围术期心脏事件的风险增加有关，除了（　　）。

A．陈旧性心肌梗死

B．心衰

C．胰岛素依赖性糖尿病

D．房颤

E．中度慢性肾功能不全

24.2 一位 60 岁的男性，因大量出血及低血容量性休克收入 ICU，有缺血性心脏病，既往陈旧性心肌梗死，左心室射血分数 30%，尽管规律服用药物，心绞痛分级仍为 CCS3 级。体格检查：皮肤苍白，心动过速，S_3 心音，双肺可闻及少量啰音。他的心电图显示窦性心动过速，下壁导联 Q 波和胸前导联 ST 段压低 2 mm。给予静脉输液，内窥镜提示一个巨大的十二指肠溃疡并且有一个血管有明显出血，用内镜治疗无法控制。需要进行普通外科手术，安排出血性溃疡的手术治疗，现在你去会诊并进行术前心脏风险评估。下列哪项建议更为合适（　　）。

A. 主要心血管并发症高风险，应立即进行手术。

B. 主要心血管并发症高风险，考虑术前行冠状动脉造影明确冠状动脉情况。

C. 主要心血管并发症高风险，考虑无创性心肌灌注显像评估手术前的缺血负荷。

D. 主要心血管并发症高风险，双倍剂量的卡维地洛，以降低心脏风险并进行手术。

E. 主要心血管并发症高风险，仅仅使用药物治疗。

24.3 以下哪一个关于非心脏手术前应力测试是最准确的（　　）。

A. 预测术后心脏事件，核素成像优于超声心动图。

B. 血管扩张剂灌注成像优于平板运动诱发心肌缺血。

C. 心肌缺血的无创检查对术后心脏事件有良好的阴性预测价值。

D. 在所有中等风险、功能较差的患者中，进行无创心肌缺血检查有助于更好进行危险分层。

E. 心肌缺血的非侵入性检查对术后心脏事件的发生有很高的阳性预测价值。

24.4　下列哪项临床表现不是术前预测非心脏手术心脏事件风险的？（　　）

A. Ⅰ度房室传导阻滞，PR 间期大于 230 ms

B. 主动脉瓣狭窄，瓣口面积 0.8 cm^2

C. 心力衰竭，伴有第 3 心音和肺部啰音

D. 冠心病，3 周前发作 NSTEMI

E. 房扑伴心室率 150 次 / 分

答案

24.1　D　心房颤动史。虽然不易控制心室率的房颤是一个主要的临床风险预测，但是房颤并不导致围术期心脏事件的风险增加。缺血性心脏病、心脏衰竭、胰岛素依赖型糖尿病、中度慢性肾脏病均与手术相关风险增加和修订的心脏风险指数特征相关。

24.2　A　主要心血管并发症高风险，立即进行手术。这名患者正经历一个消化道出血，进行内镜治疗已经失败，手术风险很高，由于失血过多肯定会增加手术相关的心脏死亡事件风险，甚至面临严重风险预测因素，如严重的慢性心绞痛、失代偿性心衰。冠状动脉造影没有意义，因为患者不适合进行经皮或手术方式的冠状动脉血运重建。无创影像学检查也没有意义，因为患者的心脏风险已经很明显，检查结果不会改变治疗策略。虽然 β 受体阻滞剂用于心衰和心绞痛的治疗，但此病例中禁止使用 β 受体阻滞剂治疗低血压休克的患者。避免外科手术可能会导致与出血相关的死亡率增加会大于心脏原因引起的死亡风险。

24.3　C　心肌缺血的无创性检查对术后心脏事件有良好的阴性预测价值。研究比较核素和超声心动图在评估缺血方面，两者没有表现出哪一个更优，但运动应激通常认为优于药物诱发。虽然许多中度风险、功能低的患

者可能会受益于额外的风险分层，如果结果有可能改变治疗策略，应该进行无创性检查，显然不是针对每个患者都这样处理，异常影像学检查对术后心脏事件的阳性预测值相对较差。

24.4　A　Ⅰ度房室传导阻滞，PR 间期大于 230 ms。高度房室传导阻滞是一个主要的临床危险标记，包括莫氏Ⅱ型Ⅱ度房室传导阻滞和Ⅲ度房室传导阻滞。重度主动脉瓣狭窄、失代偿性心力衰竭、心肌梗死和不受控制的快速性心律失常是临床主要风险特征。

临床精粹

- 临床风险评估工具，如经修订的心脏风险指数，可以对大多数患者准确估计心脏不良事件风险。
- 如果结果有可能改变治疗策略，应该对功能失代偿的中危患者或者是要进行手术治疗的高危患者进行心肌缺血的无创性检查。
- 当患者有一个单独、明确的适应证时，冠状动脉造影和血运重建就在这些患者中适用，独立于他们所需要的风险分层。
- 术前 β 受体阻滞剂治疗建议只用在有独立 β 受体阻滞剂治疗适应证的患者，剂量应调整至静息心率 60~70 次 / 分，但是应该避免低血压。
- 慢性心血管问题，如稳定型心绞痛、心力衰竭和心动过速，应在非心脏手术前进行优化药物治疗。
- 术后支架内血栓形成是冠状动脉疾病近期行 PCI 后、少见，但是是灾难性的并发症。

参考文献

Devereaux PJ, Goldman L, Cook DJ, et al. Perioperative cardiac events in patients undergoing noncardiac surgery: a review of the magnitude of the problem, the pathophysiology of the events and methods to estimate and communicate risk. *Can Med Assoc J.* 2005;173(6):627–634.

Fleisher LA, Beckman JA, Brown KA, et al. 2009 ACCF/AHA focused update on perioperative beta blockade incorporated into the ACC/AHA 2007 guidelines on perioperative cardiovascular evaluation and care for noncardiac surgery: a report of the American college of cardiology foundation/American heart association task force on practice guidelines. *Circulation*. 2009;120(21):e169.

Hawn MT, Graham LA, Richman JS, et al. Risk of major adverse cardiac events following noncardiac surgery in patients with coronary stents. *JAMA*. 2013;310(14):1462.

Lee TH, Marcantonio ER, Mangione CM, et al. Derivation and prospective validation of a simple index for prediction of cardiac risk of major noncardiac surgery. *Circulation*. 1999;100(10):1043.

McFalls EO, Ward HB, Moritz TE, et al. Coronary-artery revascularization before elective major vascular surgery. *N Engl J Med*. 2004;351(27):2795.

POISE Study Group; Devereaux PJ, Yang H, Yusuf S, et al. Effects of extended-release metoprolol succinate in patients undergoing non-cardiac surgery (POISE trial): a randomised controlled trial. *Lancet*. 2008;371(9627):1839.

病例 25

预防性心脏病学

患者老年女性，60 岁，由她的初级保健医生保健。这是她第二次拜访，她没有看过病。在以前的访问中她没有提过不舒服或症状，没有用过药物，并定期进行体育锻炼。她有明显的家族史，弟弟 50 岁时，因冠状动脉疾病需行外科血运重建术；20 世纪 70 年代中期，父亲死于充血性心力衰竭及相关并发症。患者不饮酒或使用毒品，但从 21 岁起，每天抽两三支烟。体格检查：心率 70 次 / 分，规整，坐位血压 148/90 mmHg，其余体检均无明显异常，还查了全面的代谢指标，包括空腹血脂。医生对患者的检查结果进行回顾，指出她的血清电解质、血糖、肝转氨酶、肌酐均在正常范围内，但空腹血脂异常。总胆固醇（TC）260 mg/dL，高密度脂蛋白（HDL）42 mg/dL，三酰甘油 135 mg/dL，并计算低密度脂蛋白（LDL）176 mg/dL。

- 最可能的诊断是什么？
- 最好的下一步诊断步骤是什么？
- 最好的下一步治疗是什么？

病例25的解答：

预防性心脏病学

摘要：一个无症状的60岁女性，有血脂异常且抽烟，已经证实这些风险是否与冠心病的发生有关。她有冠状动脉疾病的家族史，从而也增加了发病的风险。尽管她诊室血压（148/90 mmHg）处于高血压1期，但她没有症状并定期锻炼。

• 最可能的诊断：由于高脂血症与高血压没有予以治疗，也未戒烟，所以患冠心病的风险增加。

• 下一步诊断步骤：明确冠心病和主要心血管事件发生的风险。

• 下一步治疗：生活方式的改变包括健康饮食、规律性有氧运动、戒烟、中度或高强度的他汀类药物治疗。

分析

目的

1. 了解可干预与不可干预的冠心病发生的危险因素。

2. 能够预测由冠心病所致的主要心血管事件的风险。

3. 基于心血管疾病的危险因素所致，了解制定心肌梗死和死亡一级预防药物治疗的时机。

注意事项

这位无症状的60岁女性，有高脂血症、高血压及吸烟史，因此有3个冠心病的主要危险因素。鉴于她是一位女性，有明确的冠心病家族病史，冠心病的风险可以使用Reynolds风险评分，但由于这个模型需要超敏C反应蛋白（hs-CRP）测定，所以可以使用Framingham模型替代（见下文）。根据Framingham风险预测工具，她10年的冠心病风险是11%，联合治疗性的生活方式改变和中等或高强度他汀类药物治疗是有适应证的。此外，为降低收缩压和协助戒烟，应处方生活方式改变和（或）药物治疗。

探讨：冠心病风险增高的患者

定义

高脂血症：血液中任何或所有血脂 / 脂蛋白水平异常升高。

血脂异常：血液中脂类水平异常（过高或过低）。

一级预防：干预的目标是防止疾病的发生，从而减少疾病的患病率和发病率。

二级预防：干预的目标是从病程上对已诊断的疾病防止复发。

冠状动脉粥样硬化性心脏病（CHD）：心外膜冠状动脉及其分支动脉粥样硬化性疾病，表现为心绞痛、心肌梗死、心源性猝死和缺血性心力衰竭。

CHD 等危症：包括糖尿病、慢性肾脏疾病和非冠状动脉粥样硬化性疾病，如中风先兆、症状性颈动脉疾病、外周血管疾病和胸或腹主动脉动脉瘤。

他汀类药物治疗：HMG-CoA 还原酶抑制剂家族药物。他汀类药物降低低密度脂蛋白，并在许多大型、随机临床试验中证明，降低患心血管疾病或有心血管疾病风险患者的死亡和非致死性心血管事件风险。其获益优于其他降脂药物，获益的部分原因归因于“多效性”效应，尤其是减弱了系统性炎症。

临床处理方法

病因

一些可变和不可变的危险因素促进冠心病发生。不可变的因素包括年龄、性别和家族史。高血压、血脂异常、糖尿病、吸烟、肥胖和肾脏病等主要疾病是主要的可变危险因素。值得注意的是，在无高脂血症的患者中，心肌梗死和卒中的发生也占很大的比例，强调动脉粥样硬化性动脉疾病的发展是一个复杂和多因素的过程。因此，更多的研究集中在炎症增加、血栓形成及止血相关异常的危险标志物，如高敏 C- 反应蛋白（hs-CRP）、血同型半胱氨酸水平和脂蛋白（a）。将更新的风险标志物结合在一起的风险预测模型更经常被使用。

临床表现

既往史：按照病史将患者分为公开的或已知的心血管疾病患者和发生动脉粥样硬化风险增加患者。前组预防策略集中在二级预防和延缓疾病的进展。除了改变危险因素，二级预防的各种药物策略是基于疾病的性质和程度、之前的心血管事件和包括抗血小板药物的应用，阻断β-肾上腺素能系统的药物以及抑制肾素－血管紧张素－醛固酮轴的药物。

家族史和社会史在建立风险分析中具有重要意义，并在每次随访中对患者尝试戒烟的渴望与动机进行评估。

体格检查：体格检查可能完全正常，或者也有可能发现明显的冠状动脉与外周血管疾病的证据。听诊应在股动脉、肾动脉、颈动脉来识别杂音。要识别左心室功能障碍的体征，如颈静脉搏动增强，肺啰音，心尖搏动最强点的侧向位移以及杂音、额外心音。

治疗

风险评估：决定治疗决策的第一步是建立每个患者的风险分析。根据美国国家胆固醇教育计划专家组第三版制订的指南对成人（成人治疗组III或ATP III）高血胆固醇进行检测、评估及治疗，并对有2个或更多动脉粥样硬化危险因素的个体进行冠心病发生的风险评估。有几个既定的风险评估工具可供使用，其中Framingham和Reynolds风险计算器的网上形式被广泛使用：

http://cvdrisk.nhlbi.nih.gov/calculator.asp；

http://www.reynoldsriskscore.org

在Framingham模型中，风险评估是基于年龄、吸烟状况、血压、糖尿病、总胆固醇和HDL胆固醇水平。以最后得分评估10年冠心病风险，将患者分为为低（＜10%）、中（10%~20%）、高（＞20%）风险。Reynolds评分采用了Framingham模型中的所有风险因素，另外增加了家族中冠心病史提早发生（父母急性心肌梗死发生在年龄＜60岁）和超敏C反应蛋白（hs-CRP）。发展Reynolds评分系统，是为改善女性的冠心病风险评估，结果显示几乎一半的由Framingham模型认为是中等风险的女性，重新评估为高或低风险类型。

建立全球的低密度脂蛋白水平：国际胆固醇教育委员会（NCEP）目前推荐，提倡在确定每个患者的LDL-C目标之前，在模型基础上，使用风险因素组合并进行风险评估。有0个或1个危险因素的患者，LDL-C的目标水平是≤160 mg/dL；已知有冠心病或冠心病等危因素的患者，LDL-C的目标水平≤100 mg/dL；对于有两个或两个以上的危险因素，LDL-C的目标水平≤130 mg/dL，除非大约10年风险（通过确定的风险计算器）大于20%，在这种情况下，LDL-C的目标水平又应该≤100 mg/dL。

最近，美国心脏病学会（ACC）和美国心脏协会（AHA）发布了治疗胆固醇降低心脏事件的 2013 年指南。推荐是基于对先前公布的来自大于 24 个大型的一级与二级预防临床试验的再分析，这些临床试验是关于他汀类药物在高危患者中的优化使用。指南表述了一种靶目标的转换，即把目标从测定血中的 HDL 和 LDL 胆固醇水平，转移到在选择的患者中使用强化他汀类药物治疗，这些患者具有潜在的心脏事件风险（表 25-1）。

生活方式改变： 对于所有心血管病危险因素的患者，治疗性生活方式改变（饮食改变、减轻体重、定期有氧运动）是一个普遍的建议。与无规律锻炼的患者相比，规律锻炼的患者有较低的主要不良心脏事件和死亡率，应建议患者至少进行 150 分钟的中等强度的有氧运动，或每周 75 分钟的高强度有氧运动。

饮食改变应包括强调控制过多的热卡和饮食混合成分两部分，减少过多摄入饱和脂肪和简单的糖分。蛋白质的摄入量应该由坚果和瘦肉组成，尽可能把全谷物替换为更简单的碳水化合物。从强调这些基本特征出发，有许多心脏健康饮食供患者选择，如由国家心肺和血液研究所（NHLBI）提倡的阻止高血压饮食方法（DASH）（表 25-2）。

药物治疗

HMG-CoA 还原酶抑制剂是冠心病一级预防、低密度脂蛋白升高的基石药物，也被称为他汀类药物。众多的大型随机临床试验和荟萃分析表明，他汀类药物治疗可通过降低 LDL-C 效果，降低总死亡率和心血管事件的发生率，应该应用在所有的高危人群中，除非不能耐受不良反应。在低或中等风险的患者，使用他汀类药物需要个体化，并应就患者预期绝对风险减少进行讨论。有趣的是，有证据表明，尽管初始治疗前 LDL-C 水平低于目标水平，他汀类药物仍可能会降低相对健康、hs-CRP 水平升高个体的心血管事件发生率，虽然这概念仍存在争议。

表 25-1　患者可能从中等或高强度他汀类药物治疗中获益
患者有明确的心血管病
患者低密度脂蛋白胆固醇≥ 190mg/dL
40~75 岁的 2 型糖尿病患者且低密度脂蛋白胆固醇 70~189mg/dL
40~75 岁患者估计 10 年心脏事件风险≥ 7.5% 且低密度脂蛋白胆固醇 70~189mg/dL

[*Data from Stone NJ, Robinson J, Lichtenstein AH, et al. ACC/AHA Guideline on the Treatment of Blood Cholesterol to Reduce Atherosclerotic Cardiovascular Risk in Adults: a report of the American College of Cardiology/American Heart Association Task Force on Practice Guidelines (published online November 12, 2013). Circulation. doi:10.1161/01. cir.0000437738.63853. 7a.*]

表 25-2 阻止高血压饮食的例子

食物组	每天分量	分量的例子
全谷物	6~8	1 片面包 1/2 杯干麦片 1/2 杯米饭面食
蔬菜	4~5	1 杯生菜 1/2 杯其他蔬菜
水果	4~5	1 片中等量水果 1/2 杯干水果罐头 3/4 杯果汁
低脂乳制品	2~3	1 杯牛奶或酸奶 1.5 盎司奶酪
瘦肉，家禽，鱼	1~2	3 盎司不带皮
坚果，种子，豆类	4~5	1/2 杯煮熟的豆 1/3 杯坚果 2 汤匙葵花籽
脂肪和油	2~3	1 汤匙普通有和色拉酱 2 汤匙轻色拉酱
糖果和加糖	≤ 5 每周	1 杯低脂酸奶 1/2 杯冷冻酸奶 1 汤匙糖浆、糖或果冻

相关病例

• 参见病例 1（急性冠状动脉综合征 /STEMI），病例 2（急性冠状动脉综合征 / NSTEMI），病例 4（慢性冠状动脉疾病）和病例 5（外周动脉疾病）。

思考题

匹配对临床情况（问题 25.1~25.4）的干预（A~E）：

A. 开始他汀类药物治疗

B. 推荐生活方式改变的试验

C. 使用 Reynolds 风险计算器估计冠心病的长期风险

D. 增加他汀剂量

25.1　45 岁女性，发现总胆固醇升高，hs-CRP 正常，LDL-C 140 mg/dL，不抽烟，高血压 1 级，是否需要启动他汀类药物治疗。

25.2　60 岁女性，胰岛素依赖型糖尿病，最近与新的医生建立了保健。她最近的 LDL-C 水平为 110 mg/dL。最合适的管理步骤是什么？

25.3　50 岁女性，低密度脂蛋白 165 mg/dL，有 1 个冠心病的主要危险因素：1 级高血压。这名患者最初的管理策略是什么？

25.4　72 岁男性，初级保健医最近发现他有腹主动脉瘤，每天服用辛伐他汀 10 mg，无副作用，LDL-C110 mg/dL。下一个最好的管理步骤是什么？

答案

25.1　C　Reynolds 风险评分需要将性别与高敏 C 反应蛋白的水平考虑在内，在这个案例的风险评估中是一个很好的选择。

25.2　A　该患者有与冠心病等效的糖尿病，应该启动他汀类药物治疗，低密度脂蛋白目标水平 <100 mg/dL，优化目标＜ 70 mg/dL。

25.3　B　该患者有 0 或 1 个主要危险因素，低密度脂蛋白目标水平≤ 160 mg/dL。如果低密度脂蛋白在 160~190 mg/dL，改变生活方式是一个合理的初始管理策略。

25.4　D　该患者有 1 个冠心病等效的风险（腹部动脉瘤），他的 LDL-C 的目标应该≤ 100mg/dL，因此他汀类药物的剂量应该增加。

临床精粹

- 冠心病的一、二级预防应包括改变生活方式以及与患者的积极对话。
- 患者有 2 个或 2 个以上主要危险因素和 10 年冠心病风险 > 20% 需要治疗，类似于有 1 个冠心病的等效危险因素。
- 吸烟是一个有意义、可改变的危险因素，在对每个患者的诊治中，都应对患者戒烟的渴望进行评估。
- 在选择的高风险心脏事件的患者中，降低胆固醇以减少心脏风险重点在使用中 - 高强度的他汀治疗。

参考文献

National Cholesterol Education Program (NCEP) Expert Panel on Detection, Evaluation, and Treatment of High Blood Cholesterol in Adults (Adult Treatment Panel Ⅲ). Third Report of the National Cholesterol Education Program (NCEP) Expert Panel on Detection, Evaluation, and Treatment of High Blood Cholesterol in Adults (Adult Treatment Panel Ⅲ) final report. *Circulation*. 2002;106:3143.

Reiner Ž. Statins in the primary prevention of cardiovascular disease. *Nat Rev Cardiol.* 2013;10:453.

Ridker PM, Buring JE, Rifai N, et al: Development and validation of improved algorithms for the assessment of global cardiovascular risk in women: The Reynolds risk score. *JAMA*. 2007;297:611.

Ridker PM, Danielson E, Fonseca FA, et al: Rosuvastatin to prevent vascular events in men and women with elevated C-reactive protein. N Engl J Med. 2008;359:2195.

Stone NJ, Robinson J, Lichtenstein AH, et al. ACC/AHA Guideline on the Treatment of Blood Cholesterol to Reduce Atherosclerotic Cardiovascular Risk in Adults: a report of the American College of Cardiology/American Heart Association Task Force on Practice Guidelines [published online November 12, 2013]. *Circulation*. doi:10.1161/01.cir.0000437738.63853.7a.

Wilson PW, D'Agostino RB, Levy D, et al. Prediction of coronary heart disease using risk factor categories. *Circulation*. 2013;97:1837.

病例 26

成人先天性心脏病

女性患者，30 岁，主诉渐进性呼吸困难、端坐呼吸、疲劳 6 个月。既往史为出生后不久就需要做手术的"先天性心脏病"，但未能提供额外细节。手术是在另一个州进行，没有记录。否认其他病史及服用药物史，也无吸烟、饮酒或非法药物史。家族史无特殊。生命体征如下：血压 105/80 mmHg，心率 100 次 / 分，呼吸频率 16 次 / 分，BMI 22 kg/m^2，室内空气下氧饱和度 92%。消瘦，发育良好，胸骨切开瘢痕愈合。45° 卧位时 8 cm 颈静脉怒张，胸骨左缘闻及Ⅲ / Ⅵ级全收缩期杂音伴 S_3 奔马律。心尖搏动未移位。肺底部闻及粗湿啰音，双下肢温暖伴 1$^+$ 凹陷性水肿。心电图示：窦性心律，完全性右束支传导阻滞。胸部 X 线片示：前正中切口，间质水肿，双侧胸腔积液，心脏扩大。超声心动图显示：左心室大小和收缩功能正常，二尖瓣功能正常。因为伪差和肋间隙狭窄右心室显示欠佳，大血管附近用连续波多普勒似乎探测到某种程度的三尖瓣反流信号，不确定来源。

- 最可能的诊断是什么？
- 下一步最好的诊断步骤是什么？
- 下一步最好的治疗是什么？

病例26的解答：

成人先天性心脏病

摘要：该患者具有失代偿性心力衰竭的症状和体征。她的体格检查提示三尖瓣反流和双心室衰竭，但其超声心动图提示左心室正常，右心室显示欠佳。此患者有明显的心脏手术史，用以治疗先天性心脏病，但其先天性心脏问题的确切性质及其手术尚不清楚。在这种情况下，心脏磁共振成像可以提供帮助，因为它可以提供影响治疗的解剖和功能信息。常规治疗心衰是合理的第一步。

- 最可能的诊断：先天性心脏病手术治疗后心力衰竭患者。
- 下一个诊断步骤：心脏磁共振成像。
- 下一个治疗步骤：仔细调整心衰治疗。

分析

目的

1. 学习成人先天性心脏病的流行病学。
2. 了解成人先天性心脏病的病理生理学。
3. 认识成人先天性心脏病的症状。
4. 认识未经治疗成人先天性心脏病的结局。

注意事项

此患者有童年时复杂先天性心脏病的外科手术史，成年后出现心力衰竭。此种情况在成人心血管医学中日益普遍，并且因为患者对原始疾病不知晓或不知如何注册登记，这是医生所面临的一个主要挑战。

探讨：

成人先天性心脏病的解决方法

定义

先天性心脏病：出生时即出现的心脏和（或）大血管的结构和功能异常。先天性心脏病的可能原因包括遗传和子宫内风险。

分流分数：Qp/Qs；肺循环与体循环血量之比，用来评估心内分流的严重程度。Qp/Qs可以通过多普勒超声心动图、有创血氧仪或心脏磁共振成像检测。

发绀型心脏病：缺氧血液绕过肺部进入体循环的发绀型先天性心脏病亚

型，包括法洛四联征、右位型大动脉转位和艾森曼格综合征。

艾森曼格综合征：定义为在体循环和肺循环系统之间存在先天性通道时，肺血管阻力增加和发绀的综合征。它往往是先天性心脏分流未治疗的结果。

临床处理方法

概述

在美国约 0.8% 的出生存活婴儿合并先天性心脏疾病，不包括二叶主动脉瓣异常。婴儿期和儿童期手术和技术的发展显著改善了先天性心脏病婴儿和儿童的生存率。在 20 世纪 60 年代成年前先天性心脏病患者的死亡率为 85%，到 2010 年成年前先天性心脏病患者的生存率为 85%。在美国，先天性心脏病的成年人超过 100 万。

在儿童期诊断出先天性心脏病的成人患者经过姑息或手术矫正，疾病史可能更加复杂。到成年期，这些患者往往存在与他们以前手术相关的问题，如导管狭窄、瘢痕相关的心律失常或右心室或三尖瓣不能适应全身压力。相比之下，在成年期诊断的先天性心脏病患者病情可能更简单，可有症状，也可无症状，偶然发现。

过去的几十年间，复杂先天性心脏病的外科手术治疗一直在发展进步，同样的先天性疾病在不同年代的处理可能就有显著的不同。同时，许多复杂先天性心脏病的病例都是独特的，外科手术为了解决其他病变往往偏离了指南。

高质量的心脏成像对成人先天性心脏病采取适当的治疗是非常重要的。心脏核磁成像（cMRI）已成为大多数患者成像研究的选择。cMRI 对于量化右心室的大小和功能及客观评价分流和手术导管的血流特别有用。cMRI 也提供患者的详细心脏解剖，当缺乏明确医疗记录时填补一些病例的“历史空白”。对于简单些的病变，经食管超声心动图（TEE）和计算机断层显像（CT）在指导诊断和治疗中发挥着更大的作用。

先天性狭窄

二叶式主动脉瓣是最常见的成人先天性异常，发生率约占所有存活婴儿的 1%。男性多于女性，可以是自发突变，也可是常染色体显性遗传疾病。50% 的二叶式主动脉瓣患者常并发升主动脉动脉瘤样扩张，原因可能包括血流动力学因素（主动脉血流偏心、湍流）和遗传因素（早期凋亡、中层变性）。二叶式主动脉瓣病变常并发其他左心狭窄病变，5%~10% 为主动脉缩窄。

顾名思义，二叶式主动脉瓣有两个主动脉瓣而非正常的三瓣。二叶式主动脉瓣较正常瓣膜容易早期发生退行性变，最常见的并发症是主动脉瓣狭窄，高峰发病年龄在60~79岁。主动脉瓣狭窄合并闭合不全罕见。年轻患者的二叶式主动脉瓣往往是超声心动图检查时偶然发现，而老年患者可能由于出现劳力性呼吸困难或胸痛症状而确诊。有症状的二叶式主动脉瓣功能障碍患者的治疗方法是瓣膜置换。重度二叶式主动脉瓣狭窄或闭合不全的患者，如果主动脉最大内径超过4.5cm应进行升主动脉置换。

每10 000个活产婴儿约4个患有主动脉缩窄，约占所有先天性心脏缺陷的5%，常并发二叶式主动脉瓣，约半数主动脉缩窄患者合并二叶式主动脉瓣。主动脉缩窄与特纳综合征密切相关。主动脉缩窄的确切原因尚不清楚，但发病机制涉及胎心管组织到胸主动脉壁的异常迁移。缺损部位发生中层增厚和内膜增生，通常是在动脉韧带附着处（图26-1）。某些炎症如多发性大动脉炎甚至严重主动脉粥样硬化导致获得性缩窄很少见。

成人主动脉缩窄的最常见症状是重度高血压。未经治疗的主动脉缩窄可导致与重度高血压和左心室后负荷增加相关的并发症，如中风、心力衰竭、主动脉瓣功能不全、主动脉夹层。典型体征包括上肢高血压伴股动脉搏动延迟，而下肢血压低或测不到。主动脉缩窄可经影像学检查，包括超声心动图、

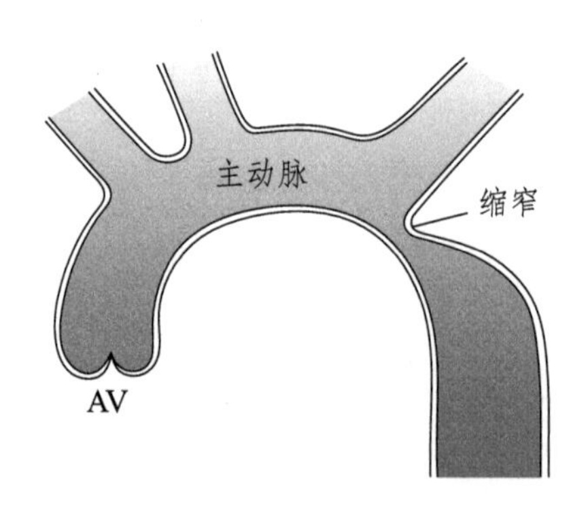

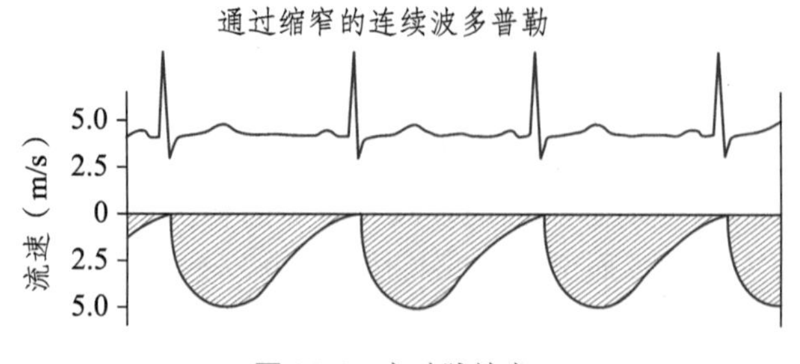

图26-1　主动脉缩窄。

增强 CT 扫描或磁共振成像诊断。特异的胸部 X 线征象包括“3”字征：突出的主动脉近端隆起，远端缩窄处，由肋间侧支血管形成的侵蚀肋骨切迹（图 26-2）。治疗包括手术，但最近几年经皮扩张支架置入术已越来越普遍。如果收缩期缩窄梯度超过 20 mmHg 或者缩窄周围侧支循环明显，建议治疗干预。

肺动脉狭窄是一种常见的先天性异常，大约占所有先天性心脏病儿童的 10%。狭窄可位于瓣膜本身，或瓣上或瓣下狭窄。肺动脉瓣狭窄在儿童时期是一个良性过程，常在成年后诊断。肺动脉狭窄的症状与瓣口两端的压力梯度相关，包括运动不耐受和右心衰竭。治疗建议球囊扩张术，指征为：无症状的患者多普勒峰值梯度 >60 mmHg 或平均压力梯度＞ 40 mmHg，有症状的患者推荐行介入治疗的峰值梯度、平均压力梯度分别是 50 mmHg 或 30 mmHg。

先天性分流

房间隔缺损是成人第二常见的先天性心脏病，位列二叶式主动脉瓣之后，是由于房间隔形成异常或成年期正常间隔分隔失败所致。胎儿心房间隔

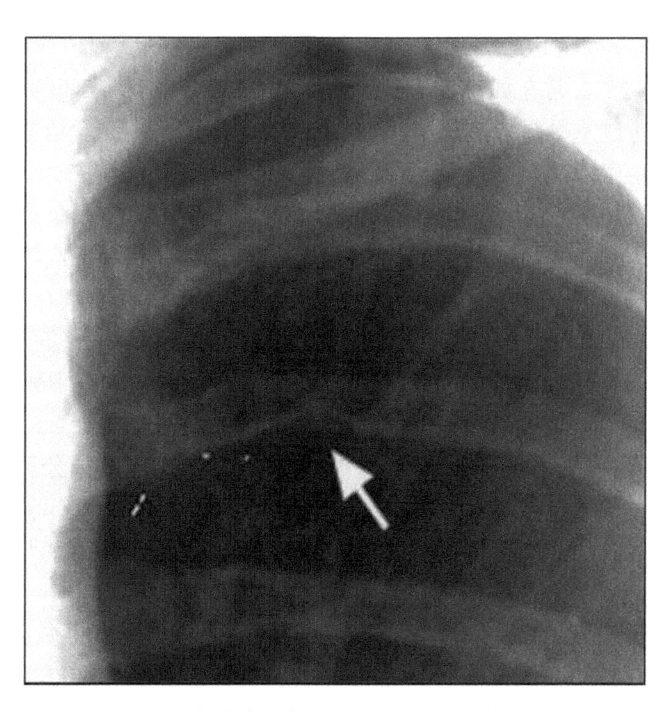

图 26-2　主动脉缩窄患者肋骨后切迹（箭头示）。

分为两个独立的膜，直接把胎盘氧化的血从下腔静脉输送到左心房。这些膜在出生时融合，引导静脉血流通过右心。在某些情况下隔膜形成不完全，出生后残留残余“孔”，即房间隔缺损（ASD）。在其他情况下，正常房间隔膜在出生之后分开，导致卵圆孔未闭（PFO）。房间隔缺损常由于其他原因行心脏影像学检查时被发现，

每1000个活产婴儿中有1个发生房间隔缺损。间隔中部（继发孔型）缺损最常见，但也有靠近房间隔基底（原发孔型ASD）、腔静脉（静脉窦缺损）及冠状窦的缺损。继发孔型房间隔缺损常独立存在，而原发孔型房间隔缺损常并发心内膜垫缺损及21-三体综合征。静脉窦型房间隔缺损常合并肺静脉异位引流至右心房和腔静脉。房间隔缺损的主要问题是左向右过隔分流，分流可使右心的压力和容量超负荷，导致肺动脉高压、右心衰竭与艾森曼格综合征。

经胸或经食管超声心动图或心脏磁共振成像可诊断房间隔缺损，也可以量化分流。房间隔缺损闭合术是适当治疗，指征为：肺与体循环血流量比>2∶1或患者有明显的右心室负荷过重的证据。闭合术可行心脏外科手术进行，也可经导管封堵器关闭，但是，从技术原因来讲，封堵器封堵仅限于继发孔型房间隔缺损。

卵圆孔未闭（PFO）是一更为常见的心脏疾病，在所有超声心动图检查的发现率为25%，常在如Valsalva动作后被发现。卵圆孔未闭的分流通常轻微，右心负荷过重罕见，卵圆孔未闭与中风之间的关系不完全清楚，但有一种理论认为，在房间隔之间可能形成小血栓，随后栓塞，卵圆孔未闭也与偏头痛相关。目前，外科手术或封堵卵圆孔未闭的指征还存在争议，但通常认为，卵圆孔未闭患者经过适当的药物治疗后仍然发生相关症状是恰当的指征。

室间隔缺损（VSD）是第三大常见的成人先天性心脏病（在二叶主动脉瓣和房间隔缺损之后），更常见于儿童，很多可自发闭合。室间隔缺损可发生在室间隔的任何部分，但膜部缺损最常见，大约10%的室间隔缺损发生在肌部，5%位于左、右心室流出道。小的室间隔缺损（直径＜0.5 cm）由于快速血流可产生响亮的收缩期或连续性杂音。小的室间隔缺损分流量小，通常无症状，较大的室间隔缺损产生柔和杂音，但分流量较大。室间隔缺损的主要问题是肺循环容量负荷过重，发展为肺动脉高压。症状包括劳力性呼吸困难、运动不耐受及水肿。

手术或封堵的指征是：分流分数≥2∶1，有左心室容量负荷过重的证据，或患者有心内膜炎病史。如果有证据表明肺血管阻力增加但可逆，分流分数≥1.5∶1时，也可以考虑闭合。修复通常是通过心脏手术，然而，某些

选择性的膜部室间隔缺损患者，经导管封堵器封堵也是一个选择。

动脉导管未闭（PDA）是指连接胎儿主肺动脉与主动脉弓之间的血管导管闭合失败（图 26-3）。在出生时，动脉导管通常关闭，成为动脉韧带。动脉导管未闭常是成人的一个孤立缺陷，女性多于男性，症状一般与分流程度相关，与房间隔缺损和室间隔缺损患者症状相似，即，劳力性呼吸困难、端坐呼吸，肺动脉高压的症状也是一致的。经皮闭合是有症状动脉导管未闭成人患者的首选治疗。

艾森曼格综合征是很严重的并发症，定义为体－肺循环连接、肺动脉高压和发绀三联征。艾森曼格综合征通常是先天性左向右分流患者的终末期并发症。左向右分流增加肺血流，引起肺动脉的细胞和结构发生变化，导致肺血管阻力增加和肺动脉高压。未治疗的艾森曼格综合征患者，最终肺动脉压力超过体动脉压，导致分流逆转。右向左分流引起严重的低氧血症、发绀，导致疲乏、终末器官衰竭，最后死亡。

室间隔缺损占所有艾森曼格综合征病例的 1/3，其次是房间隔缺损。艾森曼格综合征的风险与分流大小和肺血流的增加量成正比。但是，大多数我

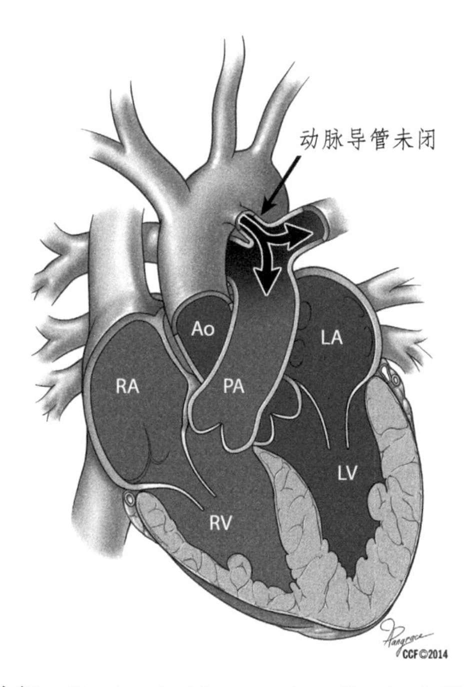

图 26-3　动脉导管未闭。*(Reprinted with permission, Cleveland Clinic Center for Medical Art & Photography © 2014. All Rights Reserved.)*

们对于关于艾森曼格综合征的了解来自于对已经确诊患者的观察，在艾森曼格综合征进展过程中所涉及的事件仍不能很好地描述。

艾森曼格综合征患者症状多样，包括疲劳、晕厥、呼吸急促。体格检查显示中心性发绀、杵状指、右心室隆起、P_2 明显甚至可触及。颈动脉 V 波明显、胸骨左缘收缩期杂音提示相关的三尖瓣反流。严重的艾森曼格综合征可以产生右心室衰竭，包括外周水肿、腹水、肝大。

艾森曼格综合征的治疗主要是支持治疗。由于死亡率接近 50%~70%，怀孕是绝对禁忌，女性艾森曼格综合征患者应劝告避孕或手术绝育。艾森曼格综合征患者应避免脱水、负重锻炼、外周血管扩张剂治疗、贫血。艾森曼格综合征常见红细胞增多症，放血用盐水置换以防止脱水对有症状的高黏血症患者有益。有数据显示，肺血管扩张剂治疗可改善艾森曼格综合征患者的生活质量。心肺联合移植是适宜患者的选择。与普通人群相比，艾森曼格综合征患者预期寿命减少约 20 年。

复杂先天性畸形

大动脉转位（TGA）的特点是心室和大动脉间的连接关系不协调。在 D 型转位（D-TGA、右旋 TGA），心房和心室是正常的，但心室和动脉连接不一致（图 26-4），导致肺循环和体循环床分离、无联系。D 型大动脉转位发生率为每 10 000 个活产婴儿中有 3~4 人，占全部先天性心脏病的 3%。这是一种致命的疾病，直到几十年前，科技的发展允许混合右侧和左侧的循环系统，即前列环素 E1 保持动脉导管开放，球囊房间隔造口术生成房水平分流。一旦稳定，婴儿可以进行更明确的外科修复。在没有其他主要先天性缺陷的患者，治疗选择动脉调转手术（图 26-5）。在动脉调转手术前，患者接受的是心房调转手术（Mustard 或 Senning 手术）。这些手术涉及创建一个心房内挡板直接使脱氧血从静脉循环进入左（静脉）心室（图 26-6）。挡板还将肺静脉血引导至右（体）心室。心房调转手术消除低氧血症但不消除心室 - 动脉连接不一致，往往会导致在以后生活中的问题。对于 D 型大动脉转位患者和大型 VSD 和肺动脉狭窄或闭锁的患者，通常进行 Rastelli 手术。此手术是创建一个挡板分流从 VSD 进入主动脉的氧合血，并使用一个合成的管道连接右心室和肺动脉。

L 型转位（L-TGA，左旋 TGA）也称之为矫正型的大动脉转位。L 型大动脉转位发生率为每 10 000 个活产婴儿少于 1 人，少于全部先天性心脏病的 1%。此疾病心房和心室之间、心室和大动脉之间连接不一致（图 26-7）。因此，静脉血通过肺静脉进入体循环的通路正常，但左心室是静脉心室，而右心室是体循环心室。

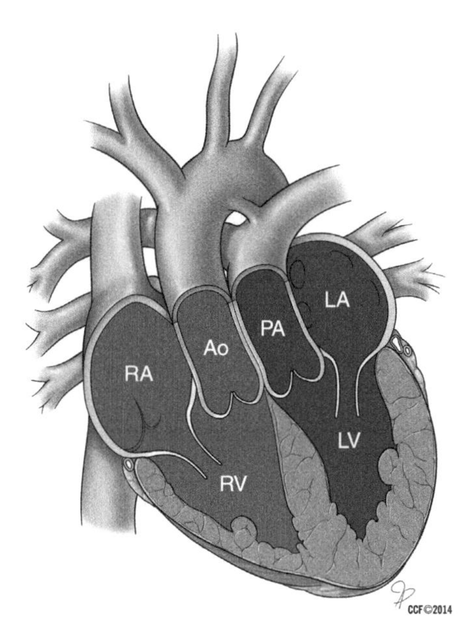

图 26-4　D 型大动脉转位(D-TGA)。右心房(RA)和右心室位置正确,但主动脉(AO)通过 RV 充盈。左心房(LA)和左心室(LV)位置正确,但肺动脉(PAPA)通过左心室充盈。*(Reprinted with permission, Cleveland Clinic Center for Medical Art & Photography © 2014. All Rights Reserved.)*

成功行动脉调转手术的患者通常预后良好。行心房调转手术的患者常出现右心室衰竭,当对抗全身血管阻力时这是一个机械缺点,这也是 L 型大动脉转位患者的一个问题。房性心律失常也是心房调转手术常见的并发症。挡板狭窄也会发生,导致上腔静脉和(或)肺静脉阻塞。这些并发症的治疗同没有先天性心脏病的心衰和心律失常的治疗类似,挡板狭窄有时可以进行球囊扩张,难治性心力衰竭患者,可以考虑先进的技术,如心室辅助设备和移植。

法洛四联征(TOF)的定义是肺动脉狭窄、室间隔缺损、主动脉骑跨和对称性右心室肥厚共存(图 26-8)。法洛氏四联征的发生率为每 10 000 个活产婴儿 4 人,约占全部先天性心脏病的 4%。虽然法洛四联征定义为 4 种心脏异常,但仍经常合并其他先天性缺陷,如冠状动脉起源异常、动脉导管未闭和右位主动脉弓。法洛四联征的主要病变是右心室流出道的血流动力学(RVOT)梗阻,其严重性决定患者是否发绀。法洛四联征的室间隔缺损通常大而不受限制,所以左、右心室压力很少有差异。心室流出血液直接通过任

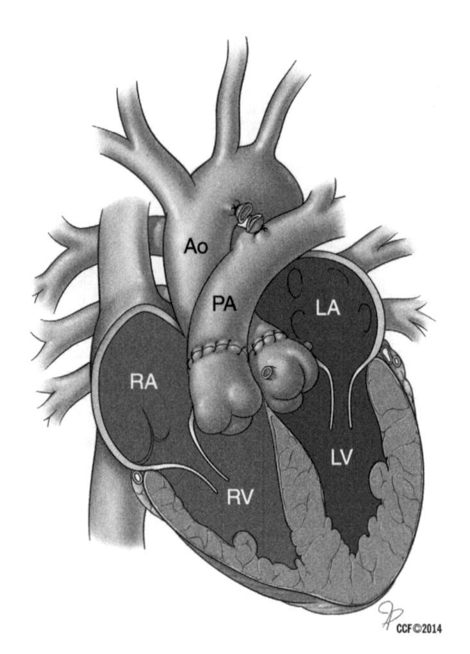

图 26-5 D型大动脉转位调转手术。图示右心房(RA),右心室(RV),左心房(LA),左心室(LV)主动脉(AO)和肺动脉(PA)。*(Reprinted with permission, Cleveland Clinic Center for Medical Art & Photography © 2014. All Rights Reserved.)*

一具有较低的阻力血管(主动脉或肺动脉)流出。如果主动脉血管阻力较高,患者将有左向右分流而不会发绀,如果肺血管阻力较高,患者右向左分流而发生发绀。根据诸如血管扩张和右心室流出道的收缩力程度因素,右心室流出道梗阻也可变化引起阵发性发绀。

大多数法洛四联征患者接受手术修复是在出生的第一年内。确定的修复术是解除右心室流出道梗阻(RVOT 扩大)、分离体循环和肺循环(VSD 闭合)和保留肺动脉瓣的功能(图 26-9)。肺动脉瓣环小的患者未放置跨瓣环补片是不可能扩大右心室流出道的,这可能会导致严重的肺动脉瓣反流。老年法洛四联征患者应接受了姑息性分流术,而不是彻底的修复术。Blalock-Taussig 分流术是由在无名动脉或锁骨下动脉和肺动脉之间创建管道以维持肺循环内的血流。

有法洛四联征病史的成年人会发生与其手术相关的并发症。肺动脉瓣反流是一种常见的问题,严重时可导致右心功能不全。在这种情况下,可能需要外科手术或经皮肺动脉瓣置换。快速型心律失常是另一个主要问题,特别是起源于改良后右心室流出道的室性心动过速。姑息分流术治疗的患者

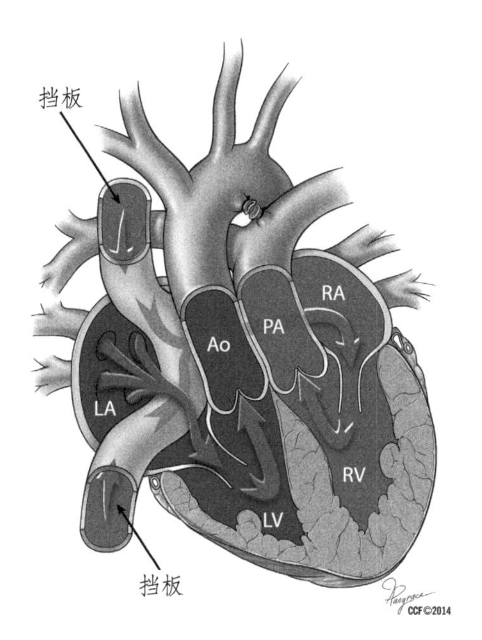

图 26-6　D 型大动脉转位的心房调转手术（Mustard 手术）。解剖性右心室（位于右侧）作为系统泵。腔静脉血流通过一个挡板被引流到右心房（箭头示）。图示右心房（RA），右心室（RV），左心房（LA），左心室（LV），主动脉（AO）和肺动脉（PA）。*(Reprinted with permission, Cleveland Clinic Center for Medical Art & Photography* © 2014. *All Rights Reserved.)*

可能会出现锁骨下动脉盗血的症状。

埃博斯坦畸形是一种先天性心脏病，累及三尖瓣与右心室。发生率大约为每 20 000 的活产婴儿有 1 人，与母体接触锂相关。埃博斯坦畸形的三尖瓣瓣叶长而畸形，前叶呈“船帆样”。瓣叶向右心室心尖移位，右心室的近端部分“心房化”，限制了功能右心室至心尖或右心室流出道。埃博斯坦畸形的三尖瓣反流严重，许多病例合并房间隔缺损，其他合并疾病包括室间隔缺损、动脉导管未闭、主动脉缩窄和肺动脉流出道梗阻。

埃博斯坦畸形的成年人可由于心律失常出现心悸。房性心律失常常见，但右心房和心室之间的旁道也很常见，患者可能会出现 W-P-W 综合征。严重的三尖瓣反流与右心室衰竭也可发生。成年人埃博斯坦畸形的治疗包括快速性心律失常和心力衰竭相关的容量负荷过重的治疗。某些患者需要三尖瓣置换术及房间隔缺损修补。

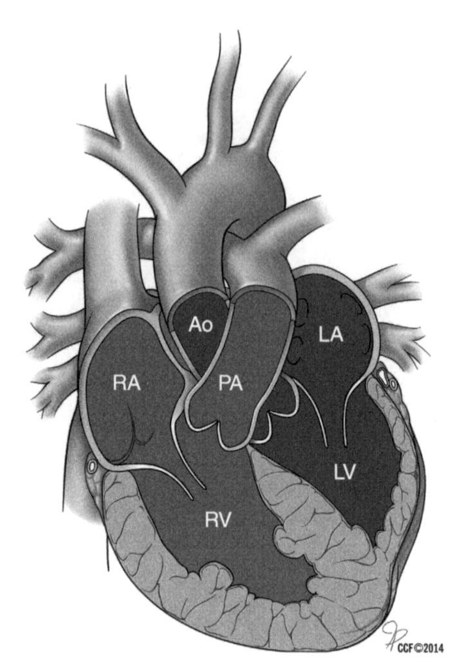

图 26-7 L 型大动脉转位（L-TGA）。心房位置正确，有各自的大动脉，但心室动脉不一致。心肺循环正常，但解剖右心室（位于左侧）作为系统泵。图示右心房（RA），右心室（RV），左心房（LA），左心室（LV），主动脉（AO）和肺动脉（PA）。*(Reprinted with permission, Cleveland Clinic Center for Medical Art & Photography* © 2014. *All Rights Reserved.)*

相关病例

• 参见病例 10（主动脉瓣狭窄），病例 22（晕厥）和病例 23（呼吸困难）。

思考题

26.1 32 岁女性，继发孔型房间隔缺损患者，4 年没来诊所看病，现在来就诊。以前你曾建议她行经导管封堵房间隔缺损，但她拒绝了因为她感觉良好。从她上次就诊后，就再没就医。在过去的一年中，她的身体功能显著下降，进展性乏力、头晕、呼吸急促，也诉头痛、视力模糊、鼻出血。

生命体征：血压 90/68 mmHg mmHg，脉搏 110 次 / 分，呼吸 22 次 / 分钟，血氧饱和度 78%（室内空气）。口周发绀，在胸骨左缘闻及响亮而可触及的第 2 心音伴Ⅲ / Ⅵ全收缩期杂音，双肺呼吸音清晰，四肢凉，明显杵状指。

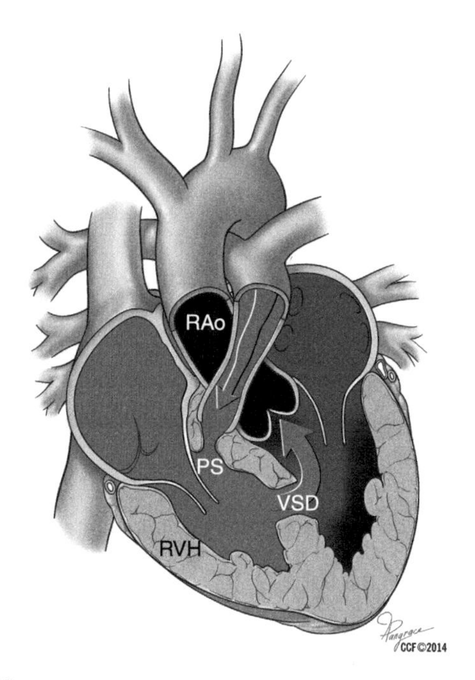

图 26-8　法洛四联征。*(Reprinted with permission, Cleveland Clinic Center for Medical Art & Photography* © 2014. *All Rights Reserved.)*

实验室数据包括：基础代谢正常，血红蛋白 21 g/dL，红细胞压积 65%。心脏超声显示右心腔明显扩大，重度右心室收缩功能衰竭伴重度三尖瓣闭合不全，估测右心室收缩压 120 mmHg。大的继发孔型房间隔缺损，右向左层流分流。她同意住院行额外的诊断试验和治疗。

下列哪一种治疗选择不适合此患者？

A. 右心导管与肺血管扩张剂治疗试验

B. 经皮房间隔缺损封堵术

C. 放血

D. 进展期心力衰竭咨询，讨论心肺移植可行性

E. 口服避孕药

26.2　所有未治疗的先天性心脏病均有艾森曼格综合征的风险，除了……

A. 房间隔缺损

B. 室间隔缺损

C. 动脉导管未闭

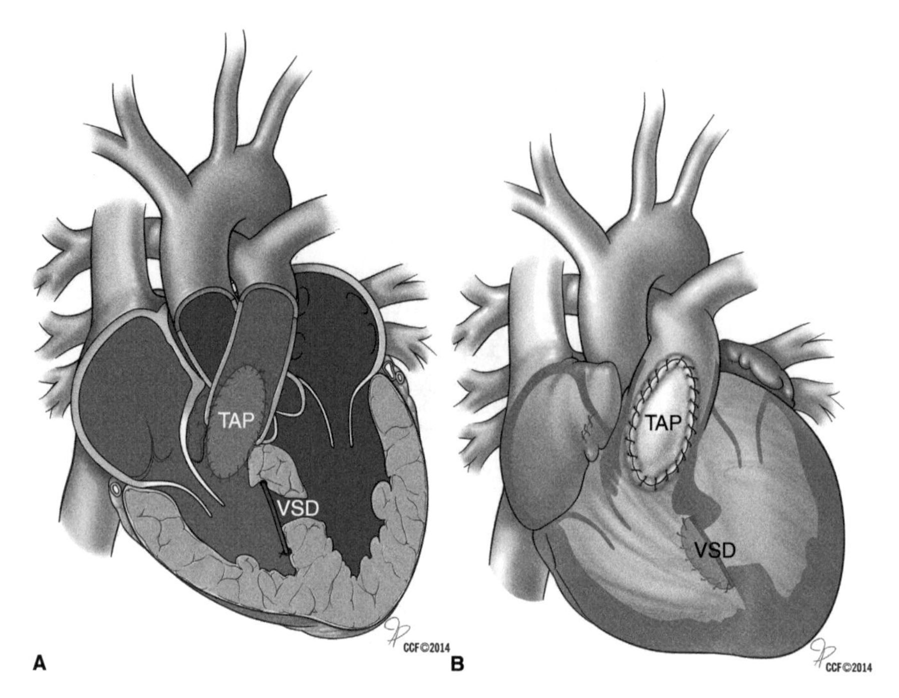

图 26-9　手术修复法洛四联征心脏的内部观（A）和外部观（B）；右心室流出道是用跨瓣环补片扩大（TAP），室间隔缺损封闭。*(Reprinted with permission, Cleveland Clinic Center for Medical Art & Photography © 2014. All Rights Reserved.)*

D. 二叶式主动脉瓣
E. 法洛四联征

26.3　下列哪项不是法洛四联征（TOF）的一个特征？
A. 主动脉扩张
B. 肺动脉瓣狭窄
C. 主动脉骑跨
D. 右心室肥厚
E. 室间隔缺损

26.4　下面有关成人先天性心脏病的陈述哪项正确？
A. 动脉调转术是 D 型大动脉转位最有效的治疗
B. Rastelli 手术是 L 型大动脉转位最有效的治疗
C. 房间隔缺损是成人最常见的先天性心脏病
D. 成人埃博斯坦畸形患者很少出现快速型心律失常
E. Blalock-Taussig 分流术是法洛四联征最有效的治疗

答案

26.1　B　艾森曼格综合征患者关闭房间隔缺损是不合适的，因为患者已发展至不可逆的肺动脉高压，此患者有发绀型心脏病及高黏血综合征。适当的治疗包括放血以盐水替换，如果有铁不足予铁剂治疗。妊娠绝对禁忌，应避孕。有些艾森曼格综合征患者给予肺血管扩张剂治疗后从症状上获益，可以试用。此患者预后较差，进一步的治疗如移植是合理的。

26.2　D　二叶式主动脉瓣是一独立的瓣膜病变，与左向右分流不相关。作为关键的血流动力学特征，所有其余诊断均有分流，可导致艾森曼格综合征。

26.3　A　主动脉扩张不是法洛四联征的特征。

26.4　A　主动脉调转术是 D 型大动脉转位最有效的治疗。L 型大动脉转位是先天矫正的。在动脉调转术前心房调转术（Mustard or Senning）是 D 型大动脉转位常见的治疗方法。二叶式主动脉瓣是最常见的成人先天性心脏病。一半成年埃博斯坦畸形患者可出现快速型心律失常。确定的法洛四联征手术包括扩大右心室流出道伴跨瓣环补丁与室间隔缺损闭合。Blalock-Taussig 分流术是支持肺血流的姑息性手术。

临床精粹

- 成人先天性心脏病的人数在增加。
- 心脏磁共振成像是复杂先天性心脏病患者的首选成像方式。
- 儿童期经过手术治疗的复杂先天性疾病患者，成年后常出现与手术相关的症状。
- 先天性分流病变是否闭合由患者的症状、心室功能和分流分数大小决定。
- 心律失常是成人埃博斯坦畸形最常见的并发症。

参考文献

Diller GP, Dimopoulos K, Broberg CS, et al. Presentation, survival prospects, and predictors of death in Eisenmenger syndrome: a combined retrospective and case-control study. *Eur Heart J.* 2006;27(14):1737–1742.

Galiè N, Beghetti M, Gatzoulis MA, et al. Bosentan therapy in patients with Eisenmenger syndrome: a multicenter, double-blind, randomized, placebo-controlled study. *Circulation*. 2006;114(1):48–54.

van der Velde ET, Vriend JW, Mannens MM, et al. CONCOR, an initiative towards a national registry and DNA-bank of patients with congenital heart disease in the Netherlands: rationale, design and first results. *Eur J Epidemiol*. 2005;20(6): 549–557.

Warnes CA, Williams RG, Bashore TM, et al. ACC/AHA2008 Guidelines for the Management of Adults with Congenital Heart Disease: Executive Summary: a report of the American College of Cardiology/American Heart Association Task Force on Practice Guidelines (writing committee to develop guidelines for the management of adults with congenital heart disease). *Circulation*. 2008;118(23): 2395–2451.

Windram JD, Siu SC, Wald RM, Silversides CK. New directives in cardiac imaging: imaging the adult with congenital heart disease. *Can J Cardiol*. 2013;29(7):830–840.

病例 27
急性 A 型主动脉夹层

患者男性，28 岁，既往没有病史，急性胸痛 2 小时。大约 2 小时前，患者突然出现剧烈撕裂样疼痛（程度 10/10）并放射到两肩胛之间的背部，以前没有发作过。无明显家族史，不吸烟、饮酒或服用违禁药物。生命体征：心率 120 次 / 分，左上肢血压 100/40 mmHg，右上肢血压 105/40 mmHg，呼吸：25 次 / 分，体温 37.2℃（98.96 ℉），吸氧 2L/min 时血氧饱和度 96%。身高 2 米，体重 100kg。体格检查：身材高，心脏检查：心动过速，律齐，颈内静脉压力为 9 cmH_2O，胸骨左缘Ⅲ / Ⅳ舒张性杂音，无摩擦音。胸部检查：鸡胸和双肺少量湿啰音。神经系统检查无阳性发现。其他检查发现轻度脊柱侧弯、手指细长。心电图和 X 线胸片见图 27-1 和图 27-2。除 CK、CK-MB 和 TNI 升高外，其他实验室检查均正常。

- 最可能的诊断是什么？
- 下一步最佳检查是什么？
- 下一步最佳治疗措施是什么？

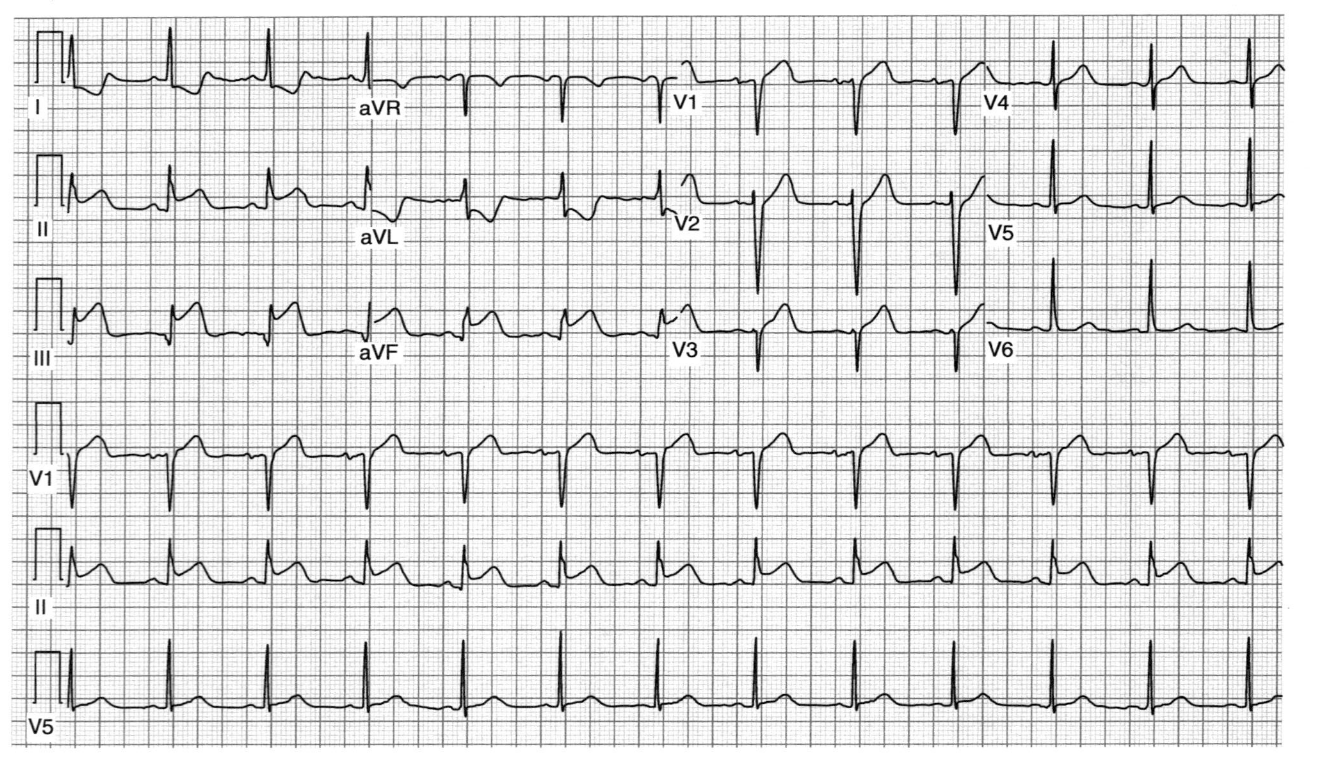

图 27-1 下壁导联 ST 段抬高。

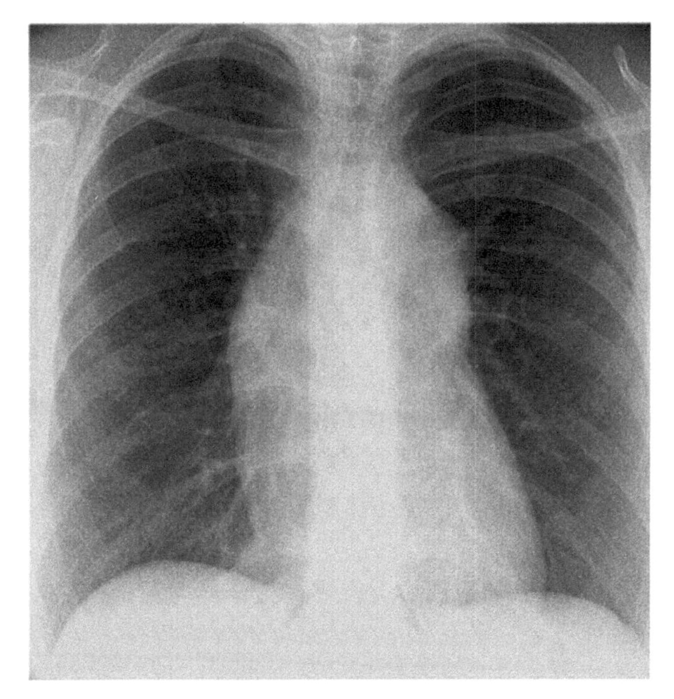

图 27-2　患者胸片。

病例 27 的解答：

急性A 型主动脉夹层

• 最可能性的诊断：急性 A 型主动脉夹层合并严重主动脉瓣反流及下壁心肌梗死。

• 下一步检查：CT 主动脉血管造影。

• 下一步最佳治疗措施：外科急诊手术。

分析

目的

1. 掌握主动脉夹层的分型、诊断和治疗。
2. 了解不同类型主动脉夹层动脉瘤的病因、病理生理及危险因素。
3. 熟悉不同类型和大小的主动脉瘤的监测和治疗策略。

注意事项

年轻患者，突然出现剧烈撕裂样疼痛并放射到背部，这是急性主动脉夹层的典型表现。同时患者有马方综合征的体格特征。马方综合征患者形成胸主动脉瘤和夹层的风险较高。马方综合征是一种常染色体显性遗传疾病，但他没有家族史，大约 1/3 的马方综合征是由原纤维蛋白 1（FBN1）基因突变引起的，因而可无家族史。体检提示有 A 型主动脉夹层并发症，两上肢之间的血压无差别是因为夹层起源于升主动脉并累及右头臂干和左锁骨下动脉，胸片显示纵隔增宽。此外，患者存在下壁 ST 段抬高心肌梗死提示夹层累及右冠状动脉开口，伴有急性主动脉瓣闭合不全和下壁心肌梗死引起的急性心衰症状：心动过速、临界性低血压、颈静脉扩张和双下肺湿啰音。因此，临床医生应警惕上述并发症，才能更好地进行下一步治疗。

虽然患者生命体征异常但相对稳定，下一步应行主动脉 CT 血管造影以明确主动脉夹层的类型、起源和累及血管，该患者应紧急会诊讨论心胸外科手术的问题。主动脉夹层累及升主动脉者死亡率为 20%，此后 48 小时内每小时死亡率增加 1%。手术前，如需要则可静脉给予 β 受体阻滞剂和扩血管药来控制患者的心率和血压。在应用血管扩张剂前应先给予 β 受体阻滞剂减少主动脉壁压力，将目标心率控制在 55~65 次 / 分。然而，因患者有严重主动脉瓣反流和急性心衰，所以 β 受体阻滞剂应用是相对禁忌的。

探讨：主动脉疾病诊疗思路

定义

升主动脉：主动脉根部到主动脉弓。

主动脉弓：位于升主动脉与降主动脉之间，头和上肢动脉（右头臂干，左颈动脉，左锁骨下动脉）均起源于这一部位。

降主动脉：左锁骨下动脉至膈肌角之间的主动脉。

腹主动脉：膈肌角以远的主动脉。

主动脉瘤：主动脉呈瘤样扩张，通常直径增大超过与年龄和性别相对应的 50% 以上。

主动脉夹层：血液从主动脉内膜撕裂口进入主动脉中膜，形成破坏主动脉及其分支完整性的假腔。

临床处理方法

病理生理

主动脉夹层通常是主动脉内膜与中膜分离而形成假腔，少部分是由主动脉中层滋养动脉（供应主动脉壁血液的小动脉和毛细血管网）破裂产生血肿后压力过高撕裂内膜所致。主动脉内的高压力导致假腔沿主动脉长轴方向扩展，损伤真腔和分支血管，并导致终末器官损害。撕裂口发生于主动脉管壁病理性薄弱部位和应力最强部位。

流行病学

主动脉夹层包括降主动脉夹层是最常见的主动脉急症，美国本病年发病率为 25~30/100 万。多发生老年人，50~70 岁是高发年龄，发生于年轻人时应高度怀疑遗传或先天性疾病，男性发病率是女性的 2~3 倍。本病有很高的死亡率，如不施行手术，估计死亡率为 20%，并在前 24~48 小时内每小时死亡率增加 1%。

危险因素

高血压是主动脉夹层最常见的危险因素，75% 主动脉夹层患者合并高血压。其他常见危险因素有高龄、动脉粥样硬化和吸烟。

遗传性疾病也是导致主动脉夹层的危险因素，年轻主动脉夹层患者应考虑这方面的因素。马方综合征是一种常染色体显性遗传病，与调节细胞外基质和 TGF-B 的原纤维蛋白基因 FBN1 缺陷有关，除主动脉病变外还有眼和肌肉骨骼改变。Loeys-Dietz 综合征是由编码 TGF-B 受体的 TGFBR1 或

TGFBR2基因缺陷引起的常染色体显性遗传病，患者有眼距过宽、悬壅垂分叉（bifi uvula）和累及主动脉根部。Ehlers-Danlos Ⅳ型是由编码3型胶原蛋白的COL3A1基因缺陷引起的常染色体显性遗传病，临床表现为容易瘀伤和子宫破裂。二叶主动脉瓣畸形、主动脉缩窄、Turner综合征和法洛四联征等一些先天性疾病也与主动脉夹层的风险增加有关。主动脉夹层的其他危险因素包括可卡因滥用和胸部创伤，包括手术或手术器械造成的损伤。主动脉组织的炎症，包括感染如梅毒性、血管炎如多发性大动脉炎、巨细胞动脉炎和Behçet病也可导致主动脉夹层。

分型

根据其解剖特点主动脉夹层有几种分类方法（见图27-3）。起病 <2 周为急性主动脉夹层；其余则为慢性。

临床表现、诊断和治疗

治疗主动脉夹层的措施详见表27-1。

主动脉瘤临床处理方法

主动脉瘤分为胸主动脉瘤（TAA）、腹主动脉瘤（AAA）或胸腹主动脉瘤（TAAA）。主动脉瘤的Crawford分级系统见图27-4。

腹主动脉瘤

病理生理学：主动脉的病理性扩张是由于主动脉壁的变性和炎症引起弹

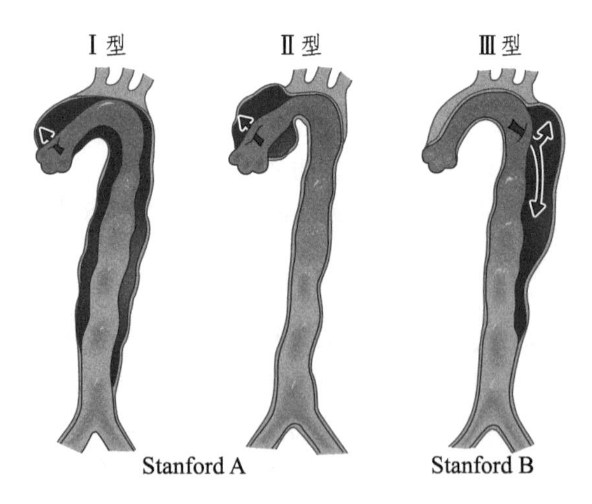

图27-3 主动脉夹层的Stanford和De Bakey分型。*(Reproduced, with permission, from Doherty GM. Current Diagnosis & Treatment: Surgery, 13th ed. New York:McGraw-Hill Education, 2010. Figure 19-16.)*

表 27-1　不同类型主动脉夹层的临床表现、体征、诊断和治疗

Stanford 分型	A 型或	B 型或
De Bakey 分型	Ⅰ和 Ⅱ 型	Ⅲ型
临床表现	突发剧烈胸痛放射到背部（47%）或腹部（21%）	突发剧烈背部（64%）、胸（63%）或腹痛（43%）
并发症	高血压、休克、急性心衰、主动脉瓣闭合不全、心包积液，心包压塞、冠状动脉开口夹层及 ST 段抬高心肌梗死、颈动脉夹层及中风、下肢缺血、远端器官损伤；可发生夹层破裂	左锁骨下动脉远端主动脉上血管分支受累，从而导致器官损害；可导致肠和肢体缺血、前脊髓动脉受累可致截瘫、肝缺血、急性肾损伤；可发生夹层破裂
体格检查	心血管系统详细体检包括双上肢及双下肢的脉搏和血压、主动脉闭合不全杂音的听诊、心脏压塞和急性心衰的体征；颈动脉供血的神经系统检查也是必要的；终末器官缺血性体征；心电图	可听到由于夹层部位湍流引起的腹部血管杂音；远端末稍脉搏和腹部的详细检查可发现终末器官灌注下降的体征
诊断	CT 血管造影：敏感性和特异性均接近 100%；磁共振血管造影：有很好的特异性和敏感性，能更好地识别主动脉壁病理学如动脉粥样硬化性溃疡或壁间血肿。更好地识别慢性夹层进展及评估射血分数、主动脉根部和瓣膜功能	CT 和磁共振血管造影均有很高的特异性和敏感性；TEE 可能会错过胸部远端降主动脉夹层并依赖于操作者的技能；常规血管造影灵敏度最低并且不能发现血管外并发症
治疗	这是外科急症，建议立即行外科修补术，特别是存在以下并发症者：主动脉瓣闭合不全、心脏压塞、终末器官功能不全如中风或急性心肌梗死。手术前药物治疗首先要降低心率和血压，先静脉给予 β 受体阻滞剂，随后静脉给予硝普钠或其他扩血管药，目标心率 <60 次 / 分和平均动脉压 <70 mmHg	药物治疗给予 β 受体阻滞剂和扩血管药；静脉给药快速控制心率和血压，然后改为口服药来减慢夹层的扩展。在下列情况下建议手术：①终末器官灌注不足征象；②向升主动脉逆行延伸；③破裂或即将破裂；④有很高破裂风险的遗传性或先天性疾病

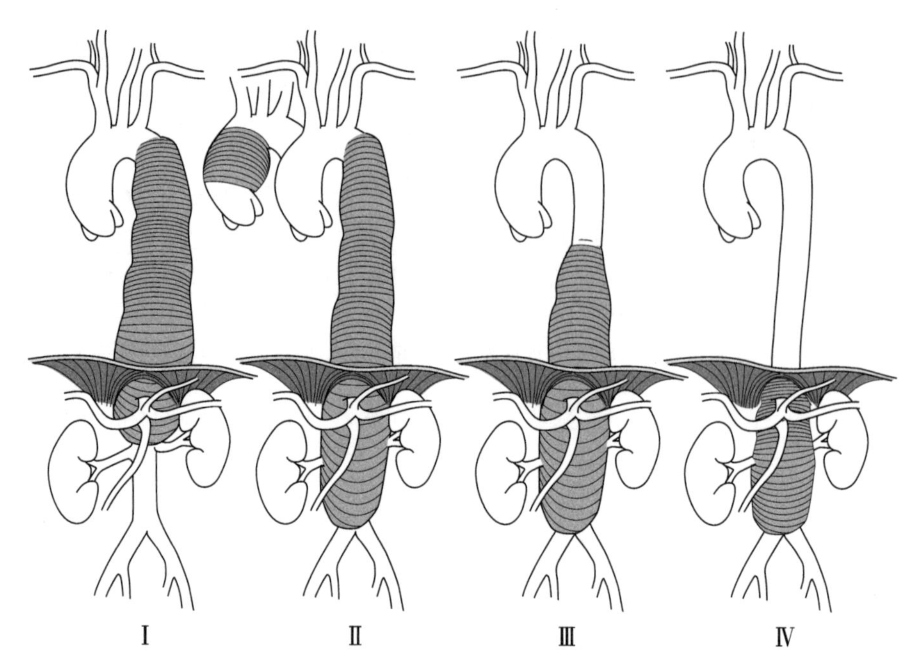

图 27-4　主动脉瘤的 Crawford 分级系统。*(Reprinted, with permission, from Edmunds LH Jr, ed. Cardiac Surgery in the Adult. New York: McGraw-Hill;* 1997*)*.

性丧失后呈瘤样扩张。根据 Laplace 定律，动脉瘤越大，其扩张速度越快。动脉瘤直径 >6 cm，破裂风险每年 >20%。较小动脉瘤直径（5~6 cm），破裂风险每年约 6%。破裂最常发生在腹膜后间隙和包裹。

流行病学：腹主动脉瘤比胸主动脉瘤更常见。在所有报道的主动脉瘤中，75% 为腹主动脉瘤。在超过 65 岁的患者中，大约 5% 男性和 1%~2% 女性患者有主动脉瘤。95% 的腹主动脉瘤位于肾动脉以下，动脉瘤破裂患者死亡率很高。腹主动脉瘤破裂存在“四分法则”：1/4 到达医院前死亡，第二个 1/4 是手术前死亡，第三个 1/4 是围术期死亡，破裂后生存率大约 25%。

病因和危险因素：主动脉瘤的危险因素有高龄、吸烟史、男性、高血压、高脂血症和其他血管动脉粥样硬化。大约 1/4 患者的一级亲属有腹主动脉瘤，腹主动脉瘤患者的一级男性亲属患腹主动脉瘤的风险增加 12 倍。沙门菌和金黄色葡萄球菌感染可以引起真菌性动脉瘤。大血管炎如多发性大动脉炎、巨细胞动脉炎，或 Behçet 综合征也可导致动脉瘤的形成。同夹层一样，粗暴的医源性损伤也可导致本病。

临床表现

大部分腹主动脉瘤无症状，只是在常规医学或影像学检查时偶然发现。通常大动脉瘤或快速进展时出现症状。患者可有突然、持续的锐或钝痛，并可能会放射到腿部或臀部两侧。休克、面色苍白、腹胀和终末器官损伤的表现均可能是动脉瘤破裂的征兆。腹主动脉瘤的并发症包括：腹主动脉瘤和下腔静脉间形成动静脉瘘、腹主动脉瘤和小肠间形成瘘道而导致胃肠道出血，这些均是外科手术的指征。

体格检查：大动脉瘤患者可触到搏动的腹部肿块。大动脉瘤患者要避免深部触诊，以防动脉瘤破裂。听诊可发现腹部血管杂音，其他部位血管杂音也很普遍，因为这些患者通常有多个大动脉粥样硬化。无脉或肢端冰冷可能是动脉瘤附壁血栓引起远端栓塞的征兆。

诊断性检查：腹部超声是最常用的筛选腹主动脉瘤的工具，因它无辐射和不需要静脉注射对比剂而得到广泛应用，对直径 4.5cm 以上动脉瘤来说它是最经济和准确的，因此常用它来筛查腹主动脉瘤。然而，腹部超声不能评估主动脉分支，因此手术前应用影像检查明确主动脉解剖结构是必要的。CT 主动脉造影提供了动脉瘤的大小、形状及分支，对于直径大于 4.5cm 的动脉瘤优于超声，而且它可评估血管外出血量和破裂程度。磁共振血管造影可准确评估动脉瘤大小及病理，非常适合评估是否影响肾上腺和髂股动脉。常规主动脉造影是侵入性的检查，如果有附壁血栓可低估动脉瘤大小。

筛查：美国预防医学会建议对有吸烟史、65~75 岁男性应进行腹主动脉瘤常规筛查，血管外科学会推荐对有腹主动脉瘤家族史的男性和女性进行筛查。

治疗：治疗策略是由患者的症状、动脉瘤大小、并发症或终末器官受累情况决定（详见表 27-2、表 27-3 和表 27-4）。

胸主动脉瘤（TAA）

病理生理：TAA 最常见的是主动脉中层囊性退行性变引起的，中膜的弹力膜和平滑肌丧失，由充满嗜碱性黏液性物质的囊取代，呈现囊性外观。它与腹主动脉瘤一样也可由主动脉壁的动脉粥样硬化和炎症引起。基因疾病也可导致本病如产生胶原、前胶原、TGF-B 的信号通路缺陷。

病因和危险因素：胸主动脉瘤的危险因素有高龄、吸烟史、男性、高血压、高脂血症和其他血管动脉粥样硬化；基因疾病如马方，Loeys-Dietz 和 Ehlers Danlos Ⅳ综合征也是危险因素；梅毒等感染影响主动脉根部或真菌性、细菌性动脉瘤也可引起胸主动脉瘤的形成。大动脉血管炎、创伤和慢性主动脉夹

表 27-2 动脉瘤直径不同及有或无症状的治疗策略

	动脉瘤直径(cm)	监测和治疗
无症状	3~4	积极改善危险因素、药物治疗及 1 年后复查
	4~5	积极改善危险因素、药物治疗及 6 个月后复查;因女性患者动脉瘤直径较小时就有发生破裂的很高风险,因此一些组织建议直接行外科修补术
	5~5.5	积极改善危险因素、药物治疗及 3~6 个月后复查;对这些患者是否直接行外科修补术仍存在争议;对女性和有遗传或先天性疾病的年轻患者应建议手术,这是因为动脉瘤直径较小时就有发生破裂的很高风险;建议对动脉瘤直径增加每年 >1 cm 的患者手术治疗
	>5.5	推荐行血管内修补或手术修补
有症状		推荐行血管内修补或手术修补

表 27-3 腹主动脉瘤的药物治疗和外科治疗的对比

药物治疗	血管内主动脉修补(EVAR)	外科手术修补
在小规模的临床试验中,β 受体阻滞剂可减缓动脉瘤的增大和破裂风险;其他降压药如血管紧张素受体拮抗剂可能有益 严格控制血压、血脂和吸烟等危险因素	经皮主动脉支架置入可修补腹主动脉瘤并使动脉瘤停止扩张和(或)破裂 FDA 推荐用于降主动脉瘤和肾以下动脉瘤 解剖上适合如支架近端和远端主动脉直径正常、主动脉成角较小;大约 30%~60% 的患者适合 EVAR 有 3 个对比 EVAR 和外科手术的随机试验:DREAM 试验显示在存活率方面,EVAR 不优于外科手术;EVAR-1 试验显示 EVAR 的短期手术死亡率低,但长期总体及与动脉瘤相关死亡率并无差异;EVAR-2 试验在手术高风险患者中比较 EVAR 和药物治疗的效果,结果发现 EVAR 优于药物治疗 内漏是熟知的 EVAR 并发症,它可导致动脉瘤再扩张和破裂;对行 EVAR 患者应定期随访以确定支架完好	属于高风险的外科手术,并且大多数患者高龄、有多种危险因素和动脉粥样硬化,建议对这些患者行术前心脏危险因素评估 围术期总体死亡率约 4%~6%,低风险患者 <2% 外科手术包括用涤纶补片修补切除的瘤体,同时把主要动脉连接在补片上

缩写

表 27-4　胸和腹主动脉瘤的手术适应证
外科手术和血管内主动脉修补术适应证
有症状和存在并发症的动脉瘤 无症状者动脉瘤直径≥ 5.5 cm 无症状者动脉瘤直径 <5.5 cm，但合并腹主动脉瘤扩张 >1 cm/ 年或胸主动脉瘤扩张 >0.5 cm/ 年 动脉瘤直径在 4~5 cm 的遗传性或先天性疾病患者应行手术来防止破裂或夹层；在二叶式主动脉瓣和马方综合征患者，小规模试验发现主动脉最大面积（平方厘米数）与身高（米）比值 >10 的患者应行外科干预手术，这是因为他们发生夹层的风险很高。在外科手术高风险的患者中，可行主动脉支架置入术，但并未证实其疗效优于药物治疗

层也是胸主动脉瘤的危险因素。

临床表现：大部分胸主动脉瘤无症状，只是在常规医学或影像学检查时偶然发现。通常动脉瘤巨大或破裂时出现症状：突发剧烈的胸或背痛，通常破入左胸腔，但也会破入心包造成心包堵塞或破入食管引起吐

表 27-5　胸主动脉瘤的药物治疗和外科治疗的对比

药物治疗	血管内主动脉修补（EVAR）	外科手术修补
严格控制血压、血脂和吸烟等危险因素 在小规模的临床试验中，β 受体阻滞剂可减缓动脉瘤的增大和破裂风险 已证实 β 受体阻滞剂和血管紧张素受体拮抗剂氯沙坦对马方综合征患者有益，能减缓动脉瘤的扩张，特别是在年轻患者中	有报道 EVAR 用于主动脉弓和胸部降主动脉 VALOR 和 Zenith TX2 试验提示 EVAR 替代外科手术修补安全有效；然而，EVAR 也有局限性，对患者有严格的要求：合适的解剖、血管易于进入、不需要进行其他伴随血管干预如锁骨下或颈动脉旁路移植术 EVAR 是胸主动脉瘤患者如果存在外科手术高风险并有理想解剖结构的替代措施 内漏是熟知的 EVAR 并发症，可导致动脉瘤再扩张和破裂；对行 EVAR 患者应定期随访以确定支架完好	这是高风险的外科手术，建议对患者特别是有冠心病多重危险因素的患者进行术前心脏危险因素评估 围术期死亡率约 5%~10%，发病率：心肌梗死（7.2%）、中风（4.8%）、急性肾衰竭（2.4%）、前脊髓动脉受损引起的下肢瘫痪（6%） 外科手术包括用涤纶补片修补切除的瘤体，同时把主要动脉连接在补片上

血，巨大动脉瘤也可压迫胸廓内其他器官，它可引起上腔静脉压迫综合征、食管受压造成吞咽困难、喉返神经受压造成嘶哑、气管或主支气管受压造成呼吸困难和咳嗽、巨大主动脉根部动脉瘤导致严重主动脉瓣闭合不全而心衰，压迫冠状动脉导致心肌梗死，也可引起主动脉夹层。

体格检查：体检通常不能发现胸主动脉瘤，偶尔能感觉到胸骨上搏动性包块。详细的心血管系统检查可评估胸主动脉瘤的并发症如：主动脉反流、心脏压塞或血栓栓塞现象。医生必须进行全身体检来发现由胸主动脉瘤引起的终末器官损害的体征。

诊断性检查：胸部 X 线检查可显示纵隔增宽、气管或支气管位移或异常的主动脉迹象。CT 和磁共振血管成像对评估胸主动脉瘤有很高的敏感性和特异性，CT 血管成像最常用，磁共振血管成像可更好地评估主动脉根部、主动脉瓣膜和心包。

治疗：胸主动脉瘤的治疗详见表 27-4 和表 27-5。

相关病例

- 参见病例 1（急性冠状动脉综合征 /STEMI），病例 2（急性冠状动脉综合征 /NSTEMI），病例 3（心源性休克），病例 6（急性主动脉瓣反流），病例 21（胸痛）和病例 22（晕厥）。

思考题

27.1　下面哪种情况需急诊外科手术？

A. 急性 B 型主动脉夹层

B. 腹主动脉瘤直径 4.5 cm

C. 慢性 A 型主动脉夹层

D. 直径 5 cm 的主动脉瘤破裂

27.2　65 岁男性患者，血压未控制、吸烟，去年腹部超声示肾下主动脉瘤直径 4 cm。自述已服用降压药，但目前血压 170/90 mmHg，未戒烟。复查超声示动脉瘤直径为 5.2 cm。除了帮助他戒烟，下一步最好的处理是：

A. 仅仅严格控制血压

B. 严格控制血压和建议外科修补术

C. 3 个月后复查超声

D. 此次建议与上次相同

27.3　55 岁男性，近 6 个月出现气短和活动耐力下降，下肢水肿、端坐呼吸，阵发性夜间呼吸困难明显加重。5 年前拍胸片时发现主动脉比平均值宽。他的一位堂兄年轻时发现心脏瓣膜有问题，无其他家族史。体格检查：血压 120/40 mmHg，心率 120 次 / 分，胸骨左缘Ⅱ / Ⅳ级舒张期杂音和水冲脉，无骨骼、眼或外形异常。最有可能的诊断是什么？

A. 二叶主动脉瓣和主动脉根部扩张导致主动脉瓣闭合不全

B. 由马方综合征引起的主动脉瓣闭合不全和主动脉根部扩张

C. 卵圆孔未闭伴右至左分流

D. 感染性心内膜炎引起三尖瓣狭窄

答案

27.1　D　主动脉瘤破裂是危及生命的紧急情况，特别是当破裂无包裹，是行紧急手术的指征，死亡率很高。

27.2　B　严格控制血压和建议外科修补术，这是因为腹主动脉瘤扩张 >1 cm/ 年。患者同时应该戒烟和更严格控制血压。

27.3　A　因心衰症状加重和胸骨左缘舒张期杂音、脉压大和水冲脉，故患者主动脉瓣闭合不全诊断明确。患者无马方综合征特征表现，患者年龄提示存在典型的二叶主动脉瓣，二叶主动脉瓣本身可导致主动脉瓣闭合不全，但也容易形成升主动脉瘤，造成主动脉根部和主动脉瓣闭合不全。

临床精粹

- 主动脉夹层表现为严重胸部疼痛并向背部放射。
- A 型主动脉夹层是外科急诊，B 型主动脉夹层应药物治疗，仅在出现破裂或终末器官损害时外科手术。
- 主动脉瘤通常无症状，只是在偶然的情况下发现。无症状主动脉瘤应定期复查直瘤体直径 >5.5 cm 时行外科手术，有症状患者应行外科手术。
- 血管内主动脉修补术（EVAR）同随机对照试验中的外科手术一样，围术期死亡率低，长期死亡率相似，但是血管内主动脉修补术有特定的适应证条件，只能应用在 30%~60% 的患者中。
- 建议有吸烟史、65~75 岁男性患者行腹部超声筛查腹主动脉瘤。

参考文献

Baverman AC, Thompson RW, Sanchez LA. Diseases of the aorta. In: Bonow O, Braunwald E, eds. *Braunwald's Heart Disease: A Textbook of Cardiovascular Medicine*. 9th ed. Philadelphia, PA: Elsevier, Saunders; 2012:1309–1337.

Blankensteijn J, de Jong SECA, Prinssen M, et al. Two-year outcomes after conventional or endovascular repair of the abdominal aortic aneurysms. *N Engl J Med*. 2005;352:2398–2405.

Bunte MC, Thamilarasan M. Aortic aneurysm and aortic dissection. In: Griffin BP, ed. *Textbook of Cardiovascular Medicine*. 4th ed. Philadelphia, PA: Lippincott Williams & Wilkins; 2013:459–480.

EVAR Trial Participants. Comparison of endovascular aneurysm repaire with open repair in patients with abdominal aortic aneurysm (EVAR 1 trial), 30-day operative mortality results: randomised controlled trial. *Lancet*. 2004;364:843–848.

EVAR Trial Participants. Endovascular aneurysm repair and outcome in patients unfit for open repair of abdominal aortic aneurysm (EVAR trial 2): randomised controlled trial. *Lancet*. 2005;365:2187–2192.

Fleming C, Whitlock EP, Beil TL, et al. Screening for abdominal aortic aneurysm: a best-evidence systematic review for the U.S. Preventative Services Task Force. *Ann Intern Med*. 2005;142:203–211.

Greenhalgh RM, Brown LC, Powell JT, Thompson SG, Epstein D, Sculpher MJ; United Kingdom EVAR Trial Investigators. Endovascular versus open repair of abdominal aortic aneurysm. *N Engl J Med*. 2010;362:1863–1871.

Rooke TW, Hirsch AT, Misra S, et al. 2011 ACCF/AHA focused update of the guideline for the management of patients with peripheral arterial disease (updating the 2005 guideline). *J Am Coll Cardiol*. 2011;58(19):2020–2045.

Svensson LG, Khitin L. Aortic cross-sectional area/height ratio timing of aortic surgery in asymptomatic patients with Marfan syndrome. *J Thorac Cardiovasc Surg*. 2002;123:360–361.

Svensson LG, Kim KH, Lytle BW, et al. Relationship of aortic cross-sectional area to height ratio and the risk of aortic dissection in patients with bicuspid aortic valves. *J Thorac Cardiovasc Surg*. 2003;126:892–893.

病例 28

感染性心内膜炎

患者，男性，27 岁，静脉注射毒品，主因发热、咳痰伴胸痛 2 周来急诊就诊。病程中间断寒战、盗汗，伴食欲下降、体重减轻，约 2.3 kg（5 磅），偶有血尿，否认疾病接触史，既往无特殊病史，无服用处方药物史。患者每日注射海洛因，有吸烟及吸大麻史，否认饮酒史。失业，近期无旅行史。体格检查：体温 38.3℃，脉搏 115 次 / 分，血压 92/ 65 mmHg，消瘦病貌，黏膜干燥，牙列不齐，巩膜无黄染，颈静脉怒张，右肺上叶和左肺下叶可闻及支气管呼吸音，心率增快，律齐，S_1、S_2 正常，胸骨下段左缘可闻及Ⅲ级收缩期吹风样杂音，腹软，无压痛，肠鸣音正常。皮肤检查可见右手掌散在片状红斑，无触痛，四肢末端皮肤可见针尖样红斑。血常规示白细胞总数升高，达 19.0×10^9/L，N78%，L11%。胸部 X 线示右上肺及左下肺可见多发的楔形片状影。心电图示窦性心动过速，PR 间期正常。

- 最可能的诊断是什么？
- 为明确诊断需要做哪些检查？
- 下一步最佳治疗方案是什么？

病例28的解答：
感染性心内膜炎

摘要：男性，27岁，静脉注射毒品患者，以发热、寒战、盗汗、咳嗽伴胸痛2周就诊。体格检查有心脏杂音，胸部X线显示脓毒性肺栓塞，伴消瘦，发热，心动过速。心脏杂音提示三尖瓣反流，多肺段出现异常呼吸音，右手掌皮肤可见Janeway损害。白细胞总数升高，达19.0×10^9/L，N78%，L11%。心电图显示窦性心动过速，无房室传导阻滞。

- 最可能的诊断：感染性心内膜炎。
- 为明确诊断需要做的检查：血培养。
- 下一步最佳治疗方案：静脉液体复苏治疗。

分析

目的

明确导致感染性心内膜炎的危险因素，认识感染性心内膜炎的常见临床表现：包括Roth斑、Janeway损害、Osler结节和甲下线状出血，熟练掌握感染性心内膜炎的检查：包括血培养、超声心动图检查了解感染性心内膜炎的外科治疗指征。

注意事项

男性，27岁，静脉注射毒品患者，表现为发热、咳嗽、胸痛伴新发的心脏杂音，以及胸片提示脓毒性栓子，提示为感染性心内膜炎。初始治疗策略包括液体复苏，抽取血培养后使用广谱抗生素。过量液体复苏可导致急性心衰，因此，体格检查时要根据患者的容量状态仔细考虑给予合适的液体复苏剂量。超声心动检查可提供瓣膜赘生物、瓣膜反流的证据，评价左心室功能障碍情况（射血分数降低）。感染可影响心脏的传导系统导致不同程度的传导阻滞，心电图检查可评估房室传导阻滞情况。感染性心内膜炎的并发症还包括：脓毒性栓子，常到达脑部，导致卒中和（或）脑脓肿。实验室检查中常常表现为白细胞增多，红细胞沉降率增快，C反应蛋白升高，类风湿因子常常为阳性。感染性心内膜炎中，葡萄球菌和链球菌感染占到80%左右。初始的抗生素选择应考虑覆盖耐甲氧西林金黄色葡萄球菌，如万古霉素；如患者具备G^-阴性杆菌感染的高危因素，或为人工瓣膜置入者，建议联合应用头孢吡肟或碳青霉烯类抗生素。但是，最终的抗生素选择应根据细菌培养及药物敏感试验来决定。典型患者的抗生素应用需达6周。外科瓣膜修补术或人工瓣膜置换术指征：中度至重度心衰，重度的主动脉瓣或二尖瓣反流，瓣周脓肿或瘘管形成，真菌性心内膜炎，或瓣膜赘生物巨大。

探讨：感染性心内膜炎

定义

感染性心内膜炎：感染性心内膜炎是指心内膜的感染，典型的是心脏瓣膜。

Roth 斑：渗出性视网膜出血，常位于视丘附近，为淡色或白色斑点。

Osler 结节：手指或足趾指腹处可触及红色或紫红色、疼痛性的皮肤损害。

Janeway 损害：手脚、手掌无痛性出血性结节。

甲下线状出血：指甲下可见暗红色或棕色的小的线型灶状出血。

临床处理方法

病因

在所有的感染性心内膜炎病例中，80% 左右的病例由葡萄球菌和链球菌感染所致，包括肠球菌属感染。导致感染的其它病原微生物包括：嗜血菌属、心杆菌属、艾肯菌属、金氏杆菌属、巴尔通体属、布鲁杆菌属和伯内特考克斯体等。另外，导致感染的还有少量其他 G^- 阴性杆菌和真菌，包括念珠菌属和曲霉菌属。危险因素包括：修复的心脏瓣膜、其他的心内科装置（如起搏器）、风湿性心脏病、未修复的先天性心脏病、基础结构瓣膜异常、静脉注射药物和血液透析。

临床表现

大多数（80%）的感染性心内膜炎患者表现发热，其他症状包括：乏力，疲惫，体重减轻，寒战，盗汗。部分患者表现出心衰症状，如劳力性呼吸困难、端坐呼吸、阵发性夜间呼吸困难和周围性水肿。由于感染的微生物不同，患者症状持续数周或数月，但有的患者病情进展迅速。

除了以上提到的症状之外，在病史中应关注引起感染性心内膜炎的高危因素。任何导致菌血症的因素，如中心静脉导管或血液透析导管，特别是瓣膜异常或人工瓣膜的患者，均可导致心内膜炎。共病亦是增加感染性心内膜发病率的原因，包括：糖尿病、艾滋病以及任何导致免疫抑制的疾病。静脉注射毒品是年青人引起感染性心内膜炎的主要原因。静脉注射毒品常引起右侧心内膜炎（三尖瓣或肺动脉瓣），与之相比，非静脉注射毒品的患者常发生左侧心内膜炎(主动脉瓣或二尖瓣)。

体格检查首先要关注患者的生命体征,是否有低血压或休克。同时,要仔细评估患者的容量状态,因为感染可导致低血压,急性瓣膜反流可导致急性心衰,同时导致血管内容量衰竭。患者可表现出心衰、周围性水肿和肺部啰音。心血管系统体格检查可发现反流性杂音、三尖瓣和二尖瓣表现为收缩期杂音,而主动脉瓣和肺动脉瓣为舒张期杂音。体格检查还可以发现次要的外周体征,如 Roth 斑、Janeway 损害、Osler 结节和甲下线状出血。Roth 斑:渗出性视网膜出血,常位于视丘附近,为淡色或白色斑点。Osler 结节:手指或足趾指腹处可触及红色或紫红色、疼痛性的皮肤损害。Janeway 损害:手脚、手掌无痛性的出血性结节。甲下线状出血:指甲下可见暗红色或棕色的小的线型灶状出血。

实验室检查表现白细胞总数升高,红细胞沉降率增快,C 反应蛋白升高,类风湿因子常为阳性。常有电解质紊乱,肾衰竭,血尿。由于脓毒性栓子的作用,胸部 X 线常表现为空洞或实变。

鉴别诊断

感染性心内膜炎的诊断主要依据患者的症状、实验室检查结果和影像学表现。诊断的第一步是在应用抗生素前,抽取两套外周血培养,以及从留置的导管中抽取一套血培养。明确致病病原体对于最终选择抗生素有极大的帮助。每 24 小时抽取一次血培养,直至无菌血症表现时。心电图检查可评估任何类型的传导阻滞,如房室传导阻滞。尽早进行超声心动图检查。通常,采用体表超声心动图检查来评估瓣膜赘生物。但是,当体表超声心动图检查结果为阴性,又高度怀疑为感染性心内膜炎时,或患者为人工瓣膜置换术后,则建议行经食管超声检查。

临床诊断感染性心内膜炎时可依据 duke 标准,包括 2 条主要标准和 5 条次要标准。第一条主要标准是持续性血培养阳性:两次以上的血培养均为感染性心内膜炎的典型致病菌;或者一次血培养阳性,或者伯内特考克斯体属血清学阳性。第二条主要标准是发现感染性心内膜炎的阳性表现:新发生的瓣膜反流,或者超声心动图发现瓣膜赘生物。 5 条次要标准是:①发热;②易患因素、基础心脏病或静脉吸毒成瘾;③血管损害征象:大动脉栓塞,脓毒栓塞性肺梗死,真菌性动脉瘤、颅内出血、结膜出血、Janeway 损伤等;④免疫异常征象:肾小球肾炎、Osler 结节、Roth 出血点及类风湿因子阳性;⑤微生物学证据:血培养阳性但未能达到主要标准要求。确定诊断:2 条主要标准或 1 条主要标准+ 3 条次要标准或 5 条次要标准。 可能诊断:1 条主要标准+ 1 条次要标准或 3 条次要标准(见表 28-1)。

表 28-1 诊断感染性心内膜炎的 duke 标准	
主要标准	**次要标准**
● 两次以上的血培养均为感染性心内膜炎的典型致病菌；或者一次血培养阳性，或者伯内特考克斯体血清学阳性 ● 超声心动图发现瓣膜赘生物或新发生的瓣膜反流	● 发热 ● 静脉吸毒成瘾 ● 血管损害征象 ● 免疫异常征象 ● 血培养阳性但未能达到主要标准要求
确定诊断： 2 条主要标准 1 条主要标准＋ 3 条次要标准 5 条次要标准	

治疗

感染性心内膜炎的初始治疗，通常是液体治疗和抗生素应用。但是，由于急性瓣膜反流常导致急性心衰，因此，内科医师要谨慎补液。要仔细地评估患者的容量状态以指导补液。应用抗生素时，如已知致病病原体时，根据指南应用抗生素。经验性应用抗生素时，应考虑应用覆盖耐甲氧西林金黄色葡萄球菌（MRSA）的抗生素，如万古霉素。如患者具备 G^- 阴性杆菌感染的高危因素，或为人工瓣膜置入者，建议联合应用对 G^- 阴性杆菌抗菌谱广的头孢吡肟或碳青酶烯类抗生素（如美罗培南）。通常，感染性心内膜炎患者的血培养阳性率达到 90%，最终的抗生素选择可根据药敏感结果。大多数患者应用抗生素时间需达到 6 周。

对于复杂患者，需要感染科医师、心胸外科医师及心脏科医师共同制订治疗措施，有些患者需要外科手术治疗。外科手术治疗的适应证，包括：中度至重度心衰、重度的主动脉瓣或二尖瓣反流、瓣周脓肿或瘘管形成、人工瓣膜裂开或穿孔、真菌性心内膜炎或瓣膜赘生物巨大（>10 mm）预防栓塞。

并发症

感染性心内膜炎的住院死亡率在 15%~20%，5 年死亡率接近 40%，发展为收缩期心衰的患者预后极差，如无外科手术干预，死亡率达 50%。常发生瓣膜损害，或导致急性瓣膜闭合不全，瓣膜裂开或穿孔。脓肿或瘘管形成可进一步导致瓣膜闭合不全或损害心脏传导系统，导致不同程度的心脏传导阻

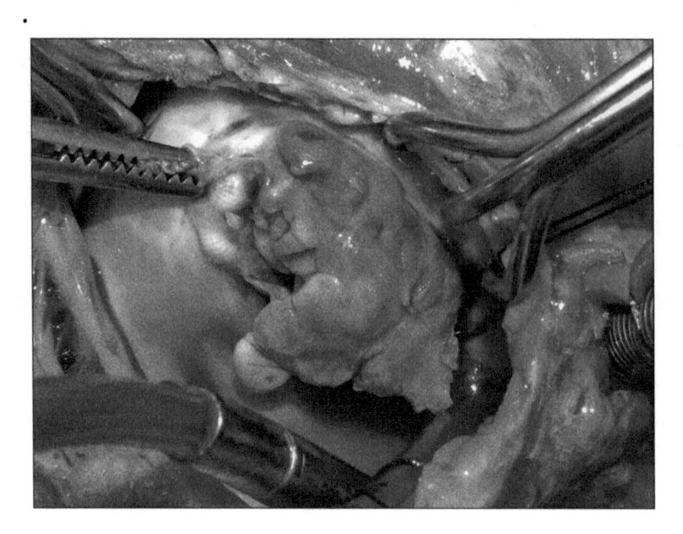

图28-1　人工主动脉瓣心内膜炎的术中像片。*(Reproduced, with permission, from Jose Navia, M.D.)*

滞，包括完全性心脏传导阻滞。全身性栓子形成是感染性心内膜炎的主要并发症。脓毒性栓子最常侵犯中枢神经系统，病变程度也最严重。它可导致缺血性或出血性卒中，或者是形成脑脓肿。脾脏和肾脏也是脓毒性栓子常见的侵犯部位。栓子常侵犯左侧心内膜，通过未闭的卵圆孔可侵犯右侧心内膜，右侧心内膜炎的患者常发生脓毒性肺栓塞。

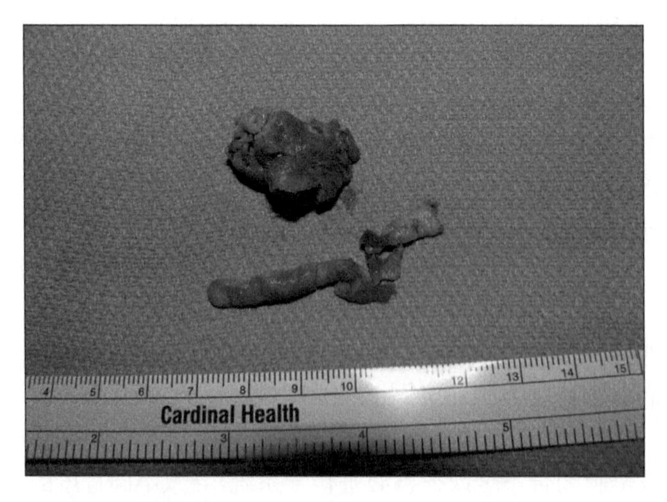

图28-2　离体主动脉瓣膜赘生物。*(Reproduced, with permission, from Jose Navia, M.D.)*

预防

对于那些术后发生感染性心内膜炎发生率高的高危人群，推荐术前预防性应用抗生素。有指南推荐，对下列患者在进行手术前可预防性应用抗菌素：人工心脏瓣膜置换术后、既往有感染性心内膜炎病史、先天性心脏病、有瓣膜反流的心脏移植者。指南对下列情况不推荐预防性应用抗生素：胃肠内窥镜检查、结肠镜检查、经食管超声检查。预防性应用抗菌素的常规方法是：术前 30~60 分钟口服阿莫西林 2 g，亦可根据患者的药物过敏史选择应用头孢氨苄、阿奇霉素、克林霉素等。

相关病例

• 参见病例 6（急性主动脉瓣反流），病例 7（慢性主动脉瓣反流）和病例 10（瓣膜狭窄）。

思考题

28.1　男性，55 岁，重度二尖瓣反流，2 周后拟进行结肠镜检查，既往有高血压、胃食管反流。平素服用赖诺普利、氯噻酮。在术前可预防性应用下列哪种药物：

A. 术前 1 小时口服阿莫西林 2 g
B. 术前 1 小时口服甲硝唑 1 g
C. 术前 1 小时口服克林霉素 600 mg
D. 不服用抗生素

28.2　老年女性，76 岁，曾因重度的主动脉瓣狭窄行主动脉瓣置换术，现有左侧面瘫、乏力、发热症状。体格检查：体温 38.1℃，脉搏 105 次 / 分，血压 105/60 mmHg。嗜睡状态，主动脉瓣听诊区可闻及Ⅲ级舒张早期杂音，神经系统检查可见左侧面瘫。实验室检查示：白细胞升高，达 17.0×10^9/L，肌酐 2.0 mg/dL。除了给予静脉输液、应用抗生素、行头颅 CT 检查外，患者还需要做哪些检查：

A. 体表超声心动图检查
B. 双侧颈动脉超声
C. 经食管超声心动图检查
D. 头颈 CTA

28.3 男性，31岁，静脉注射毒品者，主因发热、寒战、盗汗来急诊就诊。体格检查：发热、心动过速、低血压，同时伴有视网膜出血，在视丘附近可见白色斑点，右食指和中指甲床下可见数条线状出血。给予静脉补液和万古霉素，几次抽取血培养提示MRSA阳性。体表超声心动图检查未发现瓣膜赘生物。心电图提示窦性心动过速，PR间期延长。那么下一步还需要行哪些检查：

A. 经食管超声心动图检查

B. 胸部CT检查

C. 72小时内复体格检查表超声心动图

D. 尿液毒物检测

答案

28.1 D 患者在进行结肠镜检查前不需要预防性应用抗生素以预防感染性心内膜炎。指南推荐，对下列患者在进行手术操作前可预防性应用抗生素：人工心脏瓣膜置换术后、既往有感染性心内膜炎病史、先天性心脏病、有瓣膜反流的心脏移植者。指南对下列情况不推荐预防性应用抗生素：胃肠内窥镜检查、结肠镜检查、经食管超声检查。

28.2 C 患者应进行经食管超声心动图检查以寻找感染性心内膜炎证据。对于高度怀疑感染性心内膜炎的、有人工心脏瓣膜的患者，建议行经食管超声心动图检查，以替代体表超声心动图检查。尽管患者出现面瘫，但由于患者高度怀疑感染性心内膜炎，所以，颈动脉超声和头颈部CTA检查不能作为明确诊断的首选。

28.3 A 患者已明确诊断为感染性心内膜炎，符合duke标准中的1条主要标准（连续性血培养阳性，均为感染性心内膜炎的典型致病菌）和4条次要标准（发热、静脉注射毒品者、有血管损害征象、有免疫异常征象）。PR间期延长考虑系感染，比如脓肿侵犯心脏的传导系统，导致瓣周扩张所致。经食管超声心动图检查是评估感染性心内膜炎感染证据的最佳方法。

临床精粹

- 90% 的感染性心内膜炎患者血培养阳性，葡萄球菌和链球菌占到80% 以上。
- Duke 标准可作为临床诊断感染心内膜炎的诊断标准。
- 外科手术治疗的适应证，包括：中度至重度心衰、重度的主动脉瓣或二尖瓣反流、瓣周脓肿或瘘管形成、人工瓣膜裂开或穿孔、真菌性心内膜炎或瓣膜赘生物巨大(>10 mm)预防栓塞。
- 感染性心内膜炎的并发症：脓毒性栓子、急性心脏收缩功能障碍、急性瓣膜反流、瓣周脓肿和瘘管形成、房室传导延迟。
- 目前的指南推荐，对下列患者在进行手术操作前可预防性应用抗生素：人工心脏瓣膜置换术后、既往有感染性心内膜炎病史、先天性心脏病、有瓣膜反流的心脏移植者。

参考文献

Baddour LM, Wilson WR, Bayer AS, et al. Infective endocarditis: Diagnosis, antimicrobial therapy, and management of complications: A statement for healthcare professionals from the committee on rheumatic fever, endocarditis, and Kawasaki disease, Council on Cardiovascular Disease in the Young, and the Councils on Clinical Cardiology, Stroke, and Cardiovascular Surgery and Anesthesia, American Heart Association: Endorsed by the Infectious Diseases Society of America. *Circulation*. 2005;111(23):e394–e434.

Hoen B, Duval X. Clinical practice. infective endocarditis. *N Engl J Med*. 2013;368(15):1425–1433.

Kang DH, Kim YJ, Kim SH, et al. Early surgery versus conventional treatment for infective endocarditis. *N Engl J Med*. 2012;366(26):2466–2473.

Nishimura RA, Carabello BA, Faxon DP, et al. ACC/AHA 2008 guideline update on valvular heart disease: Focused update on infective endocarditis: A report of the American College of Cardiology/American Heart Association task force on practice guidelines endorsed by the Society of Cardiovascular Anesthesiologists, Society for Cardiovascular Angiography and Interventions, and Society of Thoracic Surgeons. *Catheter Cardiovasc Interv*. 2008;72(3):E1–E12.

病例 29
肺循环高压

患者，女性，37 岁，因腿部水肿 9 个月来看保健医生。她承认因感到运动后极度疲劳减少了每周的常规锻炼。既往有 8 年局限性系统硬化症病史。体格检查生命体征未见异常，颈静脉压升高，8 cmH_2O；听诊 P_2 增强，胸骨左缘可闻及收缩期杂音，随吸气增强；双肺听诊清晰；下肢直到腿中部存在 2^+ 指凹性水肿。胸片可见肺动脉轻度扩张，但从另一角度看是正常的。

- 最可能的诊断是什么？
- 下一步最好的诊断步骤是什么？
- 下一步最好的治疗手段是什么？

病例29的解答：
肺循环高压

摘要：女性，37岁，有局限性系统性硬化症（SSc）病史，目前表现为持续性右心衰竭的症状和体征。

- 最可能的诊断：肺动脉高压（PAH）。
- 下一步诊断措施：超声心动图。
- 下一步治疗方法：除利尿剂外，使用肺血管扩张剂。

分析

目的

1. 理解肺循环高压（PH）的分类。
2. 认识右心导管检查在PH诊断中的作用。
3. 解释右心导管的血流动力学指标。
4. 识别尽管使用了各种治疗方法、但预后仍较差的患者。

注意事项

这是一位年轻女性，表现为右心衰的症状体征，其主要症状是下肢水肿。双下肢水肿的鉴别诊断一般包括静脉功能不全、肾病综合征、肝硬化以及心力衰竭。除颈静脉扩张外，她的劳力性症状和功能储备的下降更像心衰。临床中右心衰的常见原因其实是左心衰。考虑到双肺呼吸音清，胸片未见肺水肿，PAH的原因可能是右心衰。而且，左心衰通常是由缺血性和结构性心脏病引起，在这个年龄群是罕见的。

探讨：
肺循环高压

定义

肺毛细血管楔压（PCWP）：由右心导管测量得到，该数值反应左心房压，进而反应左心充盈压，正常在5~12 mmHg（<15 mmHg）。

肺循环高压（PH）：肺动脉平均压（mPAP）> 25 mmHg。

肺静脉高压：左心疾病（左心房高压）导致的PH。

跨肺压（TPG）：PCWP – mPAP。正常值 < 12 mmHg。

临床处理方法

原因和分类

肺循环高压的诊断是基于血流动力学 mPAP> 25 mmHg。目前的分类方法是根据不同群体的临床特征和治疗差异进行的（表 29-1）。一个重要的诊断目的是区别源于左心疾病所导致 PH 的 PAH，前者是指肺静脉高压，其预后和治疗方法明显不同。应注意的是，慢性血栓栓塞性肺动脉高压（CTEPH）是急性肺栓塞患者的一个并发症，发生率大约 4%，因其有外科治愈可能被单独分成一类。正常情况下血管对缺氧的反应是扩张，肺循环却例外，缺氧引起血管收缩以更好地匹配通气好的区域。这可以部分解释肺病 PH 的病理生理（ 3 型 PH）。还应注意，在所有类型的 PH 中，随着右心室进行性衰竭，继而组织缺氧，导致恶性循环。

临床表现

PH 患者通常在疾病进展阶段表现为隐匿的症状，包括气短、劳力性疲劳和活动耐力下降。冠状动脉正常的患者也可因右心室壁牵拉发生胸痛。随着疾病进展及右心衰的加重，患者可发生周围性水肿甚至晕厥。

PH 及相应右心衰的症状包括颈静脉压升高、胸骨旁突起（提示右心室肥厚）、第 2 心音肺动脉成分增强、三尖瓣反流性杂音（胸骨左缘最明显、吸

表 29-1　WHO 肺循环高压临床分开

1. 肺动脉高压
- 特发性
- 遗传性
- 药物和毒素所致（如减肥药）
- 结缔组织相关的（如 SSc）、HIV、门静脉高压、先天性心脏病、血吸虫病、慢性溶血性贫血
- 新生儿持续性 PH
- 肺静脉闭塞病和（或）肺毛细血管瘤

2. 左心疾病导致的 PH

收缩功能障碍、舒张功能障碍、瓣膜病

3. 肺病或缺氧导致的 PH

阻塞性肺病、间质性肺病、睡眠呼吸障碍

4. 慢性血栓栓塞性肺动脉高压

5. 其他或原因不明的 PH

血液系统疾病，结节病及其他

缩写：CTD，结缔组织病；PH，肺循环高压；SSc，系统性硬化病。

气期加重)、腹水、下肢水肿。其他包括与基础病相关的症状。杂音提示肺静脉高压相关的瓣膜病(如主动脉狭窄和二尖瓣反流所致杂音)。肺部体格检查,间质性肺病可闻及细湿啰音,左心衰可闻及粗湿啰音,阻塞性肺病呼气期延长,呼吸音降低。肝病可见皮肤红斑,包括蜘蛛痣。结缔组织病表现出不同的皮肤和关节改变,如 SSc 时皮肤增厚。

鉴别诊断

超声心动图通常是首选方法,可通过评估肺动脉收缩压(PASP)客观确定肺循环高压。超声心动图肺动脉收缩压 >40 mmHg 相当于肺动脉平均压 > 25 mmHg。超声心动图还可评估不同原因的肺静脉高压,包括左心瓣膜病和心脏收缩或舒张功能不全,但 PH 的确诊及左心和右心充盈压的准确评估只能通过肺动脉(右心)导管方法。该方法可直接检测 mPAP,还可通过测量 PCWP 评估左心充盈压,这有助于鉴别 PAH 和肺静脉高压。此外还可计算心排量和肺血管阻力。

血流动力学(图 29-1)

mPAP 升高, PCWP 正常:可除外左心疾病导致的 PH,诊断是 PAH。

mPAP, PCWP 升高, mTPG 正常:正常的 TPG 提示升高的 mPAP,可完全用 PCWP 解释,即左心衰导致的 PH 和右心衰,这类疾病被称为肺静脉高压。

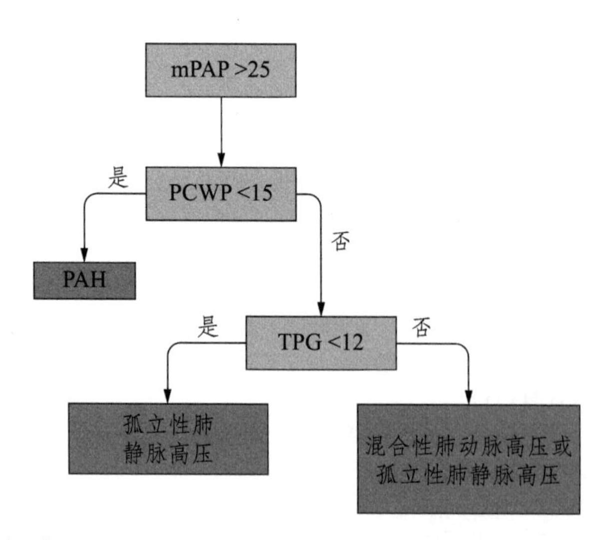

图 29-1 肺循环高压血流动力学(mPAP,平均肺动脉压; PAH,肺动脉高压; PCWP,肺毛细血管楔压; TPG,跨肺压)。

mPAP，PCWP，TPG 均升高：在这种情况下，升高的 TPG 提示 mPAP 升高不是源于 PCWP 的升高，2 种情形可以解释 ①肺静脉高压合并肺动脉高压，或② 孤立肺静脉高压，作为拮抗肺水肿的保护性机制肺血管床已经发生重构，这导致顽固性 PH，不管容量状态如何都持续存在。如果右心导管检查确诊 PAH，接下来应该判断肺血管扩张反应性。给予急性肺血管扩张剂（如吸入 NO）监测 mPAP，反应好的具有治疗和预后意义，后面还会讨论。

其余的诊断性检查在确定 PH 类型中有用。常规实验室检查包括肝功能检测评估肝硬化，抗核抗体筛查结缔组织病，以及 HIV 检测。胸片可见扩张的肺动脉。在肺静脉高压中可见肺水肿征象。间质性肺病进展期可见纤维化。诊断 CTEPH 首选肺通气 / 灌注（V/Q）扫描，重要的是要注意到，CTEPH 初始的肺动脉栓子可能并不明显，因此，无论是否存在血栓栓塞病史都应该考虑到该病。肺功能检测可以区分阻塞性或限制性肺病，多导睡眠图可评估阻塞性睡眠呼吸暂停。最后，心电图异常包括电轴右偏，右心房扩大以及右心室肥厚（图 29-2）。

治疗和预后

PH 的治疗包括一般性支持治疗、肺血管扩张剂以及原发病的治疗。有症状、容量负荷过重的患者应该给予利尿剂，主要是袢利尿剂如呋塞米。缺氧可引起 PH，也是 PH 的结果。因此，氧疗对于减轻症状、阻断缺氧诱发的恶性循环包括肺血管进一步收缩及右心室缺血都有必要。华法林抗凝的指证主要是不明原因的 PAH。

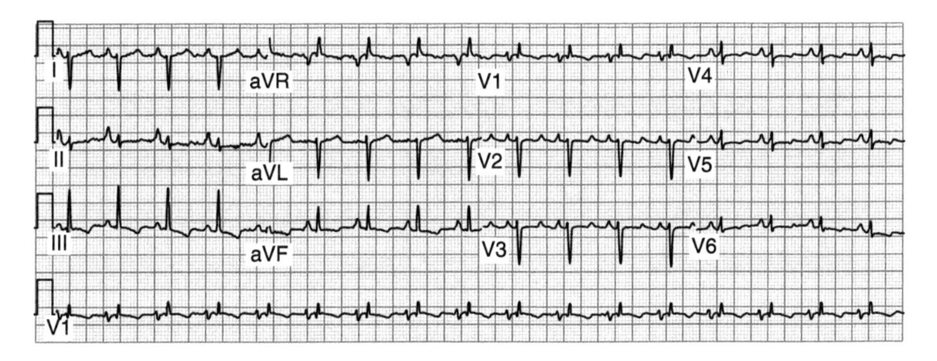

图 29-2 一位肺动脉高压患者的心电图。可见电轴右偏（平均 QRS 电轴在 +90°~+180°，Ⅰ导 QRS 负向，aVF 导 QRS 正向），右心房扩大（Ⅱ导 P 波高度 >2.5 mm），右心室扩大（V_1 导 R 波为主）。

在分子水平理解 PAH 是肺血管扩张剂治疗适应证的基础（图 29-3）。前列环素和氧化亚氮促进血管扩张，抑制血小板聚集，它们的作用分别是通过 cAMP 和 cGMP 进行调节的，cAMP 和 cGMP 都被磷酸二酯酶所抑制。相反，内皮素受体 A 激动剂产生血管收缩。肺血管扩张剂主要用于 PAH，对症状、功能性容量、血量动力学的改善都有益，在使用依前列醇的病例还可降低死亡率。这些药一般不用于其他类型的 PH，肺血管扩张剂可能实际上会加重肺静脉高压。

心导管检查时对钙拮抗剂反应好的患者结局较好，该类人群应将钙拮抗剂作为一线用药。常用药物包括高剂量氨氯地平、硝苯地平。依前列醇，一种合成的前列环素，对降低发病率和死亡率都有益，主要缺点是需要持续静脉注射给药，导管相关感染是一个重要的副作用。这类药的其他成员包括伊洛前列素，一种吸入药物；曲前列环素，一种可吸入、皮下注射或静脉注射的药物。内皮素受体拮抗剂包括口服药物波生坦和安贝生坦。最后，磷酸二酯酶 -5 抑制剂西地那非和他达拉非，可口服用药。

药物疗法难治的患者，特别是静脉注射环前列腺素疗效差的患者，以及各种因素预后差的患者，可以考虑肺移植或心肺移植。即使是严重的右心

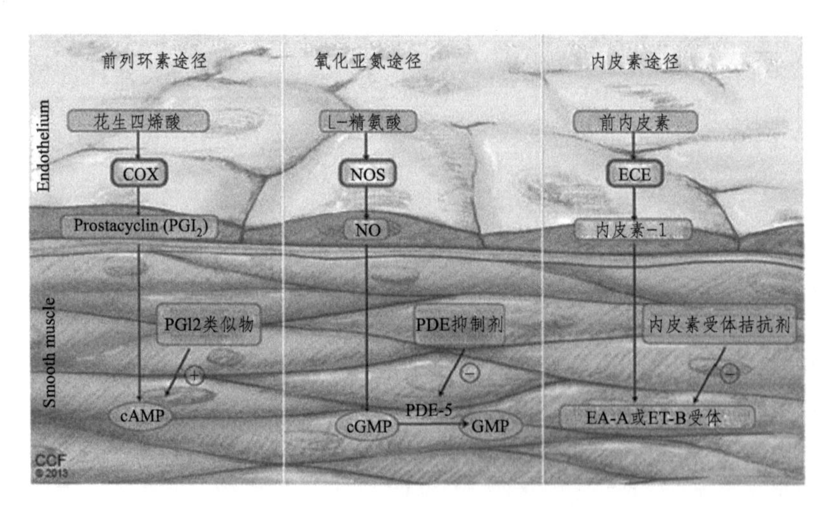

图 29-3　参与肺动脉高压病理生理理的途径以及各种触发这些途径的药物（cAMP，环一磷酸腺苷；COX，环氧酶；cGMP，环一磷酸鸟苷；GMP，鸟苷酸；ECE，内皮素转换酶；ET，内皮素；NO，氧化亚氮；NOS，NO 合酶；PDE，磷酸二酯酶；PGI_2-，（前列腺素 2）。*(Reprinted with permission, Cleveland Clinic Center for Medical Art & Photography* © 2013-2014. *All Rights Reserved.)*

衰，也可仅通过肺移植得到逆转，因肺移植可降低右心室后负荷，但右心室功能恢复的程度难以预测，因此是否要继续再行心脏移植由治疗中心决定。心肺移植的一个明确指证是复杂先天性心脏病导致的 PAH。CTEPH 在肺动脉造影时如果认为可行，即可能通过外科血栓内膜剥脱术治愈。PAH 患者密切的门诊随访非常必要。6 分钟步行试验已证明可以作为疾病进展和治疗反应的指标，包括测量步行距离和氧饱和度的下降。

预处理治疗时代，特发性 PAH 的一个注册研究结果证明其预后不良，存活率在第 1 年、第 3 年、第 5 年分别是 68%、48% 和 34%。

SSc 相关 PAH 可能预示着预后更差。随着各种治疗方法的出现，病程可能会发生改变，但不同类型 PAH 对治疗的反应不同。结缔组织病所致 PAH 对治疗反应不明显。对急性肺血管扩张剂有反应的患者结局较好，在一个研究中 5 年存活率几乎达 95%，然而，这样的患者仅占少数。在无反应患者中，仅依前列醇显示生存获益。

相关病例

• 参见病例 23（呼吸困难）和病例 26（成人先天性心脏病）。

思考题

29.1　女性，27 岁，无既往病史，表现为进行性加重的劳力性气短。超声心动图提示肺动脉收缩压 50 mmHg，心脏收缩和舒张功能正常，无左心瓣膜异常。其余检查是阴性。下一步最好做什么？

A. 用氨氯地平

B. 用依前列醇

C. 右心导管检查

D. 评估肺移植

29.2　女性，33 岁，近期诊断遗传性 PAH，目前讨论治疗方案。在初始的心导管检查中肺血管舒张反应阳性，如何推荐一线用药？

A. 依前列醇

B. 硝苯地平

C. 西地那非

D. 波生坦

29.3 男性，84岁，接受了右心导管检查。测量指标如下：mPAP 38 mmHg，PCWP 30 mmHg。既往有重度主动脉瓣狭窄和糖尿病。PH可能的原因是什么？

A. 遗传性PAH

B. 特发性PAH

C. 阻塞性肺病所致PH

D. 左心疾病所致PH

答案

29.1 C PH只能通过右心导管检查确诊，而且诊断时做肺血管反应试验非常重要。

29.2 B 患者的一线用药是钙离子拮抗剂。

29.3 D mPAP提示PH。PCWP和TPG升高提示左心疾病（特别是重度主动脉狭窄）可解释PH。

临床精粹

- 评估气短等症状时，直接提问来确定任何功能性的改变非常重要。在许多心血管病，患者运动强度和频率慢慢下降，可能会掩盖劳力性呼吸困难症状。
- 一般情况下，右侧杂音随吸气增强，而左侧杂音随呼气增强。因为吸气能降低胸腔内压力，使右心静脉回流量增加，因此使杂音加重。
- 用心导管方法区别肺动脉高压与肺静脉高压非常重要，因为二者治疗是不同的。
- 识别慢性血栓栓塞病肺动脉高压非常重要，因为该病可能通过外科干预治愈。

参考文献

Barst RJ, Rubin LJ, Long WA, et al. A comparison of continuous intravenous epoprostenol (prostacyclin) with conventional therapy for primary pulmonary hypertension. *N Engl J Med*. 1996;334(5):296–301.

Mc Laughlin VV, McGoon MD. (2006). Pulmonary arterial hypertension. Circulation. 2006;

114(13):1417–1431.

Rich S, Kaufmann E, Levy PS. The effect of high doses of calcium-channel blockers on survival in primary pulmonary hypertension. *N Engl J Med*. 1992;327(2):76–81.

病例 30
高血压

58 岁女性，每年体检，2 年前诊断高血压前期和肥胖，建议她低盐、低胆固醇饮食，进行体育锻炼、减轻体重。自那时起，她严格控制钠盐摄入，规律锻炼且体重减轻 20 磅。然而，近 5 个月内感觉疲劳，自认为与年龄大有关。否认胸痛、端坐呼吸、夜间阵发性呼吸困难、心悸或轻度头痛等。吸烟 20 年，1 包 / 天，45 岁时戒烟。每周末喝一杯红酒。其母 60 岁时诊断冠心病、主动脉狭窄，舅舅 47 岁时患心肌梗死且植入支架治疗。体格检查，精神可，超重。BMI 28 kg/ m^2，血压 146/91 mmHg（右臂，坐位）、150/94 mmHg（左臂，坐位），测血压时保持同一种姿势。脉率 73 次 / 分，律齐。无甲状腺肿大及淋巴结肿大。眼底检查提示动静脉局部缩窄。心脏检查示心脏向左偏移、心尖部搏动有力。听诊闻及 S_4，未闻及心脏杂音。肺及腹部检查均正常。四肢温暖，未见苍白、出血点，无畸形、无水肿。

- 下一步评估的最佳步骤是什么？
- 最好的初始治疗是什么？

病例30的解答:

高血压

摘要:58岁女性,高血压,定期随访,2年前诊断高血压前期和肥胖,一直努力减轻体重、控制钠盐摄入。近5个月内感觉疲劳,否认心绞痛及活动相关的心衰症状,否认吸烟,偶饮酒。然而,她有两个冠心病的主要危险因素:超重和高血压(140~150/90~100 mmHg)。此外,眼科检查提示高血压相关的视网膜病变。心尖搏动有力、持续、心脏向左移位、听诊闻及S4心音均提示左心室肥厚表现。

• 进一步检查:血生化、尿常规、全血细胞计数、12导联心电图。其他检验包括血钙、尿酸、三酰甘油、低密度脂蛋白胆固醇(LDL-C)、糖化血红蛋白A_{1C}百分比、促甲状腺激素(TSH)、肌酐清除率、尿微量白蛋白、24小时尿蛋白及心脏彩超评估左心室肥厚程度。

• 初步治疗:氯噻酮类药(氢氯噻嗪类利尿剂)、体育锻炼及改善生活方式,包括低盐饮食。

分析

目的

1. 了解高血压定义及相关心血管并发症。
2. 明确高血压管理和治疗。
3. 了解继发性高血压病因及何时需排除此类情况。

注意事项

一位58岁、高血压前期的女性,其相关检查均符合高血压靶器官损害表现:高血压视网膜病变及左心室肥厚。此外,其有冠心病家族史,近5个月感觉疲劳,其可能已经有梗阻型冠心病。考虑其为原发性高血压,但仍需排除继发性高血压。尽管已出现靶器官损害,但评估可逆的心血管危险因素还是非常重要。即使已使用药物治疗,改善其他心血管危险因素也至关重要,包括生活方式改变,如低盐低胆固醇饮食、减轻体重、有氧运动。对该患者进行评估:血压大于140/90 mmHg,为高血压病1级,有靶器官损害,需一种药物治疗,根据目前指南,选用氢氯噻嗪类利尿剂。

探讨：
高血压

定义

原发性高血压：是一类没有明确病因的高血压，是最常见的类型，占高血压人群的 95%。类似于特发性或原发性高血压。

继发性高血压：与原发性高血压相反，是一类有明确病因的高血压，发病率较低，占高血压人群大约 5%。原因包括各种肾病、内分泌疾病、恶性肿瘤或药物相关性高血压。

改善生活方式：高血压患者治疗的基础，包括减轻体重、锻炼和合理饮食。体重减轻 10 磅可使收缩压及舒张压均下降 2~3 mmHg，并避免药物治疗。不考虑体重减轻情况时，进行体育锻炼可使收缩压及舒张压下降 7 mmHg。低盐饮食的益处已被强调，大部分高血压患者均应提倡低盐饮食。

高血压急症：定义为血压明显升高（＞ 180/120 mmHg），并伴有急性靶器官损害。典型急症包括高血压脑病、卒中（缺血性或出血性）、急性主动脉夹层、心肌缺血或心肌梗死、急性肾衰竭、视网膜出血或视乳头水肿、子痫。血压明显升高但不伴有靶器官损害不能定义为高血压急症。高血压急症需立即降压治疗，静脉给药，在 ICU 监测患者情况。

高血压亚急症：与高血压急症不同，定义为血压明显升高但不伴靶器官损害。因此不需立即降压，可在一段时间（几天至几周）内缓慢降压，可予口服降压药物治疗，门诊随访。

临床处理方法

初步评估和管理

血压正常高值 120~139/80~89 mmHg 被认为是高血压前期（表 30-1），其增加心血管疾病的风险。高血压病 1 级定义为测量血压≥ 2 次，收缩压≥ 140 mmHg 或舒张压≥ 90 mmHg。高血压病 2 级定义为测量血压≥ 2 次，收缩压≥ 160 mmHg 或舒张压≥ 100 mmHg。此外，高血压还定义为需要降压药物治疗的疾病。

最常见的高血压为特发性高血压，几乎占 95% 的高血压人群。其余 5%~7% 高血压人群为有原因的继发性高血压（表 30-2），这些是可逆转的。因此，熟悉各种继发性高血压的表现和异常的实验室检查至关重要，当患者有如下情况时需考虑继发性高血压：①高血压发病年龄＜ 30 岁或＞ 55 岁；②原来血压控制良好，突发血压难以控制；③突发高血压或血压进行性升高；

表30-1 成人高血压分类

血压分类	收缩压(mmHg)		舒张压(mmHg)	治疗
正常血压	<120	和	<80	建议调整生活方式
高血压前期	120~139	或	80~89	必须调整生活方式
1级高血压	140~159	或	90~99	调整生活方式、噻嗪类利尿剂,除非有其他指征
2级高血压	>160	或	>100	调整生活方式、噻嗪类利尿剂加其他降压药物,除非有其他指征

④异常的动脉杂音,临床表现提示双侧肾动脉狭窄。肾动脉狭窄的临床表现包括难治性高血压(需3种或更多的抗高血压药物控制血压)、肺水肿、不明原因的肾衰竭(尤其是尿常规正常、无蛋白尿时)以及肾衰竭与使用ACEI或ARB类药物有关。

心血管危险因素和评估靶器官损害

对于新诊断的高血压患者,重要的是评估和治疗其他心血管危险因素及

表30-2 继发性高血压的常见原因
慢性肾脏病
实质性病变(肾小球肾炎、糖尿病肾病、高血压肾病、多囊肾)
肾血管病(肾动脉狭窄、肌纤维发育不良)
尿路梗阻
内分泌疾病
甲亢
库欣综合征和其他引起糖皮质激素分泌过多的疾病,包括长期使用激素类药物
原发性醛固酮增多症和其他引起盐皮质激素分泌过多的疾病
嗜铬细胞瘤
使用避孕药
肢端肥大症
甲状旁腺疾病
其他
主动脉狭窄
阻塞性睡眠呼吸暂停综合征
药物引起高钙

判定是否有靶器官损害（表 30-3），这些结果将指导治疗。相关危险因素包括年龄、性别、吸烟状态、糖尿病、LDL-C、HDL-C 和血压，其他危险因素包括慢性肾脏疾病和早发冠心病家族史。评估眼、肾脏、心脏、大脑和外周血管等靶器官损害，需行尿液分析、全血细胞计数、血生化、心电图（表 30-4）。高血压的治疗依据血压水平、其他心血管危险因素及终末器官损害程度。

治疗

治疗高血压是为减少高血压进展、心衰、中风及慢性肾功能不全的发生。除了药物治疗，减轻体重、体育锻炼和合理饮食也是降低血压所必须的。初始用药应从小剂量开始，然后根据患者年龄、对药物的反应及药物需求逐渐加量。患者合并糖尿病或肾功能不全时血压需控制在＜ 130/80 mmHg，合理的降压目标是控制血压在＜ 140/90 mmHg。虽然有些患者单药可控制血压，但许多患者还是需两种或三种药物联合降压治疗。此外，需要考虑患者的种族、经济能力、生活质量及药物之间相互作用。目前口服降压药物种类较广泛（表 30-5）。

在没有禁忌证情况下，噻嗪类利尿剂（如氯塞铜和吲达帕胺片）应作为

表 30-3　高血压治疗的强适应证和靶器官损害
强适应证
冠状动脉疾病
脑血管疾病
慢性心衰
糖尿病
慢性肾功能不全
心脏瓣膜病
外周血管疾病
靶器官损害
冠状动脉疾病
左心室肥厚
心肌梗死
心绞痛
慢性心衰
一过性脑缺血发作
肾脏病
外周血管疾病
视网膜病变

表30-4 高血压评估的相关实验室检查
推荐
尿常规
全血细胞计数
生化检查
12导联心电图
其他
肌酐清除率
微量白蛋白尿
24小时尿蛋白
血钙
尿酸
三酰甘油
高密度脂蛋白
糖化血红蛋白
促甲状腺激素
超声心动图

高血压一线药物，因为其可减少死亡率。对单纯高血压患者而言，利尿剂和β受体阻滞剂应为首选，而对于合并心衰或糖尿病者，ACEI应为首选。长效降压药物优于短效降压药物，因为长效药物有更好的顺应性、减少花费、增加血压控制率。

继发性高血压的一些病因

继发性高血压最常见的病因是慢性肾功能不全，而与高血压相关的最常见的肾脏疾病是多囊肾、高血压性肾硬化、肾血管疾病和慢性肾小球肾炎。肾动脉狭窄是动脉粥样硬化斑块引起梗阻所致。此类患者可能在55岁后突发高血压，且血压水平较高，呈进行性进展，为难治性高血压，伴肺水肿及腹部杂音。对于年轻患者（30岁以下），其肾动脉狭窄可能与肌纤维性发育不良有关，这些通常根据临床表现及相关辅助检查可诊断。例如，肾脏彩超可依据肾实质的大小和回声情况诊断多囊肾和慢性肾脏疾病，对怀疑肾血管性高血压的患者，可行ACEI增强的放射性肾核素扫描、多普勒彩超和核磁血管造影（MRA），一旦发现血流受限情况即可诊断，外科手术和介入治疗均可考虑。

患者伴发不明原因的难治性高血压时应考虑嗜铬细胞瘤，其还可能有头痛、出汗、面色苍白等。这类肿瘤可释放高水平的儿茶酚胺而引起高血压。

其 9/10 来源于肾上腺髓质，1/10 来源于肾上腺外的交感神经节。大部分的嗜铬细胞瘤释放去甲肾上腺素。此外，这类患者还可能有直立性高血压。罕见的是，嗜铬细胞瘤伴其他内分泌肿瘤如甲状旁腺腺瘤和肾上腺髓质瘤构成多发内分泌肿瘤Ⅱ A 和Ⅱ B 型的一部分，这两类肿瘤为 RET 致癌基因引起。大约 25% 的嗜铬细胞瘤都有家族史，因此，询问家族史至关重要。此类疾病可通过检测血液或尿液中游离的去甲肾上腺素或甲氧基肾上腺素水平而诊断。

表 30-5　高血压药物

分类	药物	举例	作用部位	毒性
利尿剂	噻嗪类	氯噻酮 吲达帕胺 氢氯噻嗪	远曲小管	低钾、低钙、高尿酸、高糖
	袢利尿剂	呋塞米 托拉塞米 布美他尼 依他尼酸	髓袢升支粗段	低钾、高糖、高尿酸
	保钾利尿剂	螺内酯 依普利酮 氨苯喋啶	抗醛固酮	高钾、腹泻、男性乳房发育
抗肾上腺素能药	β 受体阻滞剂	阿替洛尔 比索洛尔 卡维地洛 拉贝洛尔 美托洛尔 奈比洛尔	阻断 β 受体，也部分阻断 α 受体	心动过缓、低血压、心衰、抑郁、勃起功能障碍
	可乐定	可乐定	激动 α_2	体位性低血压、停药反弹、嗜睡、口干
	甲基多巴	甲基多巴	类似于可乐定	体位性低血压、镇静、溶血、药物诱发红斑狼疮、疲劳
血管舒张药	肼苯哒嗪	肼苯哒嗪	舒张动脉	心动过速、头痛、心绞痛、药物诱发红斑狼疮

（接下页）

表30-5 高血压药物(续表)				
分类	药物	举例	作用部位	毒性
肾素-血管紧张素系统阻滞剂	ACEI	卡托普利 依那普利 赖诺普利 雷米普利	舒张血管、抑制血管紧张素1向2转换	咳嗽、高钾、急性肾功能不全、血管性水肿
	ARB	氯沙坦 缬沙坦 坎地沙坦	抑制血管紧张素2受体	除了咳嗽、血管性水肿余与ACEI同
	直接肾素抑制剂	阿利吉仑	抑制血管紧张素原向1转换	血管性水肿、低血压、高钾
钙离子拮抗剂	二氢吡啶	氨氯地平 硝苯地平	血管扩张,影响钙离子电压门控通道	心动过速,水肿
	苯并噻氮䓬类	地尔硫䓬	与二氢吡啶相似	心脏传导阻滞,便秘
	苯烷胺类	维拉帕米	与二氢吡啶相似	心脏阻滞,便秘

高血压患者伴有最近体重下降、交感神经兴奋、焦虑、心悸、腹泻、汗多、肌无力等应考虑甲状腺功能亢进症。例如,可通过检测血液中TSH水平来评估甲状腺激素水平。甲状腺功能亢进症的临床特点是脉压大(收缩压升高而舒张压减低)及心尖搏动强而有力。此类患者触诊皮肤温暖、震颤,甲状腺触诊可有甲状腺肿大或触及瘤样结节。

阻塞性睡眠呼吸暂停低通气综合征也是继发性高血压常见的原因。此疾病是由于正常的上呼吸道括约肌功能下降引起上呼吸道塌陷、梗阻所致。虽然其明确病因未知,但肥胖(尤其是内脏性或中心性肥胖)为其病因之一。解剖学上上呼吸道狭窄或粗颈也是危险因素。反复呼吸道阻塞造成低通气可使患者从梦中惊醒,血氧饱和度下降,激活交感神经系统。长此以往,可使血管重构、血压升高、肺动脉增高。常见的症状包括不能解释的白天嗜睡、睡眠差及打鼾,还可能有注意力难集中和情绪波动大。询问患者伴侣其睡眠情况是诊断的关键,此外,通常可通过睡眠呼吸监测仪诊断此疾病。

库欣综合征和其他引起糖皮质激素增高的疾病,包括长期类固醇治疗,均可引起血压升高。常见症状包括肌无力、疲劳、易压伤、皮薄、肌肉萎缩、向心性肥胖、紫纹、满月脸、水牛背、痤疮及相关精神症状包括焦虑、抑郁、易怒和头痛。此类疾病引起血压升高是由于过多的糖皮质激素刺激盐皮质激素受体引起。其可通过询问家族史和地塞米松抑制试验诊断。

年轻患者有难以控制的高血压还应考虑大动脉狭窄可能性。其表现为动脉韧带附近的主动脉先天性狭窄，还常伴有其他的先天性缺损，如主动脉瓣二瓣化、室间隔缺损、瓣膜或瓣膜下动脉狭窄、动脉导管未闭、二尖瓣先天性畸形。对于大动脉狭窄的成年人，通常症状较轻微或无特异症状。临床症状包括鼻出血、头痛、四肢凉、下肢无力或跛行。心脏听诊可于胸骨左缘闻及收缩期杂音，并放射至狭窄前后部位的肩胛内。此类疾病可表现为血压很高，或伴有股动脉脉搏延迟或消失。可通过经胸超声或 CT 血管造影（CTA）诊断。

高血压危象

高血压危象定义为高血压急症或亚急症。这种情况很少发生，只占高血压患者的 1%，多是由于未正规治疗进展而来。继发性高血压是高血压危象的高危因素，因为进展为高血压危象可导致急性肾脏、心血管、视网膜受损，甚至死亡，所以提高相关认识和治疗非常必要。需要注意的是，高血压急症定义为快速进展的靶器官损害，而非单纯血压升高。在 ICU 住院的一位主动脉夹层患者，其血压 140/85 mmHg，给予了胃肠外降压治疗，而一位无症状、没有急性终末器官损害、血压 195/105 mmHg 的慢性高血压患者没有给予胃肠外降压治疗。

评估一位高血压危象的患者，应关注于以下可能急性受损的器官：心血管、脑、肾脏和眼。评估目前状况和导致高血压危象的危险因素，应关注其症状出现的先后顺序，此外，再去关注继发性高血压相关的原因、用药史（如 NSAIDs、口服避孕药、免疫抑制剂）、禁用药物使用史（如可卡因、甲基苯丙胺）、吸烟史。体格检查包括上下肢双侧血压测量。此外，眼底检查、全面神经系统检查、心肺检查、血管检查都应完善，应全面评估终末器官的受损程度。

对于高血压急症，治疗的主要目标是以安全、可以预测预后的方式降低平均动脉压。除了少数情况外（如主动脉夹层或肺水肿），血压在几分钟至几小时内下降 25%，在几天或几周使血压达到正常水平。高血压急症的降压措施主要是通过静脉内给药，药物包括硝普钠、拉贝洛尔、硝酸甘油、尼卡地平或肼苯哒嗪。一旦血压控制，即可转为口服降压药物继续治疗。

相反，管理高血压紧迫性的方法则不同，此类患者长期血压控制不佳，其发展为高血压急症的风险很小，因此，此类患者初始治疗可采用滴定法给予口服降压药物，管理此类患者的主要风险是过度降压引起低血压。

相关病例

• 参见病例1（急性冠状动脉综合征/STEMI），病例2（急性冠状动脉综合征/NSTEMI），病例4（慢性冠状动脉疾病），病例8（肥厚型梗阻性心肌病），病例17（心力衰竭）和病例24（术前风险评估）。

思考题

30.1 下列哪类降压药是高血压合并糖尿病患者的首选？

A. 噻嗪类利尿剂

B. ACEI

C. α受体阻滞剂

D. 硝酸酯类

E. 钙通道阻滞剂

30.2 42岁的男性高血压患者，3种降压药血压还是难以控制，儿童时期医生说有主动脉狭窄，下列哪项异常与主动脉狭窄有关？

A. 法洛四联征

B. 三尖瓣下移畸形

C. 主动脉瓣二叶瓣畸形

D. 三尖瓣闭锁

E. 共同动脉干

30.3 胆囊术后随访的60岁女性患者，康复过程中血压异常高、呼吸困难，需要硝酸甘油和呋塞米，她是在50岁之后才有高血压的，诊室血压是158/95 mmHg，体格检查时腹部听见杂音，下列哪项是她继发性高血压的原因？

A. 经胸超声

B. 冠状动脉造影

C. 双肾多普勒超声

D. 心电图

E. 胸片

答案

30.1 B ACEI或ARB是高血压合并糖尿病患者首选。

30.2　C　主动脉狭窄通常与主动脉瓣二叶瓣畸形、室间隔缺损、主动脉瓣和瓣下狭窄、动脉导管未闭和二尖瓣先天畸形等相关。

30.3　C　有一过性肺水肿、50 岁后发生高血压、腹部杂音都支持肾动脉狭窄造成的肾血管性高血压，答案中最能支持诊断的就是双肾多普勒超声。

临床精粹

- 非同日两次测量血压均是收缩压高于 140mmHg 或舒张压 90 mmHg 可诊断高血压。
- 高血压评估，除了终末器官评估，还需评估其他心血管风险。
- 几乎所有高血压均为原发性高血压，然而，根据临床情况，也需要评估继发性原因。
- 继发性高血压最常见的原因是慢性肾脏病和血管性疾病，除了药物治疗，改变生活方式，如饮食、锻炼和控制体重均可降低血压、减低心血管事件的发病率和死亡率，除非有其他并发症，噻嗪类利尿剂如氯噻酮和吲达帕胺应作为无其他并发症的高血压患者的一线用药。

参考文献

ALLHAT. Major outcomes in high-risk hypertensive patients randomized to angiotensin-converting enzyme inhibitor or calcium channel blocker vs diuretic: The Antihypertensive and Lipid-Lowering Treatment to Prevent Heart Attack Trial (ALLHAT). *JAMA*. 2002;288(23):2981–2997.

Chobanian AV, Bakris GL, Black HR, et al. The Seventh Report of the Joint National Committee on Prevention, Detection, Evaluation, and Treatment of High Blood Pressure: the JNC 7 report. *JAMA*. 2003;289(19):2560–2572.

Yusuf S, Sleight P, Pogue J, Bosch J, Davies R, Dagenais G. Effects of an angiotensin-converting-enzyme inhibitor, ramipril, on cardiovascular events in high-risk patients. The Heart Outcomes Prevention Evaluation Study Investigators. *N Engl J Med*. 2000;342(3):145–153.